金针再传

——跟师王乐亭临证随笔及经验选穴

钮韵铎　著

钮雪松　王　霞　整理

U0308795

中国中医药出版社

·北　京·

图书在版编目（CIP）数据

金针再传/钮韵铎著. —北京：中国中医药出版社，2014.10
（2023.4重印）
ISBN 978-7-5132-1892-4

Ⅰ.①针… Ⅱ.①钮… Ⅲ.①针灸疗法-文集
Ⅳ.①R245-53

中国版本图书馆 CIP 数据核字（2014）第 078716 号

中 国 中 医 药 出 版 社 出 版
北京经济技术开发区科创十三街31号院二区8号楼
邮政编码　100176
传真　010 64405721
山东润声印务有限公司印刷
各地新华书店经销

＊

开本 880×1230　1/32　印张 15.375　彩插 0.5　字数 423 千字
2014 年 10 月第 1 版　2023 年 4 月第 7 次印刷
书　号　ISBN 978-7-5132-1892-4

＊

定价　59.00 元
网址　www.cptcm.com

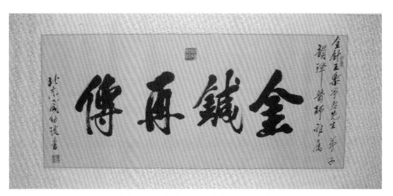

中医泰斗、著名肝病专家关幼波教授为著者书写的匾额

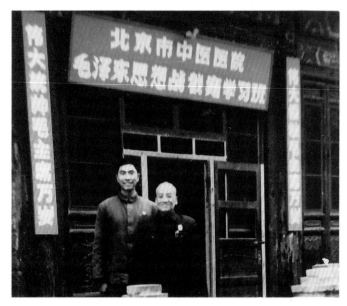

钮韵铎与恩师王乐亭合影（1971 年）

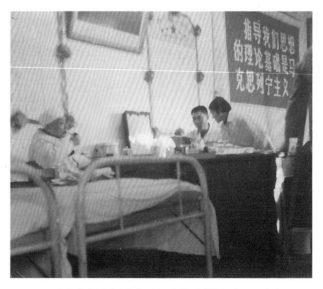

王乐亭老师利用诊余时间为弟子讲课（1972 年）

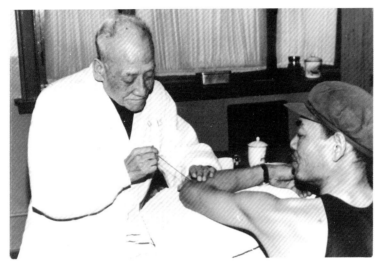

王乐亭教授使用六寸金针治疗瘰疬病（1974 年）

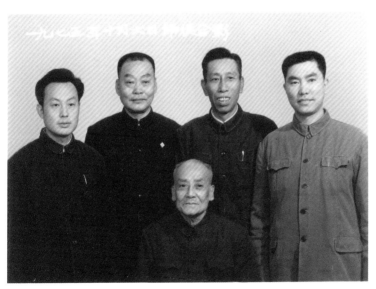

著名针灸大师、金针王乐亭教授（正中坐者）与弟子合影（1975 年）
（左起韩福如、耿永明、于汇川、钮韵铎）

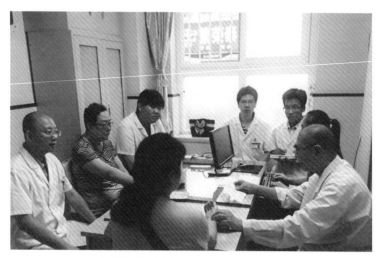

钮韵铎教授临床带教照片（2002 年）

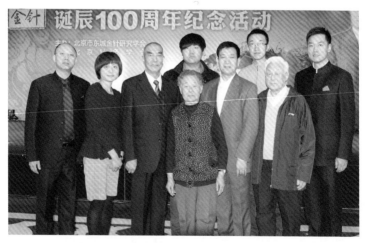

王乐亭教授的弟子前排：钮韵铎（左3）、张俊英（左4）、韩福如（左6）和再传弟子：闫松涛（左1）、王霞（左2）、赵建宏（左5）、钮雪松（左7）及第三代弟子：后排苏慕杭（左1）、赵元辰（左2）合影（2013 年）

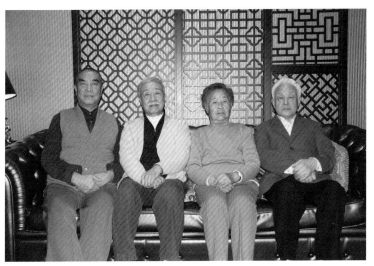

王乐亭教授弟子（左起）：钮韵铎、吴濂清、张俊英、韩福如（2013 年）

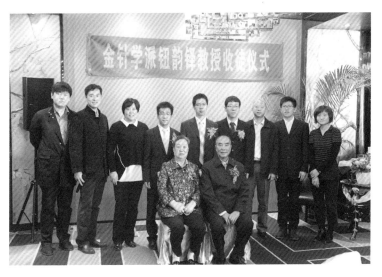

北京金针学派师徒三代合影，前排：钮韵铎教授和胡益萍女士；后排左起：苏慕杭、钮雪松、钮雪梅、孟进兵、倪国勇、王平、闫松涛、鄢伟伦、王霞（2014 年）

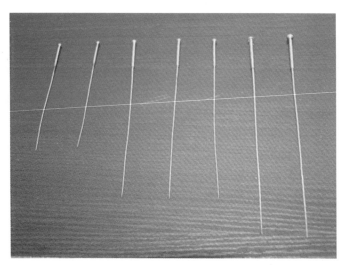

王乐亭教授使用过的金针

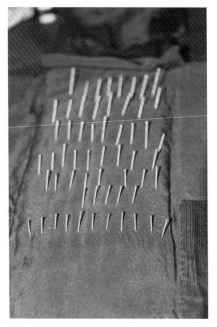

王乐亭教授曾经使用的金针（毫针）

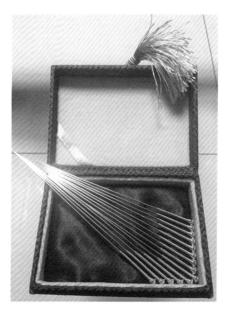

钮韵铎教授使用的金针

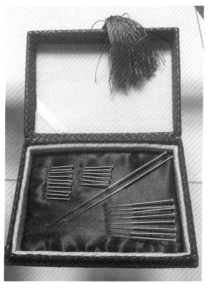

钮韵铎教授使用的金针

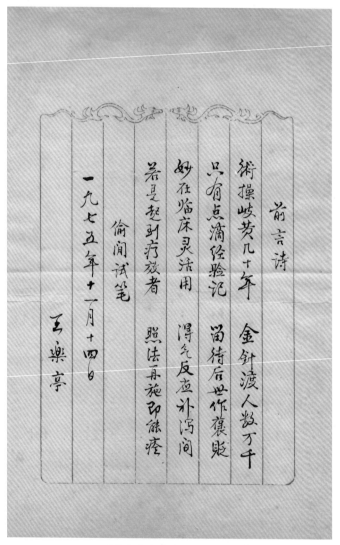

前言诗

术操岐黄几十年　金针渡人数万千

只有点滴经验记　留待后世作褒贬

妙在临床灵活用　得气反应补泻间

若是起到疗效者　照法再施即除疼

偷闲试笔

一九七五年十一月十四日　王乐亭

王乐亭生前为出书而写的前言诗

内容提要

本书由著名针灸大师、金针王乐亭教授的弟子钮韵铎主任医师所著。全书包括临证随笔录、经验配方集、经典医案选、专题论文选等。全面重点介绍了王乐亭教授一生的学术思想及著者从师的学习体会、临床应用和个人的丰富经验相结合之心得论述。

本书便于针灸医师临床参考，并为针灸教学提供素材，是一册较好的理论与实践相结合的宝贵资料。

原　序

  中国医药学是一个伟大的宝库，几千年来在保障人民的健康事业方面发挥了积极的作用，为中华民族的繁衍昌盛做出了卓越的贡献。针灸学经过长期的医疗实践，积累了丰富的经验，是中国医药学的重要组成部分。

  为了继承和发展中医药学，我们应当努力做好当代名老中医的学术与经验的整理研究工作。因为他们有深厚的理论造诣、精湛的医术和卓越的临床疗效。对这些丰富而生动的宝贵学识和经验进行整理，必将促进中医药学的发展。

  《金针再传》一书是继承、整理著名针灸大师、金针王乐亭教授的学术思想与经验的一部很有价值的著作。我与王老交往数十年，深知他有丰富的临床经验和深厚的理论知识，师古而不泥古，思想活跃，颇多独创，疗效显著，成为针灸学术界公认的流派之一，在国内外影响颇为广泛。王老虽已作古，但他的门人——钮韵铎医师仍然继续努力地整理他的学术与经验，而且在继承的基础上有所发展、有所提高，使金针王乐亭教授的学术思想得以继续下去，并发扬光大。像这样的理论和临床实践相结合的整理、研究方法是非常可贵，值得提倡的。这类事实本身就标志着我国中医药学术后继有人，不断进步，这是十分令人欣喜的大好现象。

  当《金针再传》即将出版之际，特书短文以示推荐之意。

王雪苔

1993 年 8 月 22 日

于中国中医研究院

前　言

　　《金针再传》一书，20年前出版面世，由新华书店发行以来，两次印刷5000册，很快即一册难求，市场无书可售。读者、同道纷纷要求购买，并建议再版，但都未能如愿。最后形成网络上高价流通，甚至盗版书时有出现。令人耿耿于怀，甚感遗憾。

　　今春由友人启发，经慎重考虑，决定再版此书。为了使本书更加完善，除原有内容做个别修改外，还增加些治疗案例，余无改动，基本上保留原貌。

　　《金针再传》内容分四部分。

　　第一部分，临证随笔录，重点整理、记录了先师——著名针灸大师、金针王乐亭教授在医疗实践中所见疾病的常规治疗方法，其中包括内、妇、儿、五官、外、骨伤等科共计75个病种。这些疾病大部分都是多发病、常见病。该部分的内容是上世纪60年代初，随先师佐诊时的学习笔记和先师诊余的医话，以及有显著疗效的疑难病之取穴。现将三者融汇一体，称为临证随笔。

　　第二部分，经验配方集，共介绍41组针灸配方。这些配方都是先师在医疗实践中不断整理提高的经验总结之精华部分，例如"督脉十三针""手足十二针""五脏俞加膈俞""刺募补虚法""十全大补方"等。著者对所有配方都进行了较深刻的探讨，每个配方都阐述了它的组方、功能、适应证、注解，并尽力介绍该方的形成背景和组方年代。

　　第三部分，经典医案选，是从先师大量治验病案中选择的16个病例，因为这部分医案已被多种书籍选用，是公认的成功案例，它在医疗实践中有很好的参考价值，所以称为经典医案。

第四部分，专题论文选，包括 25 篇论文。这些论文大部分是著者近 50 年来深入钻研先师学术思想的心得体会、针灸临床科研工作的总结和基础与临床教学的讲稿。每篇文章力求理论联系实际，并结合具体病例进行详细深刻的探讨。尤其是有关治疗脑瘫、截瘫、偏瘫等命题均有特色，内容较丰富。

《金针再传》旨在继承、整理先师的学术思想和临床经验，并通过著者多年之努力，不断发扬、整理、提高，同时将此宝贵财富再传给新的一代。可谓"金针再传"或"再传金针"，使金针王乐亭教授的学术思想永远造福于全人类。

本书承蒙中国中医药出版社的支持和帮助，出于振兴中医针灸事业，为我们提供了方便，使《金针再传》能重新问世，满足了读者之需求，在此我们表示衷心的感谢。

著者、整理者同启
2014 年 3 月 4 日

目　　录

目录

目
录

第一章　临证随笔录

一、内科

（一）头痛

头痛是病人的一种自觉症状，常见于各种急慢性疾病。头为"诸阳之会""清阳之府"，又为髓海所在，凡五脏精华之血、六腑清阳之气，皆上注于头，故凡六淫之邪外袭，上犯巅顶，邪气稽留阻遏清阳，或内伤诸疾，致气血逆乱，瘀阻经络，脑失所养，均可致头痛。临床上将头痛可分为内伤头痛和外感头痛。

头痛可见于现代医学内、外、神经、精神、五官等各科疾病中。在内科临床上常遇到的头痛，多见于感染性发热性疾病、高血压、颅内疾病、神经机能性头痛、偏头痛等疾病之中。治宜疏风散寒，清热化湿；或平肝潜阳，化痰降逆，活血通络之法。再者可根据头痛部位随经络所属而论治。

【取穴】

处方1　外感头痛

主穴：百会、风府、风池、合谷、列缺。

辅穴：随证（症）加减。

外感表邪：加曲池、外关、大椎。

恶寒发热：取风门、肺俞拔火罐。

高烧不退：刺十二井穴放血。

处方2　内伤头痛

主穴：百会、风池、头维、合谷、列缺。

辅穴：随证（症）加减。

肝气上冲：加侠溪、行间。

痰食内停：加中脘、丰隆。

中气不足：加膻中、气海。

阴虚血亏：加肝俞、脾俞、三阴交。

处方3　偏头痛

主穴：丝竹空透率谷、风池透风府。

辅穴：随证（症）加减。

左偏头痛：取主穴之左侧穴位。

加大陵、三阴交、太冲。

右偏头痛：取主穴的右侧穴位。

加太阳、合谷、列缺。

兼有感冒：加风池、大椎。

睡眠不好：加神门、三阴交。

处方4　前头痛

上星、风池、合谷。

处方5　两额角痛

头维、悬颅、列缺。

处方6　眉棱骨痛

解溪。

处方7　头痛如裂、目痛如脱

头维、大陵。

处方8　头痛如锥刺

窍阴、强间、曲池、合谷。

处方9　后头痛

天柱、大椎、后溪、昆仑。

处方10　头痛项强眩晕

风门、列缺、足三里、内庭、太冲。

（二）眩晕

眩晕多由肝肾阴虚，肝阳上亢，清窍失养；或脾胃虚弱，痰湿壅盛，清窍被扰所致。本证包括现代医学中的高血压。此处着重论治高血压所致眩晕。

高血压病是一种常见的慢性疾病，又称"原发性高血压病"，以持续性动脉血压增高为主要表现。晚期可导致心、肾、脑等器官病变。本病发病率颇高，与年龄、职业、家族史有一定的关系。高血压也可作为某种疾病的一种症状，如泌尿系统疾病、心血管疾病、内分泌疾病、颅内疾病等发生的高血压，称为"症状性高血压"，也称为"继发性高血压"，须与高血压病区别。其治法应以平肝泻火，育阴潜阳，祛湿化痰为宗旨。

【取穴】

处方1　肝阳上越

肝俞、肾俞、复溜、行间、侠溪。

处方2　痰湿内阻

百会、头维、中脘、内关、丰隆、足三里。

处方3　阴虚血亏

神庭、肝俞、肾俞、神门、血海、三阴交。

处方4　气虚眩晕

百会、气海、足三里、太溪。

处方5　阴虚阳亢

主穴：曲池、阳陵泉、三阴交。

辅穴：随证（症）加减。

高压偏高：加太冲、合谷。

低压偏高：加太溪、涌泉。

颈强脑涨：加少府、然谷、神门。

心烦呕逆：刺百会、太阳，十二井放血。

烦乱躁动：刺曲泽、委中，十宣放血。

夜寐不宁：加神门、太溪、太冲。

大便燥结：加支沟、足三里。

反复波动：加肝俞、神俞、行间、复溜。

（三）不寐

不寐，即所谓"失眠"，古代文献有"不得卧"或"不得眠"等名称，是以常不易入寐或寐不深睡为特征的一种病证。不寐原因很多，有因思虑劳倦、内伤心脾；房劳伤肾、心肾不交；有因心胆气虚、情志抑郁、肝阳被扰及胃中不和等，均可影响心神而致不寐。本病以不易入睡为主症，但症情不一，有初就寝即难以入寐；有寐而易醒，醒后难以入睡；或时寐时醒，甚则彻夜不寐等。病因不同，各有兼症：如属心脾亏损，则表现多梦易醒、心悸健忘、易出汗、脉多细弱；肾虚，则头晕、耳鸣、遗精、腰酸、舌红、脉细数；心胆气虚，则心悸多梦、善惊易恐、舌淡或正常、脉弦细；情志抑郁，肝阳上扰，则性情急躁、易怒、头晕、头痛、胁肋胀痛、脉弦；胃中不和，则见脘闷嗳气、或脘腹胀痛、苔厚腻、脉滑等症。治法当以补养心脾，以生气血；或滋补肾阴，清心降火；或化痰清热，和胃安神等。

【取穴】

处方1　心肾不交

主穴：神门、三阴交。

辅穴：随证（症）加减。

　　　头晕目眩：加百会、印堂、风池。

　　　肝热上冲：加内关、太冲。

　　　肝肾阴虚：加肝俞、肾俞、太溪。

　　　心血不足：加心俞、肝俞。

　　　阴阳不交：加申脉、照海。

　　　胃气不和：加中脘、足三里。

　　　夜寐多梦：加魂门、魄户。

处方2　思虑伤心脾

神门、内关、通里、三阴交。

处方3　肝胆蕴热

窍阴、大陵、行间、侠溪、神门、三阴交。

处方4　胆经虚寒

足窍阴（补加灸）。

处方5　胃不和，卧不安

主穴：中脘、足三里、神门、三阴交。

辅穴：随证（症）加减。

消化不良：加建里、公孙。

腹胀肠鸣：加天枢、内庭。

大便不畅：加支沟、上巨虚。

肝气郁结：加章门、内关、太冲。

（四）惊悸、怔忡、健忘

惊悸、怔忡是指病人心中悸动不安，甚则不能自主的一种自觉病证。一般多呈阵发性，每因情志波动或劳累而发作。惊悸与怔忡又不同：惊悸多由外因引起，偶因惊恐恼怒而发，全身情况较好，其症较为浅暂；怔忡每由内因而成，外无所惊而自觉心中惕惕，稍劳即发，全身情况较差，其病较为深重。治宜镇惊安神，益气养血，育阴清火，助阳通脉等方法调理。

【取穴】

处方1　心神不宁

主穴：心俞、巨阙、内关、神门。

辅穴：随证（症）加减。

心悸不宁：加少冲、少泽。

惊恐不安：加胆俞、肾俞。

痰火内炽：加风池、丰隆、足三里。

水饮内停：加中脘、胃俞。

惊悸不眠：加浮郄、三阴交。

足窍阴（灸）、神门、三阴交。

处方2　心动过速，夜寐不宁

足窍阴（灸）、神门、三阴交。

处方3　神怯惊恐不安

少府、神门、然谷、涌泉。

处方4　心脾两虚，神不守舍

隐白、厉兑、魂门、魄户。

处方5　主治健忘

百会、神门、中冲、太溪、涌泉。

（五）狂证

狂证为精神失常的疾病。多由精神刺激、忧思恼怒引起肝胃火盛，夹痰上扰，遂致心神失志等。主要病理为气郁痰火。狂证病起急骤，吵扰不宁；或性情急躁，头痛失眠，两目怒视，面红目赤，毁物自伤，打人骂人，不分亲疏，气力逾常，不思饮食，舌红绛，苔黄腻，脉弦滑。治宜清肝泻火，镇心涤痰；或滋阴降火，安神定志为法。对本病的治疗必须注意精神因素。此外，要注意加强护理工作，以防意外。针治本病也颇有效，医患应有信心。

【取穴】

处方1　脑神失控

主穴：百会、风府、大椎、陶道、身柱、神道、至阳、筋缩、脊中、悬枢、命门、阳关、长强。

辅穴：随证（症）加减。

不省人事：加人中、涌泉。

肝气郁结：加合谷、太冲。

痰涎壅盛：加丰隆、足三里。

大便燥结：加支沟、复溜。

处方2　改良孙思邈十三针

主穴：人中、少商、隐白、大陵、申脉、风府、颊车、承浆、劳宫、上星、会阴、曲池、廉泉。

辅穴：丰隆、鸠尾、后溪、四神聪、足三里、合谷、太冲。

处方3　经验方

狂证发作时，可独取两侧环跳穴，用四寸粗针行强刺激，可安神定志。

（六）痫证

痫证是一种发作性神志失常的疾病，俗称羊痫风。发作时突然昏倒，昏不知人，吐涎沫，双目上视，四肢抽搐，或有鸣声，醒后如常人。由痰浊上泛，蒙蔽清窍所致；亦有先天遗传，常发于儿童时期。有因情志刺激，或继发于其他疾病，使心胃肝脾等脏气失调，导致一时性阴阳紊乱，阳升风动，痰阻清窍，而致突然发作。

本病一般多属实证，但反复久发可致正虚。发病之前，可有头晕、胸闷、神疲等预兆，旋即昏仆，不省人事，面色苍白，牙关紧闭，双目上视，手足抽搐，口吐涎沫，甚则二便失禁。发后头晕、肢软、神疲、苔薄腻、脉弦滑，久病则脉细。治宜息风涤痰，镇心开窍；或清肝泻火，化痰开窍；滋补肝肾，潜阳安神等法。

【取穴】

处方1　肝风痰浊

主穴：百会、印堂、人中、内关、间使、丰隆。

辅穴：随证（症）加减。

　神志不宁：加心俞、神门。

　痫症大发：加鸠尾、腰奇。

　肝气郁结：加肝俞、太冲。

　痰涎壅盛：加足三里、中脘。

　痫症昼发：加申脉。

　痫症夜发：加照海。

　反复发作：加长强、会阴。

处方2　经验方

印堂、人中，重灸中脘穴。

处方3　风动痰阻

主穴：哑门、后溪。

辅穴：人中、内关、风池、腰奇。

（七）郁证

郁证是由于情志不舒，气机郁滞所引起的一类病证。主要表现为心情抑郁、情绪不宁、胁肋胀痛，或易怒善哭，及咽中如有异物梗阻、失眠等各种复杂症状。现代医学的神经官能症、神经衰弱、癔症，以及更年期综合征等，属本证范畴。郁证的发生因郁怒、思虑、悲哀、忧愁七情所伤，使肝失疏泄，脾失运化，心神失常，脏腑阴阳气血失调而成。治宜疏肝理气解郁，化痰利气，养心安神，健脾补血为法。

【取穴】

处方1　思虑伤心脾

主穴：膻中、中脘、气海、内关、行间。

辅穴：随证（症）加减。

　心情抑郁：加噫嘻、意舍、心俞。

　情绪不稳：加本神、通里。

　胁肋胀满：加期门、章门。

　咽中如梗：加三阳络。

　睡眠不好：加神门、三阴交。

　食欲不振：加足三里、公孙。

　脾虚肝郁：加肝俞、脾俞。

处方2　神经衰弱

百会、风府、大椎、肩井、曲池、神门、足三里、三阴交。

处方3　咽中如梗

三阳络透内关，行间。

处方4　妇人脏躁

主穴：内关。

辅穴：随证（症）加减。

　哭笑无常：加神堂、噫嘻、章门。

心烦汗出：加合谷、复溜。

肝郁不舒：加期门、阳陵泉、太冲。

心脾两虚：加心俞、肝俞、脾俞。

夜寐不实：加神门、三阴交。

（八）汗证

汗证是指阴阳失调，营卫不和，腠理开和不利而引起汗液外泄的病证。根据其临床表现，一般分为自汗、盗汗、脱汗、战汗、黄汗等。时时汗出，动辄益甚为自汗；睡中汗出，醒来即止为盗汗；大汗不止或汗出如油为脱汗；急性热病中恶寒战栗而后汗出者为战汗；汗色发黄而染衣者为黄汗。出汗是人体的生理现象，又是驱邪的一种方法，但汗为心液，精气所化，故不可过泄。如因天气热、穿衣过暖等而出汗均属正常现象。汗证大都由肺卫不固，阳气亏虚，阴虚火旺；或正邪互争，湿热熏蒸所致。治宜养阴清热敛汗；或化湿清热，通利三焦之法。

【取穴】

处方 1 盗汗

主穴：百劳、肝俞、阴郄、后溪。

辅穴：随证（症）加减。

　肝肾阴虚：加肾俞、照海、鱼际、然谷。

　心阴不足：加心俞、复溜、三阴交。

　阴血不足：加心俞、肾俞、血海、三阴交。

处方 2 自汗

主穴：阴郄、曲泉、合谷、复溜。

辅穴：随证（症）加减。

　表虚气弱：加肺俞、气海。

　心脾两虚：加心俞、脾俞、三阴交、神门。

　肾阳亏虚：加命门、肾俞。

　气阴两伤：加间使、中极。

病久体虚：灸关元、命门、足三里。

处方 3　头汗出，经验方

曲差。

（九）无脉症

无脉症主要由于情志内伤，肝肾不足；或外受寒湿之邪，凝聚经络，痹塞不通，气血运行不通而成。此外，本病的发生还与长期吸烟、外伤有关。

无脉症的治疗，应以温通血脉，强心补肾为治则。

【取穴】

主穴：间使、复溜。

辅穴：随证（症）加减。

心血不足：加太渊。

阳明经弱：加曲池、足三里。

肾气不充：加太溪。

阳气虚弱：灸命门、关元。

（十）感冒

感冒为临床常见疾病。因风邪病毒侵袭人体而致病。风邪虽为六淫之首，但在不同季节中往往夹时邪而侵入。春季为温、夏季为暑、秋季为燥、冬季为寒和梅雨时期之湿等四时之中，非其时而有其气者谓之六气失常。若在体质偏弱的情况下则易感受致病。因此，必须辨别感冒的性质，一般来讲以风寒、风热两类型最为多见。

1. 风寒型　风寒外袭，肺气失宣，上窍不利，故见鼻塞声重、喷嚏、流涕、喉痒、咳嗽。风寒闭阻于表，卫阳被郁，故见恶寒、发热、无汗、头痛身痛、舌苔薄白、脉浮紧等症。治宜宣肺、解表、散寒。

【取穴】

主穴：风府、大杼、外关、列缺、合谷、复溜。风门、肺俞拔火罐。

辅穴：随证（症）加减。

头晕头痛：加太阳、列缺、太冲。

高热无汗：加陶道、复溜、太溪。

鼻塞流涕：加迎香、上星。

咳嗽严重：加天突、尺泽。

呕吐腹痛：加中脘、足三里。

咽痛红肿：取少商放血。

2. 风热型 风热上受，侵犯肺卫，卫气失于宣畅，故见发热、微恶风寒。风热为阳邪，故以发热为主，热度常较高，或有汗出。风热上扰则见头痛、鼻塞、有稠涕、咽喉红肿疼痛；肺气不清则咳嗽痰稠。苔薄黄、脉浮数，是风热尚在表卫之象。治宜宣肺、解表、清热。

【取穴】

主穴：大椎、风池、曲池、合谷。肺俞拔火罐。

辅穴：随证（症）加减。

头晕头痛：加印堂、太阳、列缺、太冲。

高烧不退：加复溜、太溪。

鼻塞流涕：加迎香、上星。

咽痛红肿：取少商放血。

恶心不吐：取中冲放血。

呕吐严重：取中缝放血。

（十一）中暑

中暑是因感受了暑热或暑湿秽浊之气，使邪热郁蒸，正气耗伤，甚则清窍被蒙而成。主要与酷暑炎夏的烈日暴晒有关。临床所见有轻重之分，轻者，只有头疼、恶心、头昏、胸闷、口渴或见发热无汗、周身酸痛；重者，除有以上病症外，可出现汗多、四肢困乏、面色苍白、心慌气短，甚则神志不清、猝然昏倒、四肢抽搐等现象。治宜清暑醒神，凉营透热之法。

【取穴】

处方 1　祛暑醒神

主穴：百会、人中、神门、合谷、中冲、委中。

辅穴：随证（症）加减。

　　高烧不退：取十宣放血。

　　呕吐腹痛：取尺泽、委中放血。

　　胸闷烦躁：加内关、中缝。

　　手足抽搐：加曲池、阳陵泉。

　　口渴喜冷：取金津、玉液出血。

　　汗出肢凉：加中脘、关元。

处方 2　暑热伤气

中脘、内关、气海。

处方 3　气阴两伤

神门、关元、足三里、太溪。

（十二）湿温

本病主要是感受湿温病邪，弥漫三焦，而以中焦脾胃为中心，病势缠绵难已，变化甚多。初起湿郁于表则恶寒、头痛、头重；稽留于里，阳明胃热转盛，则壮热稽留、面赤烦渴、口苦、耳鸣耳聋、腹胀胁满、舌红苔黄。若腑实燥结，可见腹痛、便秘、腹满、拒按；若热邪炽盛，燔灼营血则神昏谵语、惊厥等；若血热妄行则致斑疹、鼻衄、便血。本病后期，多气阴两亏，也有因湿邪偏盛，留连日久，致湿胜阳微，症见汗出淋漓、肢厥、脉微等。治宜化湿清热，清营祛浊。

【取穴】

处方 1　化湿清热

主穴：大杼、风池、曲池、合谷、悬钟、陷谷。

辅穴：①脾俞、胃俞、足三里。②中脘、天枢、内庭。

以上两组交替使用。

处方 2　清热凉血

主穴：百会、人中、承浆、神门、内关、涌泉。

辅穴：随证（症）加减。

发热不退：取十宣放血。

胸腹胀满：加中脘、天枢、足三里。

头昏头胀：加太阳、合谷、太冲。

小便不畅：加阴谷、三阴交。

血热妄行：加膈俞、曲池、行间。

腑热便秘：加支沟、天枢、足三里。

气阴两伤：加气海、太溪。

（十三）咳嗽

咳嗽为肺系疾患。根据其发病原因，分为外感咳嗽和内伤咳嗽。外感咳嗽是由风寒、风热或风燥之邪从口鼻皮毛而入。肺合皮毛，开窍于鼻，肺卫受邪，则肺气不宣而发为咳嗽。内伤咳嗽是为他脏病变，累及肺脏而致咳嗽。如脾虚生湿，湿聚成痰，上责于肺，肺气不降；或因肺气郁滞，久而化火，火盛灼肺，肺失清肃，导致咳嗽。治宜宣通肺气，疏散外邪。

【取穴】

处方1 宣肃肺气

主穴：天突、俞府、乳根、大椎、风门、肺俞。

辅穴：随证（症）加减。

风寒咳嗽：加列缺、外关、太渊。

肺燥咳嗽：加鱼际（泻）、太渊（补）。

肺虚咳血：加膈俞。

阴虚咳嗽：加鱼际、太溪。

气阴两伤：加膏肓俞、膻中。

处方2 清热化痰

天突、少商、膻中、足三里、内庭。

处方3 经验方

大椎、风门、肺俞。

处方4 久咳痰盛，宜健脾补肾

丰隆、太溪。

膏肓、肺俞、脾俞、肾俞（皆灸）。

（十四）哮喘

哮喘是一种常见的反复发作性疾患，哮与喘在表现上不同。喘指呼吸困难，哮指喉中有哮鸣声。但两者在临床上每每同时举发，其病因病机大致相似。基本病因为痰饮内伏。如小儿发病较早，每以反复感受时邪而引起；成年者发病较晚，多由久病咳嗽而成，亦有脾胃素虚而偏嗜过咸、肥腻或进食鱼虾以致痰饮伏肺。每以风寒外邪、嗅吸异物及情志、劳倦等引动肺经蕴伏之痰饮，阻塞气道，肺气升降失调，发为痰鸣、喘咳。发作期，主要为气郁痰壅，阻塞气道，为邪实证；如反复发作，必致肺阴耗损，久则累及脾肾，间歇期多虚象。其主要证候为呼吸急促，喉间痰鸣，甚至张口抬肩。从邪实和正虚分为实证和虚证。其治法：实证应散寒祛痰，宣肺平喘；虚证应养肺定喘，补肾纳气。

【取穴】

处方1　以喘为主之实证

主穴：天突、膻中、尺泽、列缺。

辅穴：随证（症）加减。

风寒束表：加风门、肺俞。

恶寒发热：加曲池、外关。

痰多不利：加丰隆。

喘不得卧：加气海、太溪。

大便秘结：加支沟、足三里。

处方2　以哮为主之实证

主穴：大椎、肺俞、定喘、曲池、列缺。

辅穴：随证（症）加减。

痰鸣有声：加中脘、丰隆。

胸闷纳少：加三阳络、足三里。

大便秘结：加支沟、复溜。

处方 3　气虚哮喘，日久不愈

膻中（灸）、俞府（泻）。

处方 4　水邪上犯作喘

主穴：中脘（补）、承满、俞府（泻）。

辅穴：随证（症）加减。

　颜面浮肿：加水沟、公孙。

　胸闷气短：加内关、气海。

　湿痰壅盛：加丰隆、足三里。

　小便不利：加水分、阴陵泉。

处方 5　阳气不足之冷喘

天突、中脘、乳根、列缺、太溪。

肺俞、脾俞、肾俞（皆灸）。

处方 6　上盛下虚喘

复溜（补）、列缺、内关。

足三里（灸）

处方 7　下元不足，呼吸不能接续

气海、复溜、足三里（皆灸）。

处方 8　夏季治疗，预防冬季发病

肺俞、脾俞、肾俞、气海、足三里（皆灸）。

（十五）胸痹

　　胸痹是指胸部闷痛。由于寒邪内侵、饮食不当、情志失调、年老体弱等多种因素，使阳气不能正常运行，水饮或痰浊闭阻于胸中而引起的病症。主要症状为胸背痛，胸中气塞，呼吸喘促，咳嗽痰多，短气、喘息不得卧。轻者，仅感胸闷如窒息状，呼吸不畅；严重者，心痛彻背，背痛彻心，邪在上焦，郁闷内结。

　　胸位在上焦，阳气不运，气机阻痹，故见胸痛彻背。胸阳不振，气机受阻，故见气短、心悸，甚则喘息不能平卧。若阳气虚衰，不能温养于内外，故见面色苍白、自汗、四肢厥冷、苔白、脉沉细等症。治宜宣肺通痹，理气化瘀之法。

【取穴】

处方1　开胸顺气

主穴：膻中、缺盆、中府、大陵、太渊、大杼。

辅穴：随证（症）加减。

心气不舒：加内关。

上肢憋胀：加极泉、通里。

呼吸不畅：加肺俞、中脘。

处方2　经验方

三阳络、内关。

气海、关元、中极（皆灸）。

（十六）饮证

饮证是指体内过量的水液，主要停聚在某一部分，不得输化的一类疾病。早在《内经》有"积饮"之说。《金匮要略》称为"痰饮"，并根据水饮停聚的部位不同，在广义痰饮的病名下，划分为四类：以饮邪留于胃肠者为"痰饮"（狭义的）；饮停胁下者称"悬饮"；饮溢四肢者属"溢饮"；饮犯胸肺者称"支饮"。本病的发生，有内外两方面的原因。外因为寒湿久浸或饮食内伤，使阳气被郁，不得输化；内因则阳气不足，津液运化无力所致。在发病过程中，两者往往互相影响。治宜温肺化饮，健脾祛痰之法。

【取穴】

主穴：中脘、尺泽、气海、阴陵泉、丰隆。

辅穴：随证（症）加减。

脾虚失运：加脾俞、三焦俞。

肾气亏损：加肾俞、太溪。

肺气不宣：加肺俞、复溜。

痰饮壅盛：加通里、足三里。

（十七）胃痛

胃痛就是胃脘痛，由于疼痛接近心窝部，所以称为"心口痛"或"心痛"，这里应与《内经》中提到的"真心痛"区别清楚。引起胃脘痛的原理，主要是胃气的阻滞所致。临床上最常见的病因有寒邪客胃、饮食伤胃、肝气犯胃、脾胃虚寒、胃热火郁以及瘀血凝滞等。胃痛是一种常见的反复发作性证候，其中以肝胃不和最为多见。治宜疏肝理气，和胃调中之法。

【取穴】

处方 1　和胃调中

主穴：中脘、内关、足三里。

辅穴：随证（症）加减。

急性胃疼：加梁丘、丰隆、内庭。

慢性胃疼：加脾俞、胃俞、公孙。

消化不良：加建里。

肝气郁结：加章门、阳陵泉、太冲。

瘀血滞痛：加膈俞、三阴交、陷谷。

脾虚胃弱：加脾俞、胃俞、气海。

中焦虚寒：灸中脘、食仓（中脘旁开 3 寸）。

处方 2　疏肝调胃

内关、足三里、内庭。

（十八）胁痛

胁痛不外肝气郁结、络脉停瘀、肝脉失养三种。由于肝气郁结者，多由恼怒气逆而胁痛、胸闷、食少、苔薄、脉弦。由外伤所致则络脉瘀阻，胁痛如刺、痛处不移；如肝脉失养则多为隐痛，兼头晕目眩、舌红少苔、脉虚弱或细数。胁痛是常见病证，临床多与肝炎、胆囊炎、肋间神经痛、胸肋挫伤、胸膜炎等疾病有关。所以治疗常取和解少阳，调和表里；疏肝泄胆，清热利湿，疏经活络等为常法。

【取穴】

处方 1　肝郁络阻

主穴：章门、期门、支沟、阳陵泉、丘墟。

辅穴：随证（症）加减。

　　肝气郁结：加内关、太冲。

　　络脉瘀阻：加膈俞、血海。

　　肝脉失养：加肝俞、京门。

　　连及脚痛：加悬钟。

处方 2　经验方

丘墟透照海。

处方 3　以胁痛为主，波及半侧身痛

大椎、风池、肩井、天井、京门、环跳、风市、阳陵泉、外关、胸乡、渊腋、大包。

（十九）呕吐

　　呕吐是由于胃失和降，气逆上冲所出现的症状。呕吐与恶心两者虽有所区别，但只是症状表现的轻重不同，恶心又常为呕吐的前驱症状，即出现泛泛欲吐、溢出清涎或酸水等，在临床上两者往往同时兼见，在辨证施治中，也大致相同。呕吐既是一种病症，但在某种情况下也是人体排出进入胃内有害物质的保护性反应。呕吐属于足太阴脾经和足阳明胃经的病变。其致病原因，一般由于脾胃虚弱及寒气侵袭、邪气蕴阻、饮食积滞等，使中焦气机升降失常，胃气上逆而成本病。呕吐是临床常见证候，常伴发于多种疾病。治宜和胃降逆，调中止呕之法。

【取穴】

处方 1　降逆止呕

主穴：中脘、内关、足三里、公孙。

辅穴：随证（症）加减。

　　暑热伤胃：加胃俞，取尺泽、委中放血。

宿食积滞：加下脘、璇玑。

胃热上逆：加合谷、解溪。

胃寒气逆：加建里、脾俞、胃俞。

痰湿上泛：加膻中、丰隆。

肝气上冲：加阳陵泉、行间。

呕吐严重：加刺金津、玉液出血。

虚寒呕吐：灸间使三五壮。

久病气虚，呕吐食不下：加针然谷，灸心俞。

处方2　中焦积热致呕吐

劳宫、足三里。少商、商阳、中冲放血。

处方3　民间经验方

中缝放血。

（二十）呃逆

呃逆是逆气上冲，喉间呃呃有声，声短而频，令人不能自制的一种症状。此病如是偶然发作的，大都轻微，可以不治自愈；如持续不断的，则须针或药治疗，始能渐平。本病若在其他急慢性疾病过程中出现，则每为病势转向严重的预兆。呃逆的产生，主要由于胃气上逆所致。胃主纳谷，以下行为正常，而体虚、邪实均可影响胃气下降。治宜降逆调中，和胃平呃之法。

【取穴】

处方1　和胃降气

主穴：膻中、巨阙、中脘、内关、足三里。

辅穴：随证（症）加减。

肝郁气滞：加章门、阳陵泉、合谷。

急性发作：加攒竹。

呃逆日久：加膈俞、肝俞、脾俞。

重病之后：灸气海、关元。

灸期门一壮缓，二壮愈（男左女右）。

反复发作：灸膻中，刺左章门、太冲。

处方 2　经验方

睛明（刺之）。

（二十一）噎膈

噎指进食吞咽困难，膈乃饮食梗阻胸膈。噎证虽可单独发生，而又每每为膈之前驱，故临床并称为噎膈。多由情志不畅，气机郁结，嗜酒辛辣，积热消阴所致。气结则津液不得输布，凝聚成痰；积热则耗血伤液，瘀热胶痰阻于食道，而成噎膈。水饮纳谷渐趋减少，气血生化之源匮乏，以致液枯津涸，进而元气大伤，终至上下拒膈，成为危候。治宜开郁润燥，破结行瘀之法。

【取穴】

处方 1　开郁润燥

主穴：膈俞、巨阙、内关、胃俞、足三里。

辅穴：随证（症）加减。

肝气郁结：加章门、太冲。

津液不足：加太溪。

痰阻食道：加中脘、丰隆。

处方 2　经验方

食窦（灸左侧二百壮）、膈俞、合谷。

处方 3　经验方

通关（在中脘旁五分，针八分）左捻能饮食，右捻和脾胃，留针 1 小时以上有特效。

灸中魁二穴五壮。

（二十二）反胃

反胃，是饮食入胃后，隔 1~2 小时后又吐出，甚则朝食暮吐，或暮食朝吐。其病因多由饮食不调，嗜食生冷，损伤脾阳；或思虑过度，伤及脾胃，以致脾胃虚寒，不能消化谷食，饮食停留，终至吐尽而止。如反胃日久，还能导致肾阳亦虚，所谓命门火衰，犹釜底无薪，不能腐熟水谷，则病情更为严重。本病多属脾胃虚寒，真火衰微所致。治宜温中健脾，降逆和胃之法。

【取穴】

处方1 温降和中

主穴：然谷、合谷。

辅穴：随证（症）加减。

中气不足：加中脘、气海。

脾胃气弱：加脾俞、胃俞、章门。

下元虚惫：灸关元、命门。

食从鼻呛：然谷、合谷，久留针。

处方2 经验方

肩井灸三壮。

处方3 经验方

水分、气海（同时灸之）。

（二十三）黄疸

本病以目黄、肤黄、尿黄为主症，致病因素主要为风邪夹湿外袭，风去湿留，郁而不达，湿从热化，蕴结脾胃，熏蒸肝胆，胆液不循常道，浸淫外溢于肌肤而发黄；若饮食失节，劳伤过度，以致脾胃虚弱，中阳不运，湿从寒化而内阻，胆液为湿所遏，溢渗肌肤脉络而为疸病。可分阳黄与阴黄。

阳黄见黄色鲜明，发热，口渴，小便黄赤短少，腹胀，便秘，胸闷呕恶，苔黄腻，脉滑数。治宜清利湿热。阴黄见黄色晦暗，神疲乏力，食少便溏，畏寒，脘痞腹胀，舌淡苔腻，脉沉迟无力。治宜健脾和胃、温化寒湿。

【取穴】

处方1 阳黄

主穴：至阳、胆俞、阳纲、阳陵泉、中封。

辅穴：随证（症）加减。

尿量较少：加腕骨、水分。

肝区作痛：加内关、丘墟。

恶心欲吐：加劳宫、足三里。

腹胀便秘：加天枢、支沟。

处方2　阴黄

主穴：肝俞、脾俞、中脘、胃仓、足三里、商丘。

辅穴：随证（症）加减。

纳少不香：加建里、公孙。

倦怠神疲：加气海、阴陵泉。

腹胀便溏：加天枢、三阴交。

命门火衰：灸命门、太溪。

处方3　黄疸灸法，阴黄最妙

大椎、至阳、胆俞、中脘、章门、足三里。以上诸穴轮换取隔姜灸之，以化脓为度。

（二十四）消渴

消渴是以多饮、多食、多尿、身体消瘦或尿有甜味为特征的病证。本证主要由于素体阴虚，复因饮食不节，脾胃运化失职，积热内蕴化燥伤津；或长期精神刺激，导致气机郁结，进而化火，火热炽盛，消烁肺胃阴津；或劳欲过度，阴虚之体，房室不节，劳伤过度，更耗阴津，肾阴亏损，阴虚火旺，上蒸肺胃，均可发为消渴。总之，消渴有上、中、下三消之分，即肺燥、胃热、肾虚之别。

消渴病的治疗，其上消应清热润肺，生津止渴；中消应消胃泻火，养阴增液；下消应滋阴补肾，生津清热等为大法。

【取穴】

处方1　消渴初起

行间、涌泉。

处方2　上消，口渴多饮

主穴：廉泉、肺俞、太渊、神门、内庭。

辅穴：随证（症）加减。

　心烦口渴：加行间、太溪。

　神疲无力：加鱼际、曲泽。

　口渴饮多：加少商。刺金津、玉液出血。

处方3　中消，消谷善饥

主穴：中脘、胃俞、足三里、三阴交、然谷。

辅穴：随证（症）加减。

　脾胃蕴热：加内庭、阴郄。

　肝郁气结：加章门、大都。

　大便秘结：加支沟、天枢。

处方4　下消，饮一溲二

主穴：气海、关元、肾俞、三焦俞、太渊、太溪。

辅穴：随证（症）加减。

　夜尿频数：加膀胱俞、涌泉。

　腰酸乏力：加复溜、委中。

　中气不足：加中脘、命门。

处方5　治糖尿病经验方

廉泉、中脘、气海、内关、太溪。

脺俞（胸椎8－9之间，旁开1.5寸）、脺穴（胸椎8－9之间）灸七壮。

（二十五）奔豚气

奔豚气是病人自觉有气从少腹上冲至胸、咽部，乍作乍止，如豚之奔突，称为奔豚。见于《金匮要略》，分为肝气上逆、外寒内急、中焦虚寒等三种类型。

肝气上逆是自觉有气从少腹上冲心胸咽喉，发作欲死，气还则止，常反复发作，发作后如常人，属情志不和、肝气郁结、气逆上冲之证；外寒内急是自觉有气从脐上冲，阵阵发作，恶寒有汗，病属表邪未解、阳气受损、引动冲气，发为奔豚；中焦虚寒是自觉有气从腹部上冲，腹部常冷痛，不欲饮食，自利不渴、呕吐，病属中焦虚寒，冲气上逆，发为奔豚。奔豚气的治疗应以养血平肝，和胃降逆，温阳散寒、降逆平冲；或温中降逆等为大法。

【取穴】

处方1　气上冲心

主穴：关元、中极、阴陵泉。

辅穴：解溪、行间、照海。

处方2　气上冲胸，面肿

主穴：水沟、天枢、涌泉。

辅穴：阴陵泉、足三里。

处方3　腹胀，面肿

章门、复溜、三阴交。

处方4　奔豚气上下窜痛

主穴：期门、关元、中极。

辅穴：中脘、阴陵泉、天枢。

（二十六）肠痈

肠痈相当于现代医学中的阑尾炎，多由饮食不节，寒湿失调，或饱食急暴奔走导致肠腑传导失常，气机壅塞，气血瘀阻而致。久则肠腑化热，气血凝滞成块，热瘀互结，致血败肉腐而成痈脓。分急性肠痈与慢性肠痈。

【取穴】

处方1　急性肠痈

主穴：天枢、曲池、上巨虚、内庭。

辅穴：随证（症）加减。

体温发热：加合谷，刺十二井穴出血。

大便秘结：加支沟、足三里。

腹痛严重：加右足三里穴下二寸稍前处。患者此点有较明显压痛，或有坚硬小结，此为阑尾穴，一般针刺30分钟，用泻法。若有痛痒感或蚁走爬之感应，炎症可消，其痛则除。

处方 2　慢性肠痛

主穴：足三里、气海、压痛点、阴陵泉。

辅穴：随证（症）加减。

腹中隐痛：加阑尾穴、公孙。

大便不畅：加支沟、复溜。

脾胃虚弱：加脾俞、胃俞。

中气不足：加气海俞、三焦俞、关元。

（二十七）积聚

积聚是指腹内结块，或胀或痛的一种疾病。积证和聚证病机及症状不同。积为有形、固定、痛有定处，病属血分；聚是无形、聚散无常、痛无定处，属气分。积形成时间长，病情重，治较难；聚是无形，聚之为病，时间短，病较轻，治较易。

本病的发生，或由七情郁结，气机郁滞，甚则瘀血内停；或由饮食内伤，致肝脾受损，痰滞交阻；或由寒温失调，脏腑失和，正虚瘀凝所致。

积聚的治疗宜取疏肝解郁，行气消聚；导滞通便，理气化痰；理气活血消积等方法。

【取穴】

处方 1　肝脾络阻

主穴：脾俞、中脘、章门、痞根。

辅穴：随证（症）加减。

病在脐上：加上脘、梁门、足三里。

病在脐下：加关元、水道、三阴交。

病在脐周：加天枢、气海、下脘。

处方 2　病已日久不愈

痞根（十五椎旁三寸半）灸之。

痞块（足二趾分叉处）灸之。

（二十八）便秘

粪便在肠内滞留三天以上，粪便坚硬，排便时艰涩难下，称便秘。本病分偏实、偏虚两类。偏实者，多由素体阳盛，嗜食辛热厚味，致肠胃积热；或邪热内燔，津液受灼，肠燥腑气不通；或情志不畅，气机郁阻，津不敷布，肠腑传导失常，而成便秘。偏虚者，多由病后、产后，气血未复，或年迈体衰，气血亏耗，气虚传运无力，血虚则肠失润下；或下焦阳气不充，阴寒凝结，肠道腑气受阻，亦成便秘。

便秘的治疗应分别使用清热润肠，顺气行滞；益气润肠，养血润燥；以及温通开秘等法则。

【取穴】

处方1　热秘气秘

主穴：支沟、天枢、大肠俞、上巨虚。

辅穴：随证（症）加减。

肠中滞热：加曲池、合谷、足三里。

气机不降：加中脘、行间。

阴津亏少：加太溪、复溜。

中气不足：加中脘、气海。

习惯便秘：加足三里、丰隆。

处方2　老人虚秘

主穴：支沟、照海、关元、丰隆。

辅穴：随证（症）加减。

中气不足：加中脘、气海、三阴交。

脾肾两亏：加脾俞、肾俞、灸命门。

（二十九）泄泻

腹泻，指大便次数增多，便质稀薄，或呈水样状。分为急性泄泻和慢性泄泻。

1. 急性泄泻

多由饮食生冷不洁之物，或兼受寒湿暑热等邪，客于肠胃，邪滞交阻，气机不和，胃肠运化与传导失常，清浊不分成为泄泻。症见发病急，便次与数量增加。偏寒湿者，见粪质清稀，水谷相杂，肠鸣腹痛，口不渴，身寒喜温，脉迟，苔白滑；偏于湿热，则所下黄糜热臭，腹痛肛门灼热，尿赤，苔黄腻，脉濡数。治宜解表利湿清热之法。

【取穴】

主穴：天枢、大肠俞、小肠俞、上巨虚、合谷。

辅穴：随证（症）加减。

暑热兼烧：加尺泽、委中，亦可放血。

热性腹泻：加内庭。

寒性腹泻：加中脘、灸神阙。

腹胀且痛：加足三里、公孙、阴陵泉。

呕逆作吐：加内关、中缝。

小便不畅：加水分、阴陵泉、三阴交。

消化不良：加中脘、内庭。

2. 慢性泄泻

因脾胃素弱，或久病气虚，中焦不运；或肾阳不振，不能温运脾土所致。症见发病缓或由急性泄泻迁延而致每日便次较少。如脾虚则面色萎黄，神疲肢软，纳呆，喜暖畏寒，便溏，脉濡缓无力，舌嫩苔白。肾虚则每于黎明前腹微痛，痛即欲便，或腹鸣而不痛，腹部与下肢畏寒，舌淡苔白，脉沉细。治宜健脾化湿，温肾调中之法。

【取穴】

处方 1

主穴：脾俞、中脘、气海、天枢、足三里、公孙。

辅穴：随证（症）加减。

脾虚作泄：加阴陵泉、三阴交。

肾虚作泄：加命门、肾俞。

少腹寒凉：灸关元、中极。

小便短少：加水分、阴陵泉。

腹中隐痛：加上巨虚。

日久不愈：灸神阙。

处方2　泄泻日久，食后即睡，名曰脾困

中脘（灸）。

（三十）痢疾

本病为常见肠道传染病，多发生于夏秋季节，临床以腹痛、里急后重、痢下赤白脓血为主症，可分湿热痢、寒湿痢、噤口痢、休息痢等。因外感暑湿疫毒和饮食不洁，或过食生冷，外邪与食滞交阻肠腑，大肠传导失职，湿热相搏，气血凝滞，脏腑脉络受损，而致痢下脓血。也有因脾胃素虚，脏腑气弱，贪凉受寒，风冷暑湿乘虚而入，以致寒湿不化成为寒湿痢者。若湿热留中，秽浊阻于肠腑，脾胃失其升降，致呕恶不能食者，为噤口痢。若痢疾日久，中虚气弱，正虚邪恋，急以受凉或饮食不当而反复发作，成为休息痢。

【取穴】

处方1　急性痢疾

主穴：三焦俞、大肠俞、小肠俞、天枢、足三里。

辅穴：随证（症）加减。

　身热发烧：加合谷、内庭。

　下痢赤白：加膈俞、血海、三阴交。

　里急后重：加合谷、中髎俞。

　腹痛甚剧：加上巨虚。

处方2　慢性痢疾

主穴：脾俞、胃俞、肾俞、命门、阴陵泉。

辅穴：随证（症）加减。

　腹中隐痛：加公孙、足三里。

　晨起则痢：加中脘、气海。

　休息下痢：加气海、关元。

　吐不下食：加中脘、然谷。灸心俞二十壮。

　脾肾阳虚：灸命门、神阙。

（三十一）遗尿

遗尿是在正常睡眠状态时小便自行排出；在清醒状态下，小便不能控制而自行流出者，称为尿失禁。小便余沥则指排尿能控制，但尿后有少量尿液自行滴出。本证大多属虚，以肾气不足，膀胱气化失约为主，也有膀胱湿热者。治宜补肾益气固涩；或清热利湿为法则。

【取穴】

处方1　肾虚膀胱失约

主穴：肾俞、膀胱俞、气海、中极、三阴交。

辅穴：随证（症）加减。

小便频数：加阴陵泉、大敦。

中气不足：加中脘、关元。

膀胱失约：加筋缩、曲骨。

肾气亏损：加三焦俞，灸命门。

处方2　老年尿失禁

①曲骨、阴陵泉、大敦。②气海、复溜。③关元、水道。④中极、三阴交。

以上四组配方顺序交替针刺。

处方3　遗尿且阴缩者

中封（灸五十壮）。

（三十二）癃闭

癃闭是以排尿困难，甚则小便闭塞不通为主症的疾患，简称为"癃"。亦有以小便不利，点滴而短少，病势较缓者称"癃"；以小便不通，欲解不得解，病势较急者称"闭"。而临床一般多合称为"癃闭"。

癃闭与淋证均系小便困难，但癃闭单指小便困难不通，而淋证是指排尿滴沥涩痛。癃闭包括了现代医学各种原因引起的尿潴留及无尿等。

癃闭应以清肺热，利水道；或行瘀散结，清利膀胱；或温阳益气，补肾通窍等方法治疗。

【取穴】

处方1　湿热蕴积

主穴：膀胱俞、中极、阴陵泉。

辅穴：随证（症）加减。

　　肺气不宣：加尺泽。

　　肾气不足：加肾俞、阴谷。

处方2　脾肾两虚，膀胱湿热

阳跷、大敦、大钟、阴陵泉、太溪、涌泉。

处方3　经验方

大敦、照海（刺之出血）。

（三十三）遗精

遗精有梦遗和滑精之分。有梦而遗精的，名为"梦遗"；无梦而遗精，甚至清醒时精液流出者，名为"滑精"。

成年未婚男子，或婚后夫妻分居者，2周左右遗精1次，属于生理现象，一般不会出现明显症状。但有人因缺乏生理知识，产生恐惧心理，因而也可出现头晕、无力、心悸等症状。过多的遗精，每周2次以上，或清醒时流精，则属病态。病理性的遗精可见于前列腺炎、神经官能症以及某些慢性疾病。治宜滋阴清火，安神固精；或补肾固精为方法。

【取穴】

处方1　梦遗

主穴：关元、心俞、肾俞、神门、太溪。

辅穴：随证（症）加减。

　　夜寐多梦：加太冲、三阴交。

　　相火妄动：加合谷、太冲、涌泉。

　　心火上炎：加大陵、曲泉。

　　心肾不交：加内关、复溜、三阴交。

处方2　滑精

主穴：肾俞、志室、关元、三阴交。

辅穴：随证（症）加减。

　无梦自遗：灸巨阙五十壮。

　见色遗精：灸曲骨四十壮。

　下元虚冷：灸肾俞、精宫各三十壮。

　肾气亏损：加蠡沟，灸命门。

处方3　经验方

然谷（先补后泻）、中封（泻）。

处方4　重病之后，体虚梦遗

大赫、中封、曲骨（灸）。

（三十四）阳痿

阳事不举，或举而不坚，称为"阳痿"，或称为"阴痿"。本病的发生，多数由于早婚恣情纵欲，年少误犯手淫，以致肾精亏损，命门火衰；也可由于思虑、惊恐、损伤心肾所致；偶见由于湿热下注，宗筋弛纵而致病，以及因恐惧伤肾者。治宜补肾壮阳；或益肾养心安神；或清热化湿为法则。

【取穴】

处方1　肾阳亏损

主穴：命门、肾俞、志室、太溪。

辅穴：随证（症）加减。

　心肾不交：加神门、三阴交。

　梦遗滑精：加心俞、太冲。

　肝气郁结：加内关、复溜、行间。

　不思饮食：加中脘、足三里。

　肾阳衰微：灸命门、关元。

处方2　经验方

关元、气海、足三里皆重灸。

环跳（重刺感应、向前阴方向传导）。

曲骨（针与灸并施）。

（三十五）水肿

水肿泛指头面、眼睑、四肢、腹背，甚或全身水肿而言。发病主要是由三焦气化功能失常，病变涉及肺、脾、肾三脏。

人体水液之运行，与肺气之通调、脾气之转输、肾气之开合、三焦之决渎有关。肺、脾、肾及三焦功能正常，则膀胱畅行而小便通利。反之，如肺、脾、肾功能失常，三焦气化失司，则水液壅滞，溢于肌肤，形成水肿。如外感风邪，肺气不宣，不能通调水道，水湿流溢，病偏于阳；若劳倦太过，房室不节，损伤脾肾，脾肾阳气不能蒸化水液，则病偏于阴。

阳证见急性发作，面目肿，遍及全身，皮肤光泽，阴囊肿亮，胸中烦闷，呼吸急促，尿少而黄，脉浮滑，苔白滑而腻。治宜宣肺通阳利水。阴证见发病多缓，初起足跗微肿，继则面腹各部均浮肿，时肿时消，气色晦滞，小便或清利或短涩，便溏，喜暖畏寒，脉沉细或迟，舌淡苔白。治宜温中健脾，益肾利水。

【取穴】

处方1　阳水

主穴：大杼、水分、气海、阴陵泉、复溜。

辅穴：随证（症）加减。

　腰以上肿：加合谷、中脘。

　腰以下肿：加足三里、三阴交。

　颜面浮肿：加水沟、公孙。

　上肢浮肿：加偏历。

　下肢浮肿：加三阴交、足临泣。

　四肢皆肿：加列缺、丰隆、复溜。

　阴囊水肿：加水道、关元。

处方2　阴水

主穴：水沟、水分、肺俞、脾俞、肾俞。

辅穴：随证（症）加减。

　四肢乏力：加气海、阴陵泉、三阴交。

腰背疼痛：灸命门、大肠俞。

全身肿胀：加中脘、气海、阴陵泉。

脾肾阳虚：灸关元、足三里。

处方3　治一切水肿

水沟。

（三十六）虚劳

本病的产生与五脏有关，其中关键在脾肾两脏。若先天不足，肾精亏损，则髓不充，髓虚则精血不能复生。如饮食失调、劳倦内伤等使脾气亏损，又肾虚不温运脾土，脾气更虚，生化气血功能衰退，从而出现气血不足的证候。脾虚统摄无权，又易产生出血。基于五脏相关学说，脾虚可累及其他脏腑，脾病也有损于其他脏腑，互为因果，终致脏腑气血阴阳亏损，肺虚卫外不固，易受外邪侵袭，而外邪入侵，又反促使脏腑气血阴阳更亏损，因而产生虚劳的各种证候，如贫血、出血、发热等。现代医学中的再生障碍性贫血即包括在此范畴。

【取穴】

处方1　五脏虚弱

主穴：中脘、气海。

辅穴：随证（症）加减。

心气不足：加少冲。

肺气不足：加侠白、太渊。

脾气不足：加血海。

肝气不足：加期门。

肾气不足：加阴谷。

下元虚冷：灸关元。

处方2　单纯性紫斑

曲池、合谷、血海、足三里。

处方3　再生障碍性贫血

主穴：巨阙、中脘、下脘、梁门、气海、大横。

辅穴：随证（症）加减。

肝肾阴虚：加太溪、三阴交、太冲。

脾肾两虚：加阴陵泉、复溜、脾俞、肾俞。

阳气不足：加关元、命门。

（三十七）筋脉拘急

拘急是指手足拘紧挛急，屈伸不利，不能伸直的症状，系筋脉病症，又称拘急、筋挛、挛节。多因失血过多，内热伤阴，大汗耗津；或因痿、痹、中风后期引起血液枯燥，筋失所养所致者。临床可分为寒湿袭筋、湿热伤筋、营血亏损、热盛阴亏、亡阳液脱、肝肾亏损等证辨治。

拘挛多属于肝，以肝主筋、血不养筋，筋膜干则收缩拘挛。但心主血脉，肾主精，精血同源，故本证亦与心血不足、肾精亏损有关。

拘挛与强直、抽搐、震颤不同。强直为肌肉坚硬，伸直而不能屈曲；抽搐为四肢伸缩相引；震颤为四肢震颤抖动，临床应加以区别。

筋脉拘急治疗应选择散寒湿，舒筋脉；或清热化湿，舒筋活络；或养血舒筋，滋阴清热等方法。

【取穴】

处方1　寒湿伤筋

主穴：筋缩、阳陵泉。

辅穴：随证（症）加减。

表邪外束：加大椎、风池、曲池。

阳气偏盛：加合谷、太冲。

肝肾阴虚：加肝俞、肾俞。

阴虚内热：加三阴交、太溪、行间。

处方2　营血亏损，筋脉失养

主穴：曲泽、曲泉。

辅穴：随证（症）加减。

五指拘挛：加大陵、阳谷、二间。

手腕动摇：加间使、少海、少府。

手颤肢抖：加少海、阴市。

手臂颤动：加神门、中渚、极泉。

四肢痉挛：加曲池、内关、承山、三阴交。

（三十八）痿证

痿证是指肢体痿弱无力，不能随意活动，或伴肌肉萎缩的一类病症。其症以下肢痿弱较多见，故又称"痿躄"。多由外受风热，侵袭于肺，耗伤肺津，以致筋脉失去濡润；或由湿热之邪，蕴蒸阳明，阳明受病则宗筋弛缓，不能束筋利关节；或由病久体虚，房室过度，肝肾精气亏损，筋脉失去荣养。

根据痿证的临床特点，类似现代医学中多发性神经炎、急性脊髓炎、进行性肌萎缩、重症肌无力、周期性麻痹、肌营养不良、癔症性瘫痪和表现为软瘫的中枢神经系统感染后遗症等。

痿证治疗可取清热润燥，养肺益胃；清热利湿，益气健脾；补益肝肾，滋阴清热之法。但《素问·痿论》提出"治痿独取阳明"之说，迄今在临床治疗时，不论选方用药、针灸取穴，一般都很重视这一治疗原则。

【取穴】

处方1　上肢无力

主穴：肩髃、曲池、手三里、合谷。

辅穴：随证（症）加减。

　上肢麻痹：加极泉。

　手腕无力：加阳溪、腕骨。

　手指无力：加通里、大陵、中渚。

处方2　下肢无力

主穴：气街、梁丘、阳陵泉、绝骨。

辅穴：随证（症）加减。

下肢麻痹：加环跳、殷门。

膝软无力：加犊鼻、足三里、委中。

踝软无力：加解溪、丘墟。

足趾无力：加公孙、侠溪、内庭。

处方3　四肢无力，病已日久

主穴：极泉、曲池、内关、合谷、环跳、阳陵泉、足三里、三阴交。

辅穴：随证（症）加减。

颈项无力：加百会、风府、大椎。

腰背无力：加肝俞、脾俞、肾俞、委中。

骶髋无力：加髀关、八髎。

腹肌无力：加天枢、气海、中极。

肘部发热：加光明。

膝胫发热：加光明、申脉、太冲。

手足偏小：加光明。

脾肾阳虚：灸神阙、关元、命门。

处方4　两足瘫痪，两腿无力

环跳、阳陵泉、悬钟、解溪。

附：三种灸法，交替使用。①灸鹤顶七壮。②灸风市、厉兑。③灸命门、八髎。

（三十九）痹证

痹有闭阻不通之意。外邪侵袭经络，气血闭阻不畅，引起肢体、关节等处出现酸、痛、麻、重及屈伸不利等症状，名为痹证。多由卫气不固，腠理空疏；或劳累之后，汗出当风，涉水冒寒，久卧湿地等，以致风寒湿邪乘虚侵入，经络闭阻，发为风寒湿痹。此外，有因素体热盛，复受风寒湿邪，郁而化热，发为热痹者。

临床以关节酸痛，或部分肌肉酸重麻木，迁延日久，可致肢体拘急，甚则关节肿大为主症。由于人体素质不同，感受风寒湿三气各有偏胜，风气胜者为行痹，寒气胜者为痛痹，湿气胜者为着痹。

【取穴】

处方1　行痹

主穴：曲池、外关、风市、阳陵泉、三阴交。

辅穴：极泉、肩髃、环跳、绝骨。

处方2　痛痹

主穴：尺泽、手三里、腕骨、梁丘、复溜。

辅穴：肩贞、曲池、外关、足三里、解溪。

处方3　着痹

主穴：承扶、委中、足三里、阳陵泉、丘墟。

辅穴：委阳、丰隆、太溪。

处方4　热痹

主穴：曲池、阳陵泉、合谷、内庭。

辅穴：随证（症）加减。

两手发热：灸涌泉。

手背红肿：加中渚、液门、八邪。

足背红肿：加内庭、足临泣、八风。

结节红斑：加血海、足三里、肺俞。

身热不退：刺大椎出血。

处方5　肩痛

肩髃、肩髎、臑俞、巨骨、曲池、秉风。

处方6　肘臂痛

臑臑、肘髎、曲池、手三里、合谷。

处方7　肘痛不能屈伸

天井、尺泽、曲池。

处方8　腕痛

阳池、外关、阳溪、阳谷。

处方9　手腕肿痛

中渚、液门、阳池。

处方10　手腕酸疼难握物

肩髃、曲池、合谷、腕骨。

处方11　五指皆痛

外关、阳池、合谷。

处方12　腰脊痛

身柱、脊中、命门、肾俞、腰阳关、委中。

处方13　髀枢痛

环跳、居髎、承扶、悬钟。

处方14　股痛

环跳、殷门、风市、伏兔、承扶。

处方15　膝痛

膝眼、梁丘、曲泉、委中、膝阳关、血海、足三里。

处方16　踝痛

绝骨、申脉、照海、昆仑、丘墟。

处方17　足趾痛

公孙、太冲、通谷、跗阳、八风。

处方18　手连肩背痛

合谷、太冲、肩井。

处方19　肘腕痉挛痛

曲池、尺泽。

处方20　肘节酸痛

曲池透少海、小海、肘尖、手三里、天井。

处方21　鹤膝风

先宜疏通关节：肩髃、曲池、阳陵泉（俱泻）。

再取以下穴位调治：膝关、膝眼、委中、梁丘、阳关、曲泉、阴谷、阳陵泉、阴陵泉、足三里（皆补）、行间（泻）。

处方22　膝痛足蹩

环跳、居髎、悬钟、委中。

处方23　膝外廉痛

阳关、阳陵泉、侠溪。

处方 24　膝内廉痛

膝关、中封、太冲。

处方 25　膝肿痛

足三里（以火针刺之），其肿之处加灸。

处方 26　膝痛影响关节活动

① 能伸不能屈者治腱，应刺髀关、伏兔、阴市。

② 能屈不能伸者治肌，应刺环跳、犊鼻、阳陵泉、曲泉。

③ 向下连及足趾治腘，应刺委中。

④ 不能屈伸治背，应刺大杼。

处方 27　膝脚相掣痛

足三里、申脉、金门、行间。

处方 28　腿肚转筋

承山、然谷。

处方 29　两足酸麻

太溪、仆参、内庭。

处方 30　足痛掣及小腿

昆仑、太溪、解溪、丘墟、商丘。

处方 31　足跟痛

承山（刺之出血）。

处方 32　足五趾尽痛

然谷、涌泉。

处方 33　脚筋短急

风市、委中、昆仑、仆参。

处方 34　足趾麻木

太冲。

处方 35　诸节皆痛

先通经脉：阳辅、阳陵泉。

再取穴调治：风池、胆俞、绝骨、昆仑。

处方 36　历节风

风池、绝骨、胆俞、阳辅、阳陵泉。

处方37 周身关节痛

先疏通经脉：胆俞、曲池、阳陵泉、三阴交。

再驱邪外出：风门、肺俞（点刺出血、拔罐）。

（四十）脚气

本病以腿足软弱、步履困难等为特征。由于水寒和湿热之邪流溢皮肉筋脉；或饮食失节，损伤脾胃，湿热下注；也有因脾虚气弱，湿热久留，气血两虚，筋脉失养而成。症见初起仅觉两脚无力，渐觉酸重顽麻而纵缓，或枯细或浮肿。临床分为干、湿两类：湿脚气多偏于实，症见足跗肿大，甚则浮肿至膝、苔白腻、脉濡缓；干脚气多偏于虚，症见足胫日渐瘦削，顽麻酸重尤为加剧，或兼见便秘溲黄、舌淡红、脉弦数。病情久延，如见气逆喘满、心悸烦热、呕吐不食，甚则神志昏愦者，名为"脚气冲心"，则属危候。

【取穴】

处方1 湿脚气

主穴：足三里、阳辅、昆仑、商丘、冲阳。

辅穴：随证（症）加减。

脚肿较甚：加行间。

红肿发热：加三阴交。

湿热皆重：加太冲、阴陵泉。

日久体虚：加气海、太溪。

处方2 干脚气

主穴：阴陵泉、上巨虚、复溜、行间。

辅穴：随证（症）加减。

经脉不畅：加阳陵泉、环跳。

肌肉萎缩：加太冲、陷谷、三阴交。

脾肾两虚：加脾俞、肾俞、太溪、涌泉。

日久阳虚：加命门，亦可灸之。

处方3 脚气冲心

关元、巨阙、内关、足三里、悬钟。

二、妇科

（一）痛经

痛经的发生，主要由于胞宫气血运行不畅所致。月经以血为本，以气为用，冲任血盈，溢于胞宫，出于阴道是为经水。经血的运行与聚散均赖于气，若气血充沛，气顺血和，则经行通畅无阻，自无疼痛之苦。如气虚血少则血海亏虚，气滞血瘀则经行不畅，便可引起痛经。

妇人在行经前后或行经期间，少腹疼痛，称为痛经。多由行经期受寒饮冷，致血凝寒滞，经行受阻，不通而痛；或因七情郁结，气滞经行不畅；或体弱，或大病、久病后，气血不足，血海空虚，胞脉失养所致。

痛经的治疗，多以行气和血、通经止痛为法则。

【取穴】

处方1

主穴：气海、关元、中极、地机、三阴交。

辅穴：随证（症）加减。

气滞血瘀：加太冲、血海。

肾气虚弱：加太溪。

胃气滞热：加足三里。

气血两亏：加脾俞、肾俞、中脘。

下元虚寒：灸关元、中极。

处方2　经验方

太溪（得气后捻转2分钟）。

（二）崩漏（月经先期，月经过多）

崩漏指妇女阴道大量出血或持续下血，淋漓不断的一种疾病。一般来势急，量多的称"崩中"；来势缓，出血少的称"漏"。因崩漏与月经先期、月经过多的病因病机一致，故放在一起讨论。

本病成因，多由冲任损伤、肝脾失调所致。如房劳过度伤肾，损及冲任，不能固摄血脉，故经血非时而下；如情志不舒，肝失条达，气血壅滞，郁结化热，藏血失职，邪热迫血妄行，则月经先期、量多、崩漏；如饮食失节，或久思积虑，脾虚不能统血，轻则漏下不止，重则血崩如注；如经期产后，余血未尽，或夹外感，或因内伤，瘀血停滞，阻滞冲任，瘀血不去，新血不归经，则经血淋漓、先期，或突然下血过多。

崩漏的治疗当以清热凉血，固冲调经为方；若属气不摄血的虚证，则应以补气摄血固经之法调理。

【取穴】

处方1　月经先期

主穴：曲池、内关、血海、三阴交、太冲。

辅穴：随证（症）加减。

阴虚肝热：加太溪、阳陵泉。

午后发热：加通里、间使。

处方2　经血过多

主穴：肩髃、曲池、通里、血海（均泻）。

辅穴：随证（症）加减。

心脾两虚：加心俞、脾俞。

血分热甚：加水泉（泻）

处方3　崩漏

主穴：中脘、气海、交信、三阴交、大敦（皆补）。

辅穴：随证（症）加减。

脾不统血：加隐白、肝俞、脾俞。

中气不足：灸百会。

任脉虚损：灸三阴交。

寒邪伤络：灸气海、命门。

血热妄行：加水泉、行间。

瘀血伤络：加中极、太冲。

（三）闭经（月经后期，月经过少）

闭经即指女性年满 18 岁，月经尚未来潮；或月经周期建立后，又闭止 3 个月以上者。闭经往往是由于月经后期及月经过少发展的结果，而月经过少及月经后期常为闭经的前驱症，其病因及治疗也往往相同，只有程度上的差别，故放在一起讨论。

《金匮要略》曰："妇人之病，因虚、积冷、结气，为诸经水断绝。"简明扼要地讲了闭经的原因，可分为虚、实两种。虚者多为阴血不足，血海空虚，无血可下；或肝肾两亏，精血不足。实者多为气血郁滞，瘀血内阻，胞脉不通，经血不得下行，血海不满，以致月经后期、量少或闭经。临床上分为脾虚、血虚、气滞血瘀、寒湿凝滞四型。

闭经治疗可取健脾和胃，养血生血；补肾益精，养血和肝；或活血化瘀，行气通经；温经散寒，燥湿通经为法。

【取穴】

处方 1　月经后期

主穴：关元、气海、中极、三阴交（皆补）。

辅穴：随证（症）加减。

脾肾两虚：加脾俞、肾俞。

肝郁气滞：加内关、章门。

中气不足：加中脘、归来。

血寒经迟：灸命门、神阙。

经期错乱：加足三里。

处方 2　月经过少

主穴：内关、阳陵泉、曲泉、水泉、三阴交。

辅穴：随证（症）加减。

色淡血少：加血海、太溪。

气血不足：加中脘、气海。

脾肾两虚：加脾俞、肾俞。

脾胃虚弱：加脾俞、足三里、中脘。

处方3 实证闭经

主穴：关元、中极、交信、足三里、三阴交、太冲。

辅穴：随证（症）加减。

　肝郁气滞：加章门、期门、内关。

　瘀血内阻：加血海、膈俞。

　思虑郁结：加肩髃、曲池、间使。

　头晕目眩：加阳陵泉、行间。

处方4 虚证闭经

主穴：脾俞、肾俞、气海、足三里、三阴交。

辅穴：随证（症）加减

　中气不足：中脘、关元。

　脾胃虚弱：公孙、建里。

　腰骶乏力：八髎。

（四）带下

带下指妇女阴道分泌物增多、连绵不断而言。多由任脉不固，带脉失约，水湿浊液下注而成。或饮食劳倦，损伤脾胃，运化失职，发为带下。其中黄带多为脾经湿热，白带多属虚寒。亦有因情志不舒，肝气郁结，郁久化热，致血与热相搏，湿热下注而成赤带。

白带应健脾除湿、黄带应清热燥湿、赤带应凉血清热，此乃大法。

【取穴】

主穴：带脉、白环俞、阴陵泉、三阴交。

辅穴：随证（症）加减。

　脾虚湿盛：加隐白、气海。

　带下色白：加脾俞、归来。

　带下色赤：加行间。

　肝胆湿热：加合谷、太冲、蠡沟。

　下焦寒湿：灸命门、神阙。

（五）阴痒

妇女外阴和阴道瘙痒，称为女阴瘙痒，又称阴痒、阴门瘙痒。阴痒的部位多在外阴、大小阴唇附近、会阴，甚至肛门周围，常为阵发性，亦可为持续性。一般伴有带下增多，甚则痒痛难忍，坐卧不安。在月经期间或吃辛辣刺激食物后加重。

阴痒的发生，主要是滴虫、真菌感染。中医学认为，本症常因肝经湿热下注引起；或阴血不足、血燥生风，亦可发生阴痒。其与老年性阴道炎症状相似，呈皮肤增厚、粗糙、溃烂、红肿，久则转为慢性，局部苔藓样变化。其治疗应取清热利湿、滋阴降火为法则。

【取穴】

主穴：中极、曲泉、三阴交、然谷、照海。

辅穴：随证（症）加减。

肝胆热盛：加合谷、太冲。

赤白带下：加膈俞、带脉。

头晕头痛：加列缺、行间。

少腹坠胀：加百会、中脘、阴陵泉。

腰酸背痛：加肾俞、大肠俞。

（六）妊娠恶阻

恶阻是妊娠反应。妊娠 3 个月内有恶心、纳呆、喜酸厌食、呕吐，为正常现象。如呕吐剧烈，不能进食，影响孕妇健康，即属病态。多由肝气郁结，肝胃不和；或脾胃虚弱，胃失和降，使胎气循冲脉上逆犯胃所致。

妊娠恶阻的治疗多以和胃疏肝降逆为法，但在临床应用时一定要慎重，不可大意。

【取穴】

处方 1

内关、足三里、公孙（手法轻）。

处方 2

合谷（泻）、三阴交（补）。

（七）缺乳

产妇在哺乳期间，乳汁分泌甚少或全无，称为缺乳。乳汁由血所化，赖气以运行，乳汁的多少与气血的关系极为密切。然而气血的产生，有赖脾胃水谷精微的生化，若化源不足，或肝气犯胃均可导致缺乳。

1. 血虚气弱

脾胃素虚，生化不足；或产时失血过多，气随血耗，则乳汁缺少。其治疗方法为益气补血，通络下乳。

2. 肝郁气滞

因精神因素使肝气郁结，气机不畅，经脉运行受阻而缺乳。其治疗方法为疏肝解郁，通络下乳。

【取穴】

处方1　肝郁脾虚

主穴：合谷、少泽，灸乳根、膻中。

辅穴：随证（症）加减。

　　肝郁气滞：加内关、期门。

　　脾胃虚弱：加脾俞、足三里。

　　乳汁清稀：加阴陵泉、中脘。

处方2　经验方

前谷、内关（均泻）；乳根、三阴交（均补）。

处方3　回乳刺法

临泣、光明。

（八）产后癃闭

产后出现小便不通，称"产后癃闭"。由于产后正气亏，胞脉受损，肾气不固，膀胱气化不行，开合失司；或产妇平素体弱，产时失血过多，气随血耗，肺脾更虚，肺气虚，不能通调水道，脾虚不能制水；或因产时体弱，感受寒凉，血得寒则凝，膀胱气化失司，寒凝瘀阻，故小便不通。

【取穴】

处方1　难产术后尿潴留

气海、中极、曲骨、水道、横骨、涌泉、至阴、阴陵泉、足三里、大敦、三阴交、曲泉、阳谷。

灸法：用盐填脐孔，大艾或艾柱二十一壮，未通再灸。

处方2　难产后小便不利

主穴：气海、关元、中极。

辅穴：足三里、三阴交、阴陵泉，灸命门。

（九）产后恶露不净

产褥期由阴道排出的血性恶露，一般在产后2～3周内完全排尽，如超过这段时间，仍淋漓不断者称"恶露不绝"。多因产后气虚，不能摄血或产后不慎风冷，胞脉为寒邪所袭，寒与血搏，瘀血内阻，新血不归经；或产妇素体阴血不足，产时失血，阴血更亏；或肝郁化热；或邪毒内侵，蕴而化热，热迫血行以致恶露不止。

恶露不净的治疗，多数取补气摄血固冲的方法。

【取穴】

处方1　恶露不净

主穴：关元、三阴交、隐白（均补）。

辅穴：随证（症）加减。

冲任不摄：加气海、气穴。

恶血未净：加中极、行间。

瘀血凝滞：加合谷、太冲。

处方2　宫颈收缩痛

足三里、三阴交、太溪，灸关元。

处方3　产后小腹胀

主穴：下脘、气海、关元。

辅穴：天枢、足三里、气冲。

（十）阴挺

子宫从正常位置沿阴道下降到坐骨棘水平以下，甚则脱出阴道口者，称为"阴挺"，现代医学称为"子宫脱垂"。本证乃因平时体弱，脾气不足，带脉失约；又因生育过多，难产或接产处理不当，产后过早参加重体力劳动或过久站立与下蹲工作；产褥期内剧咳、气喘、腹泻、便秘等诱发而使子宫脱垂，或阴道壁脱垂。若属于气虚下陷者，应取益气升阳举陷之方；若属于脾肾亏损者，法当补肾健脾、举陷升阳为法。

【取穴】

主穴：气海、关元、归来、足三里、三阴交、大敦。

辅穴：随证（症）加减。

中气下陷：加百会、中脘。

日久不愈：灸百会、会阴。

肝气郁结：加内关、章门。

肾虚腰痛：加命门、肾俞。

脾虚胃弱：加脾俞、胃俞、关元俞。

阴道壁脱出：加曲骨、隐白，灸气海。

三、儿科

（一）小儿感冒

小儿冷暖不能自调，又为稚阴稚阳之体，肌肤嫩弱，腠理空疏，卫外不固，易受外邪侵袭而发病。本病主要原因为外感风寒或风热时邪，由口鼻皮毛而入，客于肺胃，致表卫调节失司，腠理闭塞，卫阳受遏，肺气失宣，故有恶寒、发热、闭塞、咳嗽等症。因小儿为"纯阳之体"，故阳常有余，阴不足，感邪之后，易从热化，出现壮热、口渴、面红耳赤、口鼻干燥、便秘溲黄等实热证候。

【取穴】

处方1　风寒束表

主穴：少商、商阳（点刺出血）、曲池、合谷。

辅穴：中冲、关冲、少冲、少泽（点刺出血）。

处方2　内热兼感

主穴：大椎、曲池、外关、合谷。

辅穴：随证（症）加减。

高烧不退：取十宣放血。

痰多咳嗽：加尺泽、丰隆。

壮热口渴：加足三里，取少商放血。

食滞呕吐：加中脘、内关、足三里。

（二）急惊风

本病又称"惊厥"，以四肢抽搐、口噤、角弓反张为主要症状。小儿体质柔弱，外感时邪，循行入里，阳气不得宣泄，实热内郁，引动肝风；或因饮食不节，脾胃受损，致水精布散失常，水液停滞，凝聚成痰，痰浊内蕴，生热化风而成；亦有因暴受惊恐，发生惊厥、抽风者。

急惊风应与癫痫相鉴别。癫痫发作时抽搐反复发作，抽搐时口吐白沫或作畜鸣声，抽搐停止后神情如常，不发热，年长儿多见，有家族史，脑电图检查见癫痫波型。

急惊风的治疗以疏风清热，息风镇惊为法则。

【取穴】

主穴：印堂、曲池、人中、神门、合谷、太冲。

辅穴：随证（症）加减。

高烧神昏：加百会、大椎，取十二井放血。

牙关紧闭：加颊车、地仓。

四肢抽搐：加后溪、阳陵泉。

角弓反张：加风府、身柱、筋缩、昆仑。

痰涎壅盛：加丰隆。

舌胀满口：加金津、玉液放血。

（三）慢惊风

慢惊风可伴有呕吐、腹泻、解颅、佝偻等病史。病史较长，起病缓慢，多不伴发热症状，神昏抽搐相对较轻，有时仅见手足蠕动。多见于大病、久病后，气血、阴阳俱伤；或因急惊未愈，正虚邪恋，虚风内动；或先天不足，后天失调，精气俱虚，以致筋脉失养，风邪入络。慢惊风一般多属虚证，病在肝、脾、肾三脏。其治法不外温中健脾、育阴潜阳、回阳救逆等原则。

【取穴】

处方1　脾胃虚寒

主穴：百会、印堂、中脘、气海、足三里。

辅穴：随证（症）加减。

脾胃虚弱：加脾俞、胃俞、三阴交。

中气不足：加关元、阴陵泉。

阴血亏损：加肝俞、行间。

阳虚气弱：加大椎、命门。

痰涎壅盛：加丰隆。

舌缓不语：加哑门、涌泉。

夜寐不宁：加神门、三阴交。

大便稀溏：灸神阙。

注：若患儿食母乳，其母体属于脾虚肝旺者，应及时调治。

处方2　经验方

百会、神庭、人中、大都（皆补）。

灸中脘、脾俞各三十壮。

（四）小儿夜啼

小儿白天如常，入夜则啼哭，或每夜定时啼哭者，称为"夜啼"。本病常因脾寒，入夜阴气愈盛，寒邪凝滞，气机不通或因母乳，或乳儿平素恣食辛香炙煿之食或含服暖药，火伏热邪，积热上炎，夜间阳衰，正不胜邪，邪热乘心；或小儿神气不足，心气怯弱，如有目触异物，耳闻异声，使心神不宁，而致夜啼。

小儿夜啼者，凡哭声微弱，时哭时止，四肢不温，便溏，面色白者属寒属虚；哭声响亮，啼哭不止，身温腹暖，便秘，尿黄者为实为热；惊惕不安，面色青灰，紧偎母怀，大便色青，面色时白属惊啼。

夜啼的治疗，应以清心泄热，养心安神，健脾柔肝；或温中散寒理气等法则。

【取穴】

主穴：隐白（点刺出血）。

辅穴：随证（症）加减

心经蕴热：加心俞、小肠俞。

肝经蕴热：加肝俞、胆俞。

心肾不交：加神门、三阴交。

消化不良：加足三里、中脘。

异物惊吓：加魂门、魄户、合谷、太冲。

（五）小儿痫证

痫是一种发作性神志异常病证。以突然仆倒，昏不知人，吐涎沫，两目上视，四肢抽搐，或做猪羊叫声，发过即苏，复如常人为特征。以胎中受惊，元阴不足，血滞心窍及惊风之后痰阻窍道为主要发病机制；外感风邪，惊骇恐惧可成为诱发因素。

小儿痫证的治疗当以醒神开窍，镇惊化痰为法则。

【取穴】

处方1　痰热闭阻

主穴：人中、素髎、百会、印堂、风府、神门、身柱、命门、昆仑、瘛脉（均刺出血）。

辅穴：随证（症）加减。

外感表邪：加曲池、合谷。

高烧不退：取十宣放血。

夜间发作：加照海。

四肢抽搐：加合谷、太冲。

处方2　经验方

人中、内关（均刺）。

大椎、筋缩（点刺出血）。

（六）语迟

小儿数岁不语，叫"语迟"。此乃先天胎禀不足，肝肾亏损；或后天失养，气血虚弱所致。语言为智慧的一种表现，为心所主。心气不足，则智力不发达，而语言迟缓。

小儿语迟的治疗，应通督益智，补心健脾，育肾养神为法则。

【取穴】

主穴：哑门、廉泉、通里、太溪。

辅穴：随证（症）加减。

心脾两虚：加心俞、脾俞。

肝肾不足：加肝俞、肾俞。

产伤缺氧：加神门、至阳。

智力低下：灸心俞、命门。

夜寐不宁：加神门、三阴交。

大便秘结：加足三里、太冲。

（七）痄腮

本证由风温病毒所引起。病邪由口鼻而入，壅阻少阳经脉，郁而不散，结于腮部。足少阳之脉起于目锐眦，上抵头角下耳后，绕耳而行，邪入少阳，经脉壅滞，气血流行受阻，故耳下腮颊漫肿坚硬作痛；若温毒炽盛，窜入血分，陷入心包，则可发生痉厥昏迷。少阳与厥阴相表里，足厥阴肝经之脉绕阴器，若邪毒传至足厥阴肝经，可并发睾丸肿痛。

痄腮的治疗，应取清热解毒，消肿散结为法则。

【取穴】

处方1　热毒瘀结

主穴：翳风、颊车、外关、合谷。

辅穴：随证（症）加减。

　发热：加大椎、曲池。

　肿疼甚重：取少商、商阳放血。

　头晕头疼：加风池、列缺。

　睾丸发炎：加曲泉、血海、三阴交。

处方2　经验方

灸患侧耳尖至皮肤发红为宜。

（八）百日咳

本证为小儿肺系疾患的常见证候。由于小儿形气未充，肌肤柔弱，卫外功能较差；在春秋气候多变之时，更因小儿寒暖不知自调，易为风、寒、热等外邪侵袭，邪气从口鼻皮毛而入，内犯肺脏，肺失肃降，肺气上逆，发为咳嗽。初起先有上感症状，六七天后出现阵发性、痉挛性咳嗽，咳后吸气时伴有鸡鸣样吼声。常因阵咳引起呕吐，可伴面部及眼睑浮肿，病程长达3~4周以上。

百日咳的治疗当以清肺化痰，解痉和中，降逆止咳为治则。

【取穴】

主穴：肺俞、中府、太渊、合谷。

辅穴：随证（症）加减。

　肺热气盛：加大杼、风门。

　日久气虚：加胃俞、足三里。

　痰中带血：加尺泽、膈俞。

　痰鸣声重：加丰隆。

（九）疳积

疳积是以腹部膨隆，毛发稀疏，萎黄消瘦等为特征。多由饮食不节、断乳过早、喂养不当、病后失调、药物攻伐太过及虫积等因素引起，使脾胃受损，津液灼伤，不能消磨水谷，久之积滞生热，迁延成疳证。

疳积的治疗当以健脾消积，和胃化痞为法则。

【取穴】

处方1 脾胃失调

主穴：建里、天枢、足三里。

辅穴：随证（症）加减。

胃滞呕吐：加内关。

肚腹胀满：加气海、公孙。

烦躁啼哭：加行间。

阴虚发热：加血海。

大便秘结：加支沟。

处方2 胃肠不调

主穴：胃俞、中脘、足三里、三阴交。

辅穴：四缝。

处方3 消化不良之腹胀

足三里、合谷、天枢，灸大肠俞。

处方4 主治虫积

四缝、百虫巢、痞根、内庭。

（十）小儿遗尿

小儿遗尿，为夜晚正常睡眠状态下发生的排尿，多发生于3岁以上的儿童，男孩多于女孩，大部至15岁消失。成人很少遗尿。若20岁以上仍有者，可能是脑发育不全、脊椎裂、癫痫。遗尿有规律性，多在梦中发生，有一定的时间性；发作次数及轻重不一，可持续发生，也可间断发作。除遗尿之外，可有精神抑郁。遗尿可分心肾不足、脾虚不摄、肾气不固、心肝郁热等。

小儿遗尿的治疗，多以补心安神，益肾固摄为主。

【取穴】

主穴：关元、三阴交。

辅穴：随证（症）加减。

中气不足：加中脘、气海。

脾肾两虚：加阴陵泉、太溪。

膀胱气弱：加八髎。

心肾不交：加心俞、肾俞。

肾阳虚损：灸命门、肾俞。

纳谷量少：加中脘、足三里。

睡眠深沉：加人中、通里、复溜。

（十一）小儿泄泻

泄泻是以大便次数增多，便下稀薄，或如水样为特征的病证。

小儿脾胃虚弱，或乳食不节，感受外邪，损伤脾胃；或久泻久病之后脾肾阳虚，不能温运水谷，从而引起泄泻。

小儿泄泻的治疗，当以健脾化滞，分利湿浊为法则。

【取穴】

主穴：中脘、天枢、足三里，阴陵泉。

辅穴：随证（症）加减。

消化不良：加下脘。

腹胀腹痛：加上巨虚、大肠俞。

小便失利：加水分、三阴交。

脾虚肝旺：加大包、太冲。

肠胃虚寒：加关元，灸神阙。

脾胃虚弱：加脾俞、胃俞。

胃肠滞热：加曲池、内庭。

（十二）小儿脱肛

小儿脱肛是指直肠和直肠黏膜脱出肛门外的一种疾病。多由久泻久痢或大病后体力亏损，致中气下陷，收摄无力引起。本病发病缓，始则在大便时感肛门胀坠，有物脱出，便后自行回纳。延久失治，则稍有劳累则发，垂脱后收摄无力，须以手助其回纳；或伴神疲肢软，面色萎黄，头眩心悸，舌淡、苔白，脉濡细等症。

小儿脱肛的治疗以应升提中气，健脾补肾为法则。

【取穴】

主穴：百会、长强。

辅穴：随证（症）加减。

中气不足：加中脘、气海。

大便秘结：加支沟、足三里。

下元虚寒：加关元、命门（皆可灸）

气虚下陷：灸百会、神阙，刺承山。

（十三）小儿瘫

本病由风、湿、热一类时邪由口鼻侵入肺胃所致。初起见发热，咳嗽，咽红或呕吐，腹泻等症；继而时邪流注经络，致使相应部位经络阻塞，气血失调，出现肢体疼痛等症；而后因筋脉失养，发生肢体麻痹和瘫痪。现代医学称为"小儿麻痹"。

小儿麻痹的治疗应以疏通阳明经络，健脾益肾为法则。

【取穴】

主穴：大杼、气街、承筋、足三里、太溪。

辅穴：随证（症）加减。

上肢瘫痪：加大椎、曲池、手三里、尺泽。

下肢瘫痪：加风市、阳陵泉、委中、三阴交。

腹肌瘫痪：加天枢、气海、中极。

食欲不振：加中脘、公孙。

四、五官科

（一）眼病

眼病是专科，属于针灸治疗范畴的眼病不少，本篇只介绍最常见的几种疾病，如暴盲、睛痛、雀目、斜视、色盲等症。

暴　盲

本病多为虚阴火旺，火邪郁于经络，血不循经溢于脉外；或脾肺气虚，不能摄血者。现代医学中，视网膜静脉周围炎因眼底出血而视力骤然丧失，故属中医学暴盲之类疾患。

【取穴】

主穴：风池、颅息、角孙、大椎。

辅穴：随证（症）加减。

肝肾阴虚：加肝俞、肾俞。

肝郁气滞：加内关、太冲。

阴虚火旺：加复溜、行间。

睛　痛

本病是外障眼病常见症之一，疼为火邪，暴痛或持续痛者属实；炽热而痛，为实火内困；酸胀而痛为火邪兼风；目珠胀痛如裹为风湿；干涩隐痛，时作时止，为血少阴虚火动。日间发作为病在阳分，是阳邪火盛；病在阴分，是阴毒为害。眼痛连及眉棱骨、项背者，太阳受邪；眼痛连及前额、牙齿者，阳明受邪；眼痛连及偏头痛者，少阳受邪。

【取穴】

主穴：中脘、内庭。

辅穴：随证（症）加减。

目睛突出：加然谷、涌泉。

肝肾阴虚：加肝俞、肾俞。

干涩隐痛：加光明、三阴交。

日间疼痛：加中渚、绝骨。

夜间疼痛：加照海、通里。

眉棱骨痛：加中封、解溪。

偏侧头痛：加丝竹空透率谷。

痛连牙齿：加合谷、太溪。

目 斜 视

本病多因先天不足或后天用眼不当所致。

【取穴】

主穴：睛明、丝竹空、曲鬓、悬颅、悬厘、临泣、角孙。

辅穴：随证（症）加减。

目不左视：加瞳子髎、臂臑（皆取左侧）。

目不右视：加瞳子髎、臂臑（皆取右侧）。

眼 生 翳 膜

本证乃外受风热或肝热上攻，风热郁结不宣所致。

【取穴】

处方1 经验方

后溪、睛明、阳白（泻）、三阴交。

处方2 肝热受风

耳尖、鱼腰、风池、合谷、太冲。

目 视 眈 眈

本病多为中老年人因肝阴不足，血虚津少；或肝气郁结日久所致。

【取穴】

主穴：目窗、光明（泻）、曲泉、太冲（补）。

辅穴：随证（症）加减。

头晕目眩：加风池、太溪。

肝气郁结：加内关、章门。

血虚津少：加血海、三阴交。

肝肾阴虚：加肝俞、肾俞。

夜寐不宁：加神门、三阴交。

肝虚雀目

多为先天不足，阳衰不能抗阴；或肝肾损伤，精气不能上输于目，使目失所养，久则经脉阻滞，发为此证；或脾胃运化失调，或供给营养不足所致。中医眼科称为高风内障，夜盲症亦包括于本病范畴。

【取穴】

主穴：攒竹、肝俞、肾俞、太溪。

辅穴：随证（症）加减。

肝肾阴虚：加三阴交、行间、涌泉。

脾肾两虚：加脾俞、命门。

视力渐退：加光明、复溜、曲池。

头晕目眩：加太阳、风池、三阴交。

色 盲 症

本病多为先天不足，肝肾阴虚，睛目失其所养，乃致颜色不辨之症。

【取穴】

处方1

风池、肝俞、心俞、肾俞、命门。

处方2

睛明、瞳子髎、攒竹、丝竹空。

以上两组交替使用。

睛 光 不 足

本证多因肝肾阴虚，阴分不足而阳分过盛，以致阴被阳灼，光华不能收敛于近。

【取穴】

主穴：百会、肝俞、复溜（泻）、水泉（补）。

辅穴：随证（症）加减。

　　阴虚内热：加三阴交、行间。

　　头晕目痛：加风池、光明。

　　夜寐不宁：加心俞、肾俞。

瞻视昏渺（视神经萎缩）

　　本证因劳思伤脾而致心脾两虚；或经产失血过多，目失所养；或房劳伤肾；或肝气郁结；或热病伤阴，痰热阻滞；亦可由瘀血、外伤、脊髓痨或药物中毒引起。

【取穴】

　　主穴：风池、睛明、太溪、光明。

　　辅穴：随证（症）加减。

　　心脾两虚：加心俞、脾俞。

　　肝肾阴虚：加肝俞、肾俞。

　　血虚津少：加曲泽、血海、三阴交。

　　肝气郁结：加章门、期门、太冲、阳陵泉。

　　头晕目眩：加头维、侠溪、内庭。

迎 风 流 泪

　　本病因肝虚不能摄纳所致。

【取穴】

经验方

睛明、腕骨、风池、上星、头维、迎香、合谷、太冲。

球后视神经炎

　　本证因急性热病，耗伤真阴，虚火上炎，灼烁津液，目失濡养；或情志郁结，肝火上行，脉络阻滞，目不能荣所致。

【取穴】

　　主穴：睛明、瞳子髎、头临泣、光明。

　　辅穴：随证（症）加减。

　　肝胆蕴热：加风池、上星、侠溪、太冲。

肝肾阴虚：加三阴交、太溪。

肝气郁结：加行间、阳陵泉、内关。

病已日久：加肝俞、胆俞、肾俞、涌泉。

（二）耳鸣、耳聋

耳鸣以耳内鸣响为主症，耳聋以听力减退或听觉丧失为主症。两者均因暴怒、惊恐、肝胆风火上逆，以致少阳经气闭阻；或因外感风邪侵袭，壅遏清窍；或因肾虚气弱，精气不能上达于耳所成。可分实证和虚证。实证见暴病耳聋，或耳中觉胀，鸣声不断，按之不减。肝胆风火上逆，多见面赤、口干、烦躁、脉弦；外感风邪，多见寒热头痛、脉浮等症。虚证见久病耳聋，或耳鸣时作时止，操劳则加剧，病属肾虚所致。

【取穴】

处方1　实证耳鸣声重

主穴：翳风、听会、外关、侠溪、中渚。

辅穴：随证（症）加减。

外感寒热：加大椎、合谷。

耳中胀满：加临泣、耳门。

头疼头晕：加列缺、太冲。

阴虚肝旺：加肝俞、胆俞。

处方2　实证耳聋重听

主穴：百会、风池、听宫、听会、翳风、侠溪、中渚、外关。

辅穴：随证（症）加减。

肝胆火盛：加太溪、太冲。

肝肾阴虚：加肝俞、肾俞。

血压偏高：加曲池、行间、降压沟。

口渴饮冷：加尺泽、大陵、三间。

处方3　风火上扇，耳鸣耳聋

曲池、合谷、听会、翳风、外关。

处方4　虚证耳聋重听

天柱、大杼、复溜（补）。

处方5　耳虚鸣

肾俞、太溪（皆补）。

处方6　虚性耳聋

主穴：迎香、听会、翳风、肾俞。

辅穴：随证（症）加减。

　肝肾阴虚：加肝俞、太溪。

　肝胃不和：加中脘、内关、公孙。

　夜寐不安：加神门、三阴交。

　梦遗滑精：加精宫、三阴交。

　妇人带下：加带脉、阴陵泉。

（三）鼻病

鼻衄、鼻洪

中医学对一般的鼻出血称"鼻衄"；若出血多、不易止者称"鼻洪"。其病因有热邪袭肺，上蒸鼻窍，热损鼻之脉络；或脾胃蕴热，热迫血行，血破络而出；或肝失条达，郁而化火，蒸灼鼻窍；或肝肾阴虚，虚火上炎，熏蒸鼻窍；或营养不足所致。

【取穴】

主穴：上星、风府、迎香、合谷、太冲。

辅穴：随证（症）加减。

　肺热伤络：加鱼际，取少商放血。

　肝热上冲：加足三里、涌泉、绝骨。

　大肠滞热：加支沟、足三里。

　肾经虚火：加太溪、涌泉、肾俞。

鼻　　塞

本病因郁邪久留肺窍，经脉运行不畅，气滞血瘀于鼻窍而成。现代医学中的"肥厚性鼻炎"即包括在此范围。症见黏膜暗红，鼻甲肥大，黏膜水肿。

【取穴】

处方1 肺经郁热

主穴：迎香、上星、列缺、合谷。

辅穴：随证（症）加减。

鼻流涕多：加印堂、肺俞、内庭。

嗅觉减退：外迎香透内迎香、人中、阳池。

经常感冒：加风池、曲池。

肺经蕴热：加足三里，取少商放血。

处方2 治鼻息肉

风池、风府、风门、人中、囟会、迎香、尺泽、神门、合谷、肺俞、心俞，上星（灸）。

鼻 干 燥

本病由于久病肺阴虚损，津液枯涸，不能上荣肺窍；或由于燥热熏蒸肺系，肺阴耗损津液干涸，鼻窍失于濡养所致。症见鼻内干燥，结痂，呼吸不畅，不闻香臭等。为手足阳明经病变。

【取穴】

主穴：印堂、曲泽、鱼际、合谷、太溪、太冲。

辅穴：随证（症）加减。

肺经蕴热：加太渊，取少商放血。

津液不足：加曲泽、三阴交、内庭。

阳明热盛：加足三里、阳陵泉、陷谷。

大肠积滞：加支沟、足三里。

鼻 渊

本证因外感风热或风寒侵袭，久而化热，热邪犯肺，肺失肃降，热邪壅滞清窍所致发热、恶寒、头痛、周身不适、涕多、鼻塞、苔白或微黄，脉浮数或弦数；或因胆经郁热，热移于鼻而见鼻塞、涕黄稠而臭、胸胁胀痛、口苦咽干、头晕耳鸣、急躁、苔黄、脉弦数；或因湿热邪毒，郁困脾胃，运化失常，清阳不升，浊阴不降，湿热停聚于鼻所致鼻塞、涕多而黄稠、嗅觉减退、身重体倦、脘胁胀闷、胃纳差、头重如裹、小便黄、舌红、苔黄腻、脉滑数。

【取穴】

主穴：素髎、禾髎、神庭、通天、悬钟。

辅穴：随证（症）加减。

鼻干且冷：灸绝骨。

流涕如泣：加天柱。

病程日久：灸囟会、上星。

鼻塞严重：加风池、大杼。

肝热上冲：加合谷、太冲。

头疼严重：加列缺。

大便秘结：加支沟、足三里。

（四）咽喉肿痛

咽喉红肿疼痛多为急症，以实证、热证为主，主要包括有喉风、喉痹、乳蛾、喉痛。咽接食道，通于胃；喉连气道，通于肺。如因外感风热等熏灼肺系；或肺、胃二经郁热上壅，而致咽喉肿痛，属实热证；如肾阴亏耗，阴液不能上润咽喉，虚火上炎，亦可致咽喉肿痛，属阴虚证。

咽喉肿痛的治疗，当以清热解毒，泻火通便为法则。

【取穴】

处方1　咽喉肿痛

主穴：天突、少商、合谷、内庭、照海。

辅穴：随证（症）加减。

舌卷口干：加关冲、曲泽。

阴虚内热：加太溪、申脉。

外感寒热：加大椎、外关。

急性高烧：取十二井放血。

处方2　咽喉内外肿闭

主穴：天突、气舍、神门、阳陵泉、丰隆、照海。

辅穴：随证（症）加减。

高烧不退：取十宣放血。

头晕头痛：加列缺、太冲。

大便秘结：加支沟、足三里。

唇干热盛：取金津、玉液出血。

处方3　口舌生疮

主穴：劳宫、人中、下巨虚、隐白。

辅穴：随证（症）加减。

疼痛较重：加承浆、长强。

口干喜饮：加曲泽。

口中如胶：加太溪。

口中甚苦：加神门、然谷、足三里。

唇吻不收：加合谷、足三里。

口疮日久：加后溪、委中。

唇肿如菌：灸少商、涌泉。

五、外科

（一）瘰疬

瘰疬相当于颈淋巴结核，多发生于儿童或青年。慢性瘰疬多由七情所伤，肝气郁结，郁而生火，炼液成痰，痰火上升，结于颈项；或由肝肾不足，肺肾不足，肺气不能输布津液，致凝聚为痰，痰窜经络而成。急性瘰疬多由外感风热，夹痰凝阻少阳之络，致营卫不和，气血凝滞而生瘰疬。

瘰疬的治疗，当以宣气行血，疏通经络，逐瘀散结，化腐生肌为法则。

【取穴】

主穴：曲池透臂臑（取六寸金针刺之）。

辅穴：随证（症）加减。

　　结核坚硬：取毫针在结核局部围刺。

　　结核红肿：已溃或未溃皆可取火针刺之。

　　病久体虚：灸肘尖。

（二）项瘿

　　项瘿，是甲状腺疾患。多由恚怒忧思致气结不化，津液凝聚成痰，气滞久则血瘀，气、痰、瘀三者互凝于颈部而成；或由水土失宜，久饮"沙水"所致。气郁化火，可致阴虚，心阴虚则心悸气促；肝阴虚则风动手颤。症见颈部肿大，甚至颈脖显著粗大，皮宽而不紧；有的兼见胸膈气闷，心悸气促，手指颤动，面赤多汗，眼球突出，急躁善怒，脉弦滑。

　　项瘿的治疗应以解郁化痰，软坚散结为法则。

【取穴】

处方1　气滞痰凝

主穴：天突、臑会、天鼎、足三里。

辅穴：随证（症）加减。

　　心慌心跳：加少泽、合谷。

　　情绪烦急：加内关、大陵。

　　多梦失眠：加神门、三阴交。

　　眼球外突：加攒竹、太冲。

处方2　经验方

主穴：奇穴（在颈6－7棘突之间，旁开1寸）。

辅穴：肩井、曲池、肺俞、合谷。

　　皆用泻法，隔日1次，7次为1个疗程。

（三）破伤风

　　因创伤后，疮口未合，感受风毒之邪，侵于肌腠经脉，营卫不得宣通，甚则内传脏腑，毒气攻心而引起的严重病证。初见牙关紧闭，或头痛，恶寒，烦躁；继而肌肉痉挛，面呈苦笑，四肢抽搐，项背强急；甚则角弓反张，反复发作，苔腻，脉紧。

破伤风的治疗一定要慎重。当创伤后必须要注射预防针。如果发生此病，针灸可以配合外科治疗。

【取穴】

处方1　热毒风动

主穴：风府、大椎、长强、合谷、承山、太冲。

辅穴：随证（症）加减。

角弓反张：加身柱、昆仑。

牙关紧闭：加下关、颊车、内庭。

四肢抽搐：加曲池、后溪、阳陵泉、申脉。

舌强不语：加哑门、中冲、曲池。

口中出血：加膈俞，灸上星。

处方2　经验方

然谷、后溪、束骨、合谷、太冲、大椎、地仓、颊车、足三里（重型十七针）。全用肌肉置针，留针30分钟有效，60分钟显效，最长留针120小时则更加有效（实际留针5天）。

（四）风疹

本病常突然发生，疹块大小不一，瘙痒剧烈，消退亦快，通常称为荨麻疹，常反复发作。多由风、湿、热邪袭于肌肤，郁于血脉；或胃肠郁热，复受风邪所致。

风疹的治疗应以疏风清热，活血和营为法则。

【取穴】

处方1　血热风湿

主穴：曲池、合谷、风市、血海、三阴交。

辅穴：随证（症）加减。

颈部风疹：加风池、迎香。

上肢风疹：加肩髃、尺泽。

腹部风疹：加中脘、足三里。

背腰风疹：加肺俞、肾俞、风门。

下肢风疹：加伏兔、委中、阴陵泉。

痧毒红疹：取曲泽、委中放血。

伴有腹痛：加中脘、气海、公孙。

处方2　胃肠实热，风邪外束

主穴：大椎、肩髃、曲池、风市、足三里。

辅穴：随证（症）加减。

表邪外束：加百会、肺俞、风门。

大便秘结：加支沟、太冲、合谷。

处方3　经验方

主穴：神阙（拔火罐，每罐3分钟，连续3罐，每天1次）。

辅穴：随证（症）加减。

过敏性疹：加曲池（两侧同时进针，捻针1分钟即可）。

风邪袭表：加风市。

（五）疝气

凡少腹痛引睾丸，或睾丸肿痛者，名为疝气。其发病多与任脉、厥阴肝经有关。坐卧湿地、涉水或受雨湿风冷，致任脉与足厥阴经络气血凝滞者名为寒疝；湿热下注侵及任脉与厥阴者名为湿热疝；劳伤过度，强力负重，致气虚下陷者名为狐疝。

疝气的治疗，当以温肾疏肝，散郁通络为法则。

【取穴】

处方1

主穴：曲泉、气海、三阴交、大敦。

辅穴：随证（症）加减。

感受寒湿：加关元、阴陵泉。

湿热下注：加行间、足三里。

肝气郁结：加太冲、期门。

肾气不足：加照海、涌泉。

少腹引痛：加中极、关元。

病久阳虚：灸命门、关元、足三里。

处方2　疝病日久，肾阳亏损

灸关元、太冲。

（六）肾囊风

本证为局限于阴囊部及会阴部和肛门周围发生的湿疹。初起多因风、湿、热客于肌肤，慢性者多为血虚风燥，或脾虚所致。症见患部皮肤潮红，增生肥厚，浸润及苔藓样变，间有糜烂、渗液与裂隙，奇痒无度或产生皲裂而疼痛。

该病的治疗，应以化湿清热，解毒泻肝之法刺之。

【取穴】

主穴：曲泉、三阴交、太冲。

辅穴：随证（症）加减。

湿热下注：加合谷、内庭、阴陵泉。

肝经郁滞：加内关、阳陵泉。

肾经虚弱：加太溪、涌泉。

会阴奇痒：加长强、承山。

伴全身痒：加肺俞、曲池、大陵、环跳、风市、委中。

六、骨伤科

（一）落枕

落枕多由睡眠头部姿势不当，局部受寒或轻度扭伤引起。临床表现为一侧颈部疼痛，转动不便。

落枕的治疗，当以疏通督脉、祛风活络为治法。一般在医生捻针时，病人应配合颈部的活动，即可一次获愈。

【取穴】

处方1

主穴：后溪、风池、天柱。

辅穴：随证（症）加减。

仰俯受限：加列缺、申脉。

回顾困难：加支正。

反复发作：加大椎、大杼。

处方2

悬钟（双侧进针，同时捻针）。

处方3

后溪（取痛侧，强刺）。

（二）踝部扭伤

此病因行走不慎，踝部扭伤，以致血瘀筋脉、阻滞不通。针法当以活血化瘀，通络消肿为治疗方法。

【取穴】

主穴：曲池、合谷、丘墟、解溪。

辅穴：随证（症）加减。

外踝肿痛：加绝骨、昆仑。

内踝肿痛：加三阴交、太溪。

跟腱肿痛：加承山。

脚背肿痛：加条口、丰隆。

第二章　经验配方集

一、六寸金针

六寸金针（图 2 - 1）治疗淋巴结核是王乐亭教授的成名代表作。淋巴结核俗称瘰疬、鼠疮。其临床表现多在颈部一侧或两侧长出疙瘩，逐渐长大，不痛不痒，推之滑动，无明显压痛，如身体抵抗力低则逐渐增大，皮肤变紫，最终破溃，流水样脓液，并排出黄浊样、干酪样脓液。瘰疬的病因虽属肝郁气滞，湿痰流注，但多数表现为肺气虚弱，脾失运化，阴虚火旺，津液被灼，出现气阴两虚的证候。说明瘰疬多与脾肺有密切关系。

【组方】曲池透臂臑。

【功能】宣气行血，疏通经络，逐瘀散结，化腐生肌。

【适应证】

（1）瘰疬鼠疮（颈与腋下淋巴结核）。

（2）项瘿（甲状腺肿、甲状腺良性瘤）。

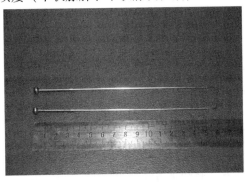

图 2 - 1　六寸金针

【临床操作步骤】

（1）针前循按：针刺前，医者双手托起患者前臂及肘，沿曲池与臂臑之间的连线，顺其经络循行的方向，抚摸皮肤，揉按肌肉，使之经络舒展。

（2）指切定穴

① 患者双前臂屈肘拱胸，取坐位。

② 医生在患者双肘横纹尽处，用拇指指甲切一"十"字，其中心点对准曲池穴（屈肘成90°，肘横纹桡侧头稍外方）。

（3）局部消毒：常规碘酒或75％酒精为曲池穴做局部消毒，医生双手用酒精消毒。

（4）迅速刺皮

① 医生检查针具（无菌消毒），将针尖蘸少许甘油（无菌）。

② 医生用右手中指、食指夹住针柄，拇指顶住针的尾端。

③ 医生右手持针，将针尖触及患者曲池穴，使金针与上臂延长线呈45°角，左手轻抚针体。

④ 按上述姿势迅速刺入皮下0.5～1.0cm。

（5）稳速进针

① 医生用拇指、食指握针，缓缓旋转退针至皮下，并将针卧倒。

② 沿皮下透刺，速进缓退，以利平稳进针。

（6）皮下透刺

① 针尖对准臂臑穴的方向（在三角肌止点上），不可有所偏移。

② 针体紧贴皮下，深浅薄厚适宜。

（7）透达臂臑

① 针尖透达臂臑穴，进针即终止。

② 患者有胀感、沉重感为主，均为正常针感。

（8）刮针手法

① 医生左手抚按曲池皮肤处。

② 右手用拇指指甲反向刮针柄，女性患者6或8次，男

性患者7或9次，以引气、催气及鼓动经气。

③ 患者有热胀感。

④ 在行针过程中（约15分钟后）再刮1次。

（9）捻针手法

① 施行捻转补泻手法：结核硬而不移，病灶局部红肿疼痛者属实证，用泻法（刺右侧，术者大拇指向后、食指向前捻转；刺左侧，术者大拇指向前、食指向后捻转）。

病灶局部肿硬无红肿、阴虚气弱、或结核已溃破的虚证，用补法（刺右侧，术者大拇指向前、食指向后捻转；刺左侧，大拇指向后、食指向前捻转）。

② 针体捻转角度：都是180°，在行针过程中，每15分钟捻转1次。

（10）缓缓起针

① 行针30分钟后，医生左手持无菌干棉球按压曲池穴，右手持针缓缓起针。

② 起针之后，指导患者用干棉球揉按针孔。

【辅助治疗】

（1）毫针：适用于结核坚硬难消者，可以在结核局部用毫针围刺。

（2）火针：患病日久，结核肿硬消退甚慢，或结核出现红肿有溃破之势，以火针挑脓，以免自溃，疮口难以愈合。

（3）艾灸：适用于虚寒证或瘰疬生于腋下而久治不效者，可取艾炷灸肘尖，每次5～7壮。

【注解】

（1）治疗淋巴结核，在临床上应用曲池透臂臑（由曲池进针，经过肘髎、五里达到臂臑穴，名为一针贯四穴），为手阳明大肠经的本经卧刺，同时采用了"随而济之"的补法和马丹阳所说"合担用法担，合截用法截"的担法，使疗效突出。

（2）在多年临床实践中，随着针具的改进，由最早的银针改为金针。因为"金"韧性强，弹力大而且柔滑，可减轻患者之痛苦，而且针孔不易感染，又能使患者在心理上更易于接受，故改为六寸金针。其针是用九成黄金，一成黄铜的合金所制。

（3）记载曲池穴治疗瘰疬的文献不多，只有《类经图翼》中讲述曲池有治疗瘰疬的功效。曲池透臂臑治疗瘰疬因何能起到很好的效果？手阳明大肠经为多气多血之经，与肺经相表里，大肠为肺之腑，曲池为手阳明大肠经合穴，故曲池具有调节肺气之功能。因瘰疬多属劳损阴虚之证，曲池既为阳明经合穴，故有清肺降逆、调补气血的作用。况且曲池走而不守，擅能宣气行血、疏通经络、逐瘀散结、化腐生肌。在临床治疗时，视其虚实而行补泻手法，手法适当，收效则速。

二、督脉十三针

督脉共有腧穴 28 个，根据每个腧穴的功能特点，本着"精简、实用、稳效"的原则，最终精选 13 穴组成督脉十三针。该处方是王乐亭教授 1958 年初确定。其设想是应用前贤对于督脉生理功能，并结合自己的体会，是治疗脑和脊髓相关病变的基本法则。督脉十三针是王老运用经络辨证和使用奇经治疗疾病的典范。

【组方】百会、风府、大椎、陶道、身柱、神道、至阳、筋缩、脊中、悬枢、命门、阳关、长强。

【功能】疏通督脉，调和阴阳，补脑益髓，镇惊安神。

【适应证】

（1）脑和脊髓病变或损伤引起的各种瘫痪（脑瘫、偏瘫、截瘫、痿证）。

（2）神经官能症、抑郁症、更年期综合征。

（3）癫痫和各种惊风所致角弓反张。

（4）脊柱强痛，腰背酸痛，风寒湿痹。

【注解】

（1）督脉为奇经八脉之一，督者"都"也。总督一身之阳，是手足三阳七脉之会；督脉为"阳脉之海"，具有调节和振奋人体阳气的作用。督脉行于脊里，自下而上行。在督脉疏通、调节的过程，同时可以使相应的脑和脊髓起到有效的功能调节与振奋作用。

（2）督脉上行风府，入于脑；肾主骨生髓，脑为髓海，补督脉则能补脑益髓。脑主神明，为精神、意识、思维、聪明之府。"神志病"，即因五神（心神、肝魂、肺魄、脾意、肾志）与五志（喜、怒、思、悲、恐）相互交杂，影响和谐，发生脑的控制紊乱而产生的忧郁等神经系统疾病，故补督脉可以起到安神定志的作用。

（3）督脉为阳脉之海，金代张洁古称督脉为"阳脉之都纲"。当督脉经气盛，阳盛则热，热盛伤津，痰热生火，热急生风；风火相扇，甚则热入心包，而见神昏惊厥。泻督脉则能抑阳清热，平肝泻火，醒脑开窍，故擅治惊风、癫痫等阳闭的病症。

（4）督脉十三针的选穴。头部两穴，取诸阳之会的百会和醒脑开窍的风府。背部从大椎开始共10穴：大椎、陶道宣通阳气，补阳通络；身柱、神道镇惊健脑通脉；至阳、筋缩、脊中安神志，强腰脊；悬枢、命门、阳关健脾补肾，为元气之根、命门之火；最重要的是长强，为督脉起始第一穴，是督脉之根基，王老把它比作"大梁之底座"，并有"啊声取长强"之说。同时，针刺督脉所用的不同补泻手法，其临床作用也有区别。

【配方剖析】

百会：清脑息风，升阳益气
风府：疏风散邪，通脑清眩
大椎：通阳理气，清心宁神
陶道：镇静安神，疏通督脉
身柱：清心宁神，缓痉息风 ｝通脑镇痉
神道：镇痉息风，安神止痛
至阳：宣肺止咳，清利湿热
筋缩：强腰健脾，止痉安神

脊中：益肾强脊，镇静固脱
悬枢：补肾强腰，健脾和胃
命门：培元补肾，固精止带 ⎫
阳关：调血室，固精关，强腰膝 ⎬ 培元补肾
长强：镇痉固脱，强脑益督 ⎭

总则：通督健脑，镇痉安神。

【附】

督脉主病之歌诀

督脉通阳主脑病，癫狂痉痿及脑风。

虚则头重高摇颠，实则脊强角反弓。

遗尿癃痔女不孕，邪走少腹病疝冲。

三、任脉十二针

任脉共有腧穴 24 个，根据每个腧穴的功能特点，本着"精简、实用、稳效"的原则，最终精选 12 穴组成任脉十二针。该处方是王乐亭教授于 1958 年初与"督脉十三针"同时确定。根据前贤对任脉生理功能的认识，并结合自己的体会，制定调节三焦相关气化功能的基本法则，关系到上从咽喉至胸肺、中焦脾胃，下至肝肾、生育、二便，以及全身的强壮作用。任脉十二针治疗作用颇为广泛，若能运用得当，其疗效皆佳。

【组方】承浆、廉泉、天突、紫宫、膻中、鸠尾、上脘、中脘、下脘、气海、关元、中极。

【功能】调理冲任，开胸顺气，健脾和胃，降逆化痰。

【适应证】

（1）语言不利，失音，喉痹。

（2）胸痛，胸痞，乳腺增生。

（3）肝胃（脾）失调，中气不足。

（4）月经不调，痛经，二便失调。

【注解】

（1）失音多因脑血管病所致。或因大脑发育不全，或遭

受外力损伤，或其他脑部疾病，使说话能力部分或完全丧失。中医所说的"喑痱""舌强""风懿""痱厥"等均和失音有关。《医学纲目》指出："邪入于阴，搏则为喑。"《素问·骨空论》《难经·二十八难》均提到任脉"至咽喉"。任脉为阴脉之海，能总调阴经气血，经脉所过，主治所及，故应用任脉十二针的配方可以调理冲任、健脾和胃、疏通经络、祛邪扶正，发挥利窍开音之功。

（2）任脉主一身之阴，有"阴脉之海"之称，凡精、血、津、液等皆属阴，都由任脉总司。任脉与足太阴脾经交会于中极，与足少阴肾经交会于关元，可见任脉与脾肾两经联系密切。脾主运化水谷和水液；肾主水，司二便，与膀胱相表里。如果肾阴不足，可致肠液枯涸而便秘；若脾肾阳虚，水湿不运，可致大便泄泻；肾气不固，可致久泄、滑脱。故应用任脉十二针配方可以补益脾肾，以增强脾的运化作用，提高肾的固摄与温煦功能，保障膀胱的气化功能，故能解决二便失常的问题。

（3）《素问·宝命全形论》说："人生有形，不离阴阳。"《素问·金匮真言论》说："言人身之阴阳，则背为阳，腹为阴。"任脉起于少腹内，行于胸腹前，而少腹居下，为阴中之阴，又是任脉所起之处，故任脉的疾病多在下焦少腹的部位。任脉"络阴器"，故《素问·骨空论》说："任脉为病，男子内结七疝，女子带下瘕聚。"如任脉虚则阴气衰竭，可致"地道不通，故形坏而无子"。临床上对于月经病、带下、疝气、癫痫、遗精、流产等都可选用任脉的有关穴位。

（4）承浆、廉泉、天突有清热利咽，化痰消肿，止咳宣肺的功效；紫宫、膻中、鸠尾能宣肺降逆，宽胸理气，化痰止咳，清热息风。两组穴位能调理上焦，宣肺宽胸。上脘能疏肝宁神，降逆止呕；中脘可健脾利湿，和胃降逆；下脘功在健脾和胃，消食化湿。三穴共奏调理中焦，健脾和胃之功。气海能升阳补气，益肾固精；关元能温肾固精，通调冲任；中极能强壮元阳，调理经血。三穴可调理下焦，补肾固精，调理冲任。

通过调理三焦，共同发挥治理肝肾、脾胃、心肺、脑等疾患的功用。

【配穴剖析】

承浆：清热祛风，通络消肿
廉泉：清火除痰，开窍利咽
天突：宣肺止咳，降逆化痰
紫宫：宽胸止咳，清利咽喉 ┃ 利咽化痰
膻中：宣肺降逆，宽胸化痰
鸠尾：宽胸化痰，清热息风

上脘：疏肝宁神，降逆止呕
中脘：健脾利湿，和胃降逆 ┃ 健脾和胃
下脘：健脾和胃，消食化湿

气海：升阳补气，益肾固精
关元：温肾固精，调理冲任 ┃ 补肾壮阳
中极：强壮元阳，调理经血

总则：利咽化痰，健脾和胃。

四、刺募补虚法

刺募补虚法，是为"五劳七伤"者所设。在20世纪40年代，这类病例较多。何谓五劳？是多因劳逸不当，气、血、筋、骨活动失调而引起的五类劳损。《素问·宣明五气》说："久视伤血，久卧伤气，久坐伤肉，久立伤骨，久行伤筋，是谓五劳所伤。"七伤者，即大饱伤脾，大怒气逆伤肝，强力举重、久坐湿地伤肾，形寒饮冷伤肺，忧愁思虑伤心，风雨寒暑伤形，恐惧、不节伤志。此外，指男子肾气亏损的七个症状。刺募补虚法是王乐亭教授于1948年前在自己的私人诊所行医时制定的，且救人无数。

【组方】中府、膻中、巨阙、期门、章门、天枢、中脘、关元、中极。

【功能】调理脏腑，益气和营，健脾平胃，化湿利胆。

【适应证】

（1）脾胃虚弱，消化不良，痰涎壅盛。

（2）气短心悸，夜寐不安，胸胁胀满，口苦咽干。

（3）体虚劳伤。

【注解】

（1）脾胃为气血生化之源，五脏六腑之根，为后天之本。从脾胃的功能来说，《灵枢·五味》指出："胃者，五脏六腑之海也，水谷皆入于胃，五脏六腑皆禀气于胃。"《素问·经脉别论》说："饮入于胃，游溢精气，上输于脾，脾气散精，上归于肺，通调水道，下输膀胱，水精四布，五经并行。"脾胃主受纳、腐熟、运化水谷精微，并将其散布至全身。从脾胃的生理特性来说，胃为燥土，脾为湿土，"胃土以燥纳物，脾土以湿化气"，故脾胃虚弱可表现为食少纳呆、痰多身重。"脾宜升则健，胃宜降则和"，胃主受纳，以降为顺，以通为顺；脾主升清，以升为用。若升降失常则表现为困重、乏力、头晕、恶心、呕吐等症。一升一降，一燥一湿，二者并行不悖。"得谷者昌，失谷者亡"，脾胃功能的强弱与健康程度、疾病的预后息息相关。募穴直接针对脏腑，调理脾胃气机，胃气和降，脾气升清，何来虚弱之忧。

（2）《素问·灵兰秘典论》说："心者，君主之官，神明出焉。"《灵枢·邪客》说："心者，五脏六腑之大主也，精神之所舍也。"当心气不足、心血亏虚时，就会出现心悸、气短、失眠。《素问·灵兰秘典论》说："肝者，将军之官，谋虑出焉。"《素问·六节藏象论》说："肝者，罢极之本，魂之居也。"脾胃是人体升降的要道，而肝胆则是人体疏泄的中心。肝的疏泄功能正常与否，也影响着神志、睡眠的变化。肝与胆相表里，当肝气疏泄不及、肝胆有热时，会引发口干、口苦、头痛、失眠等不适，同时在肝经、胆经循行的部位也出现胀满、疼痛等症状。通过针刺心、心包、肝、胆的募穴，可以有效补益心气，疏肝利胆，养血安神。

（3）对于体虚劳伤，脏腑元气亏损，精血不足的各种慢性疾病均属此范畴。《素问·通评虚实论》说"精气夺则虚"。《难经》亦有"五损"之说，即皮毛、血脉、肌肉、筋、骨五体的损伤。导致体虚劳伤的原因，则包括先天禀赋不足、房事不节、体劳过度、情志过极、饮食所伤、大病之后、误治误伤等。因体虚劳倦多病程漫长、病因复杂、病位多样，治疗也更为棘手，需要同时针对多种病因、多个脏腑、多重矛盾的轻重缓急辨别施治。《内经》指出"虚则补之""劳则温之""损者益之"。王老的刺募补虚法采用募穴直接而深入地调理脏腑经气，利肺、养心、健脾、和胃、疏肝、补肾、理肠、温脬多管齐下，补育脏阴与调腑扶阳同治，故能调理脏腑、补虚健体，促发生机。

（4）募穴均分布于胸腹部，是经气聚结的部位，它的分布与所属脏腑部位基本上一致，可治本脏腑有关的疾病。五脏六腑各有俞穴和募穴，故某一脏腑有病，可以同时取某一脏腑的俞、募穴进行治疗，此种方法称"俞募配穴法"。如胃病可取胃俞和胃经的募穴中脘，膀胱病可取膀胱俞和膀胱经的募穴中极。俞募配穴，除了直接治疗脏腑本身的疾病外，还可以治疗与内脏相关联的疾病。如肝开窍于目，治目疾取肝俞；肾开窍于耳，治肾虚耳聋可取肾俞。据《难经》《针灸聚英》和《东垣针法》等历代针灸文献所述，俞穴和募穴的治疗规律是：脏病多取俞穴，腑病多取募穴；急性病痛多取俞穴，慢性病痛多取募穴；实证多取俞穴，虚证多取募穴。肺募中府能宣肃肺金，利气止咳；心包募膻中可调理气机，宽胸化痰；心募巨阙善宽胸化痰，和胃降逆；肝募期门可疏肝理气，健脾和胃；脾募章门能调补五脏，疏肝健脾。以上诸穴，共奏补脏育阴之功。大肠募天枢能调中和胃，健脾化湿；胃募中脘可调理中焦，健脾和胃；小肠募关元善温肾固精，通调冲任；膀胱募中极能强壮元阳，通利膀胱。以上诸穴共奏调腑扶阳之用。育阴、扶阳结合，发挥调理脏腑的功效。本组配方即十二募穴中缺少肾募（京门）、三焦募（石门）、胆募（日月）。故此方只取九募十三穴也。

【配穴剖析】

中府（肺募）：宣肃肺金，利气止咳。

膻中（心包募）：调理气机，宽胸化痰。

巨阙（心募）：宽胸化痰，和胃降逆。

期门（肝募）：疏肝理气，健脾和胃。

章门（脾募）：调补五脏，疏肝健脾。

以上诸穴的综合功用为补脏育阴。

天枢（大肠募）：调中和胃，健脾化湿。

中脘（胃募）；调理中焦，健脾和胃。

关元（小肠募）：温肾固精，通调冲任。

中极（膀胱募）：强壮元阳，通利膀胱。

以上诸穴的功用为调腑扶阳。

总则：调理脏腑。

五、十全大补方

十全大补汤，是《医学发明》中的方剂，是由八珍汤加黄芪、肉桂组成，其功能为补益气血，主治虚劳喘嗽、遗精失血、妇女崩漏、月经不调等证。王乐亭教授一贯重视中医基础理论在针灸临床上的运用，他仿效古代有名的中药方剂，选用适当的穴位以组成疗效相似的针灸处方，十全大补方就是其中之代表。十全大补方和刺募补虚法是姐妹，都是治疗虚损病症的配方。

【组方】 章门、曲池、内关、合谷、中脘、关元、阳陵泉、足三里、三阴交、太冲。

【功能】 助阳补气，养血疏肝，健脾益胃，疏通经脉。

【适应证】 久病体羸，气血两亏，脾胃虚弱，血枯经闭。

【注解】

（1）十全大补方可助阳补气。善治脾胃虚弱，面色苍白，语言轻微，四肢无力，脉象虚弱及一切阳气虚弱证。盖脾胃居于中焦，为气血生化之源，故称后天之本。脾主升清，胃主降浊。胃气降则脘腹冲和而善纳谷，脾气升则精气游溢而主腐熟，胃纳脾化吸收营养，生化气血，滋补周身。

（2）十全大补方可养血疏肝，善治血虚所致月经不调，脐腹疼痛，血结成块，量少经闭，以及头晕目眩，唇爪无华，舌质淡等阴虚血亏之候。盖肝主风，喜畅达，而善疏泄。今肝血失养，郁而不达，疏泄不畅，故上见头晕目眩、色不润泽，下见月经不调、腹痛闭经等症。

（3）从组方配伍来看，十全大补方是在手足十二针方的基础上加脾之募章门、胃之募中脘、小肠之募关元，以及肝之原穴太冲。其功能是补气血，健脾胃，养心气，滋肝肾，通经活络。手足十二针方偏于疏调，十全大补方偏于调补。

方中章门补五脏，安精神，开心益智，消胀化食，有人参之功效；曲池主中风寒痹筋挛，妇女血闭，专搜血中之风，治同川芎；内关降胸胁之逆气，行气血，止心下结痛，除烦满，健脾利湿，有茯苓之作用；合谷主卫气不足，疏通经络，入太阴止汗、发汗，有同黄芪之效；中脘主五脏六腑，坚筋骨，长肌肉，增气血，调阴阳，有甘草功效；关元主理胞宫，逐瘀血，生新血，填骨髓，长肌肉，有同地黄之主治；阳陵泉主上气咳逆，补中益气，祛风寒湿痹，舒筋利节，有同肉桂效力；足三里祛风寒湿痹，能升能降，止汗除热，健脾消食，有白术之效；三阴交主妇人经血不调，生血养血，止咳逆上气，为足三阴所会，功同当归；太冲，主邪气伤阴，止腹痛，行血痹，除坚积，入厥阴、少阴，治阴虚小便不利，疗效同芍药。

综上所述，十全大补方系用针刺穴位仿中药性能而组方，实属绝妙。这充分说明王老对于中医基本理论的运用和重视，并阐明了他在拟定针灸处方时的独特创举。

【配穴剖析】

中脘：补益中气（后天）
关元：培补肾气（先天） } 扶正培本

章门：调补脏腑，益气
太冲：柔肝潜阳，滋阴 } 益气和营

曲池、内关、合谷 } 益气养血
阳陵泉、足三里、三阴交 } 疏通经络

总则：补益气血，疏通经络。

【附】

十全大补方歌诀

章门参、三里术，内关相当茯苓逐；

中脘甘、阴交归，曲池如同川芎迫；

太冲芍、关元地，合谷犹如黄芪备；

最后阳陵肉桂俱，十全大补功效聚。

六、醒神开窍法

醒神开窍法是王乐亭教授用于治疗中风闭证的一套急救方案。中风是以患者猝然昏仆、不省人事，伴口眼歪斜、语言不利、半身不遂，或不经昏仆而仅以㖞僻不遂为主症的一种疾病。因本病起病急剧，症见多端，变化迅速，与风性善行数变的特征相似，故以中风名之。由于本病发病率高、死亡率高、致残率高、复发率高，以及并发症多，因而越来越受到人们的重视。殊不知中风之证有中经络和中脏腑之分，而中脏腑又有闭证和脱证之异，且闭证还有阴闭和阳闭之别，因而治疗取穴、用药也有本质的不同。

处方1

【组方】百会、四神聪，取手足十二井放血。

【功能】醒神开窍，泻热平肝，祛痰通瘀。

【适应证】中风闭证，病情危重。

处方2

【组方】人中、承浆、风府、风池、合谷、太冲。

【功能】醒神开窍，滋阴清热。

【适应证】中风神昏，闭证。

处方3

【组方】劳宫、涌泉。

【功能】清心泻热，安神定志。

【适应证】神昏，高热。

【注解】

（1）中风闭证以神昏、不省人事为主要临床表现。主因为阴阳失调，在偶发忧思恼怒，或嗜酒、劳累、房室等诱因下致风阳扇动，心火暴盛，风火相并，气血迫走于上，痰浊凝滞络窍，以致脏腑经络功能骤然失常，阴阳之气逆乱而为闭证。《医宗必读》说："凡中风昏倒……最要分别闭与脱二证明白：如牙关紧闭、两手握固，即是闭证。"叶天士在《临证指南医案》中指出中风病机即"精血衰耗，水不涵木……内风时起"。此病与西医脑血管疾病相对应。脑血管病是一种多发生于中年以上患者的急性病，以猝倒昏仆、不省人事或突然发生口眼歪斜、言语不利、半身不遂为主要症状。其中脑缺血、脑出血性疾病、慢性高血压并发高血压脑病、慢性进展性脑动脉硬化的卒中样变化发病等导致脑血管痉挛所引起的以神志不清为主要临床表现的疾病，均属中风闭证的范畴。

（2）闭证分阴闭与阳闭两类。阳闭症见神昏不语，牙关紧闭，痰声如锯，面赤气粗，大便秘结，小便失禁，或有呕吐，呼吸不均，半身瘫痪，舌苔黄腻、焦黑起刺，脉洪数或弦数。若配合药物治疗，则以辛凉开窍法之局方至宝丹，并用羚羊角汤加减。阴闭症见偏瘫昏迷，面白唇紫，四肢不温，舌苔白腻而滑，脉沉缓。若配合药物治疗，则以辛温开窍法之苏合香丸，并用涤痰汤加味。

（3）方解：处方1主治中风闭证危重者。《针灸甲乙经》记载"百会，督脉、足太阳之会"，督脉入属于脑，而为元神之府，故百会可以醒神开窍；四神聪为经外奇穴，位于百会前后左右各一寸，与百会配合可加强开窍醒神之功效；十二井穴为经气所自出也，如水之源，经气始行于此，是急救泻热之效穴，可以清泻肝热、祛瘀通络，用于治疗中风神昏之重症。

处方2主治中风闭证。人中、风府为督脉穴位，具有开窍醒神之功效；承浆为任脉与足阳明经之会，可通体表内外之气，与人中、风府及胆经风池共奏开窍醒神之效；合谷、太冲相配可开四关，理气机，开窍启闭。合谷为阳明大肠经之原穴，为清热之要穴；太冲为肝经输穴，亦可补肝阴，以制肝阳。全方共奏醒神开窍、滋阴清热之功效，用于治疗中风闭证。

处方 3 主治神昏高热。劳宫为心包经荥穴，可清心泻火，宁心安神；涌泉为肾经井穴，位于足底，针刺涌泉可引火下行。两穴共用，可清心泻热、安神定志，用于治疗中风、神昏、高热等症。

七、回阳固脱法

回阳固脱法是王乐亭教授用于治疗中风脱证的一套救急方案。脱证是中风危重证型之一，《医宗必读》说："凡中风昏倒，若见口开心绝，手撒脾绝，眼合肝绝，遗尿肾绝，声如鼾肺绝者，即是脱证。"更有吐沫、直视、肉脱、筋骨痛、发直、摇头上窜、面赤如妆、汗出如珠，皆为脱绝之证。王老认为，脱者宜固，需急固其元气也。故创立回阳固脱法，用于中风脱证的急救治疗。

【组方】神阙（灸）、气海（灸）、关元（灸）、百会、内关、足三里、涌泉。

【功能】回阳固脱，温补肾阳。

【适应证】中风脱证，神昏，肢冷，二便失禁，肢体瘫软。

【注解】

（1）在中风发生发展的过程中，脱证的出现是阴阳气血严重耗损，导致阴阳相离所出现的危重证候的总称。症见汗出如珠，四肢厥冷，口开目合，手撒尿遗，脉微细欲绝等。临床上把大汗、大泻、大失血或精液大泻等精气急骤耗损导致阴阳离决者，称为暴脱。若久病元气虚损，精气渐耗所引起的阴阳相离则称虚脱。其病因、病理和症状均以精气向外脱为特征，有脱气、脱阴、脱阳、精脱等不同之分。《灵枢·经脉》说

"陷下则灸之"，指出元阳暴脱、气血下陷的疾病可以运用灸法，而早在《阴阳十一脉灸经》和《足臂十一脉灸经》中就提到了"久（灸）几（既）息则病已矣"。《景岳全书》说："凡用灸法，必其元阳暴脱及营卫气血不调，欲收速效唯艾火为良。"可见灸法对于治疗脱证是有效且迅速的，临床上使用灸法急救需急灸、频灸。

（2）中风昏倒、人事不省者，首先要分辨闭证与脱证。临证之中闭证相对多见，而脱证相对少见，但闭证和脱证可以互相转化，可以互见。闭证治不及时或误治，或正不胜邪，可以转为脱证；脱证经过治疗，或正气渐复，也可以转为闭证。在闭脱转化的过程中往往出现闭、脱互见的证候，因而在治疗时要随时掌握标本缓急和扶正祛邪的原则。一般情况下，闭证以开闭祛邪，治标为主；脱证以固脱扶正，治本为主；闭脱互见者，要标本兼顾。闭证转为脱证，是病情有转重趋势，则要在祛邪为主的同时注意兼顾扶正而不伤正。脱证经过急救，如出现闭证的症状，是正气渐复的征象，即要在固脱扶正的同时，注意考虑祛邪的一面，总之必须灵活掌握。

（3）神阙又称命蒂、气舍，灸之可温通元阳、复苏固脱；气海为"肓之原穴"，灸之能升阳补气、益肾固精；关元为小肠募穴，为足三阴经与任脉交汇之处，灸之能温肾固精，补气回阳。以上三穴共奏回阳之功。百会为人身之最高处，有升阳益气、醒脑安神之效；内关通阴维，能补心解郁，定志醒神；足三里为强壮要穴，可补益脾胃、扶正培元；涌泉为肾经井穴，擅长滋肾宁神、开窍救逆。四穴共奏培本之功。总之，回阳与培本共进，发挥固脱苏厥之效用。

【配穴剖析】

神阙：温通元阳，复苏固脱 ⎫

气海：升阳补气，益肾固精 ⎬ 回阳

关元：温肾固精，补气回阳 ⎭

百会：升阳益气，醒脑安神 ⎫
内关：补心解郁，定志醒神 ⎬ 培本
足三里：补益脾胃，扶正培元 ⎪
涌泉：滋肾宁神，开窍救逆 ⎭
总则：回阳固脱。

八、安神定志法

安神定志法是临床上治疗神志病变的常用法则，主要是治疗因惊恐而导致的神不守舍，精神紊乱，进而气机逆乱，脏腑功能失调的一组配方。其目的在于调整脏腑功能，使神安守舍，恢复人体正常精神活动。神是生命活动的根本，包括魂、魄、意、志、思、虑、智，是精神、意识、运动、感觉、言语功能的总体概括，是行为、性格、心理等状态之反映。心主神明，脑为元神之府。在临床上，神志病主要表现为精神、睡眠、情感等方面的疾病都可以应用安神定志法治之。

【组方】神庭、本神、中脘、气海、天枢、神门、三阴交。

【功能】滋阴益气，交通心肾，镇惊定志，和中安神。

【适应证】因惊恐所致不寐、惊悸、神志不宁。

【加减法】

肝气郁滞：加内关。

肝肾阴虚：加太溪。

肝阳上亢：加太冲。

【注解】

（1）安神定志法主要针对七情之中的惊恐，是指人在突然间感受惊吓，超过了自己所能承受的范围，从而导致神失所主，出现心神恍惚、恐惧不安等症状，《评选静香楼医案》说："聚尔触惊，神出于舍，舍空痰入，神不得归，是以有恍惚昏乱等证。"可见感受惊骇主要伤及心神，临床以心失所主之症状为特点；然恐惧者亦可使神荡惮而不收，过于恐怖可伤肾而至气陷于下，临床以肾虚气陷为特点。惊恐二因多相兼致病，《灵枢·本神》说："怵惕思虑者则伤神，神伤则恐惧，流淫而不止。"惊恐可引起神志活动异常，以致脏腑功能失调，气血紊乱，而发生病变。恰如《灵枢·口问》中所说："大惊促恐，则血气分离，阴阳破败，经络厥绝，脉道不通，阴阳相逆，卫气稽留，经脉虚空，血气不次，乃失其常。"

（2）不寐，即一般所谓"失眠"，古代文献中有"不得卧""不得眠"等名称，是以经常睡不好为特征的一种病症。不寐的症情不一：有初就寝即难以入睡的；有寐而易醒的，醒后不能再寐者；也有时寐时醒，寐而不稳，甚至整夜不能入睡者。不寐的原因很多，如思虑劳倦，内伤心脾；或阳不入阴，心肾不交；或阴虚火旺，肝阳扰动；或心胆气虚而神志不宁；以及胃不和等均可影响心神而致不寐。

（3）惊悸，是自觉心跳悸动不安的病症，一般多呈阵发性，每因情绪波动，或劳累过度而发作，属于现代医学的心脏神经官能症。本病的发生，除精神因素外，多因心血不足、心阳虚弱、肾阴亏损，或因水饮内停、瘀血痰火所致。《诸病源候论·虚劳病诸候》说："虚劳损伤血脉，致令心气不足，因为邪气所乘，则使惊而悸动不定。"惊悸多因体质素虚，情志内伤，以及外邪侵袭所致，病位在心，病理变化不外虚、实。虚为气、血、阴、阳亏虚，致心气不足或心失所养；实则多为痰饮内停或血脉瘀阻，以致心脉不畅，心神失养。虚实两者常互相夹杂，虚证之中常兼痰浊、水饮或血瘀为患；实证之中，则多有脏腑虚衰的表现。在治疗上多以益气养血、滋阴温阳、化痰涤饮、活血化瘀为主要治则。

（4）本方配伍取"二神"，即督脉的神庭和胆经的本神，二穴合用可宁心安神、疏肝利胆；脾经的三阴交，具有补益肝脾肾的作用，心经的神门可补益心血。二者相配，可交通心肾，使水火既济，神安志强。再配合"四门穴"：即任脉的中脘、气海，胃经的天枢（双），合用可健脾益气、和胃化湿、和中安神。对于肝气郁滞者，加心包经的内关，可宽胸安神、清心除烦；对肝肾阴虚者，加肾经的太溪，以滋阴养血、补益肾气；对肝阳上亢者，加肝经的太冲，能平肝潜阳、息风镇惊。诸穴配伍，共奏疏肝健脾、交通心肾、安神定志之功，对惊恐之症颇有良效。

（5）除上述针灸治疗外，还应注意精神上的调理。首先需要医务人员对患者热情，积极为患者服务，不能将其拒之门外。要详细询问发病原因，给予安慰和同情，消除患者的恐惧感。要嘱其家属，细心护理好患者，避免再受到其他的情志刺激。只有这样才能达到治疗的目的，此即《灵枢·本脏》所说"志意和则精神专直，魂魄不散，悔怒不起，五脏不受邪矣"之意。

【配穴剖析】

神庭
本神 }宁心安神

神门：补心
三阴交：益肾 }交通心肾

中脘：调中和胃
天枢：健脾化湿 }和中安神

气海：升阳补气，益肾固精

总则：安神定志。

九、嗜睡得效神针

嗜睡又名"多寐""嗜卧""善眠""多卧"等，是指不分昼夜，时时欲睡，呼之能醒，醒后复睡的临床病症。以阳虚阴盛为主要病机。嗜睡是病理现象，可不同程度地影响病人正常的工作与学习。清·沈金鳌《杂病源流犀烛·不寐多寐源流》说："多寐，心脾病也。一由心神昏浊，不能自主；一由心火虚衰，不能生土而健运。"可见嗜睡病位在于心脾。嗜睡得效神针是王乐亭教授于 1975 年初冬确定的经验配方，该法治疗嗜睡症得心应手，疗效确切。

【组方】人中、隐白、无名穴（无名指第三节外侧，见图 2-2）、阳陵泉。

金针再传

第二章 经验配方集

【功能】清心利胆，理脾除湿，开窍通脑，泻热醒神。

【适应证】因脾虚胆热所致嗜睡症。

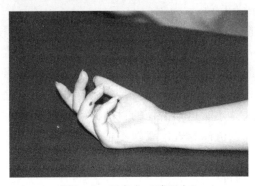

图 2-2　无名穴（嗜睡穴）

【加减法】

心肾两虚者：加心俞、肾俞。

阴虚肝旺者：加太溪、太冲。

中气不足者：加中脘、气海。

【注解】

（1）嗜睡的原因很多，如脾虚湿困、心肾阳虚、热盛神昏、胆经蕴热等，在临床上以脾虚胆热证型最为多见，如《灵枢·口问》说："阳气尽，阴气盛，则目瞑；阴气尽而阳气盛，则寤矣。"又如《圣惠方》说："胆热多睡者，由荣卫气涩，阴阳不和，胸膈多痰，脏腑壅滞，致使精神昏浊，昼夜耽眠，此皆积热不除，肝胆气实，故令多睡也。"

（2）本方配伍主要是治疗因脾虚胆热引起的嗜睡。取人中以醒脑开窍，清热提神。《甲乙经》说："饮渴身伏多睡，隐白主之。"隐白为足太阴脾经之井穴，为十三鬼穴之一，可以治疗一切神志病。无名穴，即无名指第三节外侧，为手少阳三焦经所过之处，与足少阳胆经为同名经；阳陵泉为足少阳胆经合穴，二穴合用有疏肝清胆泄热之功效。因此，嗜睡症取以上四穴相配伍，共同达到健脾、清胆、醒神之功能。

【配穴剖析】

人中：强烈醒神清热。

隐白：调理脾胃，安神定志。

无名穴：清热泻胆。

阳陵泉：健脾清胆醒神。

总则：清热醒神开窍。

十、头痛八针

头痛是临床的常见病症。头痛主要分为外感与内伤两类。外感头痛，起病急，一般头痛较剧，常伴有外邪束表或犯肺的症状。内伤头痛，因气虚、血虚、肾虚所致者，起病较慢，疼痛较轻；或因肝阳、痰浊、瘀血所致者，则分别表现为头部昏涨、沉重、锥刺之状。

头为诸阳之会，手、足三阳经均上行于头面，足厥阴经上会于颠顶。由于受邪的脏腑经络不同，头疼的部位亦有所不同。该方的配伍是王乐亭教授多年临床经验的总结，经过反复实践筛选而制定。

【组方】 百会、风府、风池、太阳、合谷。

【功能】 驱散风邪，疏导经气，活血通络，清热止痛。

【适应证】 各种头痛。

【注解】

（1）头为诸阳之会，又为髓海所在，五脏六腑之气血皆上会于此；手三阳经、足三阳经、督脉、任脉等多条经络皆在头部交汇，故外感时邪、脏腑内伤都可发生头痛。头痛之名首载于《内经》。《素问·奇病论》说："人有病头痛，以数岁不已，此安得之，名为何病？岐伯曰：当有所犯大寒，内至骨髓。髓者，以脑为主，脑逆，故令头痛，齿亦痛，病名厥逆。"《素问·五脏生成论》说："头痛颠疾，下虚上实，过在足少阴、巨阳，甚则入肾。"《灵枢·经脉》说："膀胱，足太阳也，是动则病冲头痛，目似脱，项如拔。"《素问·通评虚实论》说："头痛耳鸣，九窍不利，肠胃之所生也。"此后医家在此基础上进一步完善分经辨治理论。《冷庐医话》说："头痛属太阳者，自脑后上至颠顶，其痛连项；属阳明者，上连目珠，痛在前额；属少阳者，上至两角，痛在头角。以太阳经行身之后，阳明经行身之侧，少阳经行身之侧，厥阴之脉会于颠顶，故头痛在颠顶。太阴、少阴二经虽不上头，然痰与气逆壅于膈，头上气不得畅而亦痛。"对头痛的辨证、辨经、辨病作了明确的鉴别。

（2）头痛也有轻重新旧之分。《证治准绳》说："医书多分头痛、头风为二门，然一病也，但有新久去留之分耳。浅而近者名头痛，其痛卒然而至，易于解散速安也。深而远者为头风，其痛作止不常，愈后遇触复发也，皆当验其邪所从来而治之。"

（3）本方以治疗外感头痛为主，兼治内伤头痛，方取五穴八针。"风为百病之长"，在五穴之中的风府、风池、太阳皆能散风通络，清脑止痛；头为诸阳之会，而百会为人身之颠顶，气血津液皆上注于脑，各经皆交汇于脑，故能调理脏腑、通络止痛；手阳明经过前额，阳明为多气多血之经，故合谷能清热疏风，疏通脏腑，助止痛之功。上穴共奏祛风活血，散邪通络，清热止痛之功。

【配穴剖析】

百会：平肝息风
合谷：活血清热 ⎫清热

太阳：清热散风
风池：祛风通络 ⎫散风
风府：祛风清脑

总则：疏风止痛。

十一、视力纠正术

《素问·脉要精微论》指出："夫精明者，所以视万物，别白黑，审短长。"眼睛是人与外界沟通交流的重要器官。眼睛与五脏六腑皆有密切关系，"五脏六腑之精气皆上注于目而为之精"，因此眼病不仅仅是反映局部的病症，更是反映全身病变的窗口。同时眼又是望诊察神的重要器官。《推蓬寤语》说"目为神之牖"，所以我们常说"眼睛是心灵的窗户"。

【组方】睛明、承泣、风池、合谷。

【功能】清热祛风，明目平肝，调节经气，改善视力。

【适应证】

（1）近视。

（2）远视。

（3）斜视。

【加减法】

近视：加外关、三阴交。

远视：加光明、太溪。

斜视：加臂臑，瞳子髎（治内斜）；攒竹透睛明（治外斜）。

头痛：加太阳。

眩晕：加太冲。

恶心：加内关。

【注解】

（1）《素问·五脏生成论》说："诸脉者皆属于目，肝受血而能视。"《灵枢·五阅五使》说："目者，肝之官也。"《金匮真言论》说："东方青色，入通于肝，开窍于目。"《灵枢·邪气脏腑病形》说："十二经脉，三百六十五络，其血气皆上于面而走空窍，其精阳气上走于目而为睛。"《灵枢·大惑论》说："五脏六腑之精气，皆上注于目而为之精。精之窠为眼，骨之精为瞳子，筋之精为黑眼，血之精为络，其窠气之精为白眼，肌肉之精为约束，裹夹筋骨血气之精，而与脉并为系，上属于脑，后出于项中。"由此可见，眼睛与五脏六腑皆有关系，其中尤以肝为密切。

（2）近视眼是临床常见的眼部疾病，有先天、后天之别。先天性近视多与遗传有关；后天性近视多因青少年时期在弱光线下学习、工作、阅读，致使用眼过度而成。中医称此病为"能近怯远"症。远视眼在临床较少见，其特点是视近物时感觉模糊不清，看远处物体反而正常，其病因与近视眼略同。王海藏认为"目能远视，责其有火；不能近视，责其无水"。张景岳概括为"不能远视者，阳气不足也；不能近视者，阴气不足也"。故二者治则皆为调理阴阳。斜视者即目球歪斜，两目珠不能同时正对前方。引起本病的原因很多，如眼肌某部分或完全麻痹，或眼肌力量不均等情况。若病在眼球外直肌则为内斜，病在眼球内直肌则为外斜，其治疗原则为通调经脉。

（3）睛明穴处的毛细血管丰富，极易出血，因此针刺时须注意以下三点：

① 毫针选择较细的旧针（旧针尖钝）。

② 进针手轻、缓慢，直刺不必捻转，遇有阻力不可强刺，要调整进针方向。

③ 起针后，需用干棉球按压2~3分钟，以防出血。

（4）睛明为手足太阳、足阳明、阴跷、阳跷交汇穴，可散风泻火，滋阴明目；承泣为阳跷、任脉、足阳明之会，能清散风热，明目通络；风池为手少阳、阳维之会，可疏风清热，明目益聪；"面口合谷收"，合谷为大肠之原穴，能疏风清热，通调气血。四穴共奏清风热、明眼目之功。近视可加外关和三阴交以滋阴明目，远视可加光明和太溪益肾明目。向内斜视可加瞳子髎，向外斜视可攒竹透睛明，同时加臂臑以祛风散邪。头痛可加太阳以泻火止痛，恶心可加内关降逆和胃，眩晕可加太冲平肝息风。

【配穴剖析】

睛明：散风泻火，滋阴明目。

承泣：清散风热，明目通络。

风池：疏风清热，明目益聪。

合谷：疏风清热，通调气血。

总则：清风热，明眼目。

十二、聋哑点刺法

聋和哑是两个不同的症状，由于两耳听力丧失，失掉学习语言的能力，或对已学会的一些语言在发生严重耳聋后不能发展和巩固而致哑。俗话说"十聋九哑"，揭示了"哑"的实质是"聋"。聋哑者的发音及构语器官一般多属正常，古人说"治哑先治聋"，因此在认识和治疗聋哑时，必须从治聋着手。当听力有所恢复时，再进行聋与哑兼治。

【组方】哑门、廉泉、耳门、听宫、听会、翳风、通里。

【功能】疏导少阳，畅通经气，宣通耳窍，清热利咽。

【适应证】聋哑病。

【加减法】

肝胆蕴热：加外关、中渚、后溪。

经气不畅：加三阳络、合谷。

【注解】

（1）聋哑病分先天和后天两种。先天性聋哑是由于胚胎发育时期，因母体传染病或药物中毒，使内耳听觉器官没有发育或发育不全所致。后天性聋哑多因急性传染病引起，如脑膜炎、麻疹、伤寒、猩红热、流行性腮腺炎、流感、百日咳、脑炎等；或奎宁、链霉素、新霉素、卡那霉素等药物中毒，以及外伤、震伤等可造成耳聋。如上述情况发生在学习语言的年龄之前，均可导致聋哑。

（2）中医认为耳与脏腑的病理生理密切相关，主要表现为：

① 肾开窍于耳。《灵枢·脉度》说："肾气通于耳，肾和则耳能闻五音矣。"唐容川认为："肾主脑髓，耳通于脑，路甚直捷，所以肾开窍于耳也。"肾为藏精之脏，肾精充沛则髓海有余，耳窍得以濡养，故能听力聪慧。

② 心寄窍于耳。《证治准绳》有"肾为耳窍之主，心为耳窍之客"的说法。

③ 耳与肝胆相关。《素问·脏气法时论》说"肝病者……虚则目䀮䀮无所见，耳无所闻"；《丹溪心法》说"耳聋皆属于热，少阳厥阴热多"；《素问·五脏生成论》说"徇蒙招尤，目冥耳聋，下实上虚，过在足少阳、厥阴，甚则入

肝"；《灵枢·杂病》说"聋而不痛者，取足少阳；聋而痛者，取手阳明"。

（3）本方宗旨在于疏通清窍，故取宣窍治聋之腧穴为主体，适当配伍通哑窍之穴治之。一般患者不能配合者，均取点刺不留针的方法，故本组配方命名为"聋哑点刺法"。哑门为督脉与阳维脉交会穴，具有开喑治哑的作用，别名"瘖门"，《针灸甲乙经》说："主项强，舌缓暗不能言。"刺之可通窍利咽；廉泉为阴维脉与任脉交会穴，又名"舌本"，故能调舌开窍；哑门、廉泉合用，共奏利机关、通哑窍之功。耳门、听宫、听会、翳风均为耳周穴位，故能开窍益聪、疏风宣窍；通里为手少阴心经络穴，能强心益气，疏通经气。上述穴位配合，可起到疏通清窍、治聋通哑的功效。

【配穴剖析】

哑门：通窍利咽 ⎤
廉泉：开窍利咽 ⎦利机关，通哑窍

耳门：开窍益聪，疏通少阳 ⎤
听宫：宣窍利耳，宁神定志 ⎮
听会：疏肝利胆，行气宣窍 ⎬宣窍治聋
翳风：疏风泄热，通窍聪耳 ⎮
通里：强心益气，疏通经气 ⎦

总则：疏通清窍。

十三、牙痛四五针

牙痛又称齿痛，是指牙齿或齿龈疼痛的临床症状。常因风邪侵袭、胃火炽盛、阴虚火旺及虫蚀牙体等引起，见于龋齿、牙痛、齿槽风、牙咬痈等牙病。包括西医之龋齿、牙髓炎、冠周炎、根尖周炎、颌骨骨髓炎等病，均可出现牙痛。

齿为骨之余，而肾主骨，手足阳明经络于齿龈，故齿龈与肾、胃、大肠有关。观察齿龈可知肾与肠胃病变，一般而言，齿龈病症虚则以肾脏亏虚为主，实则因胃肠火热引起。

【组方】大迎向上刺，颧髎直刺，合谷同侧刺，内庭对侧刺，太溪。

【功能】清热散风，滋阴降火，通络消肿，化湿止痛。

【适应证】一切牙痛。

【注解】

（1）《灵枢·经脉》说："手阳明之脉，其支者从缺盆上颈贯颊，入下齿中……足阳明之脉，下循鼻外，入上齿中，还出夹口环唇，下交承浆。"胃脉络于上龈，大肠脉络于下龈，齿属阳明经，故牙痛与胃肠关系密切。上牙痛多为胃火上炎，下牙痛多属大肠积热。多食甘酸、烤炸之物，或湿热蕴于阳明而损齿，又为龋齿牙痛之因。

（2）《素问·上古天真论》提到了男女"肾气盛则齿更发长，肾气平均则真牙生而长极"。《灵枢·五味》说："苦走骨，多食之，令人变呕，何也？少俞曰：苦入于胃，五谷之气皆不能胜苦，苦入下脘，三焦之道，皆闭而不通，故变呕。齿者，骨之所终也，故苦入而走骨，故入而复出，知其走骨也。"齿为骨之余，肾藏精主骨，二者同出一源，故肾经虚火上炎亦为牙痛病因。

（3）"牙痛四五针方"适用于一切牙痛。方中合谷为手阳明大肠经之原穴，性能清轻走表，升而能散，上通头面诸窍，尤其口腔多症，能起泻热散风、消肿止痛之疗效，《针灸大成·四总穴》有"面口合谷收"之说；颧髎，一名"兑骨"，此穴为手太阳、少阳、任脉之交会，又在面部中央，阳经会合之处，对面肿齿痛效如桴鼓；大迎，一名"髓孔"，此穴为手足阳明之会，对牙痛颊肿、唇润口歪立竿见影；内庭，为足阳明胃经荥穴，属水，治疗牙痛、咽喉肿痛等症皆能胜任；太溪，一名"吕细"，为足少阴肾经输土之原穴，《针灸大成·通玄指要赋》说："牙齿痛，吕细堪治。"运用牙痛四五针，不论牙之上、下，选用或全用，痛无不愈，屡试屡验。

【配穴剖析】

合谷：泻热散风，消肿止痛。

颧髎：清热消肿，通络息痛。

大迎：清泻阳明，消肿通络。

内庭：清胃化滞，理气和胃。

太溪：滋阴降火，泻热固齿。

总则：清热散风，消肿止痛。

十四、牵正方

牵正方主要治疗颜面神经麻痹。凡以一侧面部肌肉瘫痪，口眼歪斜为临床症状者，称为面瘫。临床可分为周围性面瘫和中枢性面瘫。

若突然发病，有受风史，出现耳后痛，患侧面部表情消失，目不能闭合而流泪，口角歪斜牵向健侧，鼻唇沟变浅、歪斜甚则消失，不能鼓颊吹气，容易流涎，且不能皱额蹙眉，额纹变浅或消失等症，此为风邪袭络所致。久而可引起络脉痹阻，痰瘀互结，使症情迁延加重，甚至留下后遗症，终身难愈。中医称为实中络，西医称为面神经炎，也就是周围性面瘫。本法主要治疗周围性面瘫，即实中络的急性期进展阶段及恢复期的最初阶段。

【组方】水沟、承浆、地仓、颊车、颧髎、阳白、四白、大迎、合谷。

【功能】疏风通络，和卫调营，理气疏肝，清热牵正。

【适应证】

（1）颜面神经麻痹的急性发展期或恢复期的最初阶段。

（2）颜面神经麻痹的恢复期中、后阶段（轻者）。

【注解】

（1）"牵正方"适用于面瘫，即面神经麻痹。面瘫是临床上一种常见病、多发病。临床表现为额纹消失，目不能合，口角流涎，塞食，患侧表情消失。在古代文献中称之为"口眼歪斜""口㖞僻""吊线风"。《灵枢·经筋》说："卒口僻，急者目不合，热则筋纵，目不开。颊筋有寒，则急引颊移口，有热则筋弛纵缓，不胜收故僻。"《金匮要略》进一步指出："贼邪不泻，或左或右，邪气反缓，正气即急，正气引邪，㖞僻不遂。邪在于络，肌肤不仁；邪在于径，即重不胜。"《诸病源候论·风口㖞候》说："风邪入于足阳明、手太阳之经，遇寒则筋急引颊，故口㖞僻，语言不正，而目不始平视。"《金匮要略》将面瘫的病因概括为："络脉空虚，风寒外袭；阳强受邪，经脉阻滞，气不下达，经脉失养，肌肉弛缓不收。"治疗多以疏风通络，和卫调营，辅以清热疏肝为法则。

（2）急性期或恢复期的最初阶段，病邪浅而易出，故应轻刺、浅刺，导邪而出即可，深刺、重刺反而会损伤正气，增加痛苦。浅刺法，即《内经》所说的"浮刺"法，"浮刺者，旁入而浮之，以治肌急而寒者也"。选择28号一寸毫针，用轻柔的手法进针为佳，浅刺之，切忌重刺激。

（3）面瘫分型与鉴别表2－1

表2－1　　　　　面瘫分型与鉴别表

分型	额纹	舌尖	血压	中医辨证
中枢型	正常	偏	较高	内中风
周围型	消失	居中	正常	实中络

（4）方中督脉之水沟祛风清热，任脉之承浆祛风消肿，二穴配合，调和阴阳，祛风散邪。胃经"入上齿中，还出夹口环唇，下交承浆，却循颐后下廉，出大迎"，所病之处正是胃经所过之处，大迎、四白、地仓、颊车均为足阳明经穴，故四穴能祛风通络，清热治僻；目外侧为足少阳胆经、手太阳小肠经所过，太阳为目上纲，故颧髎、阳白能疏导少阳、太阳经气，祛风清热；"面口合谷收"，故合谷穴能调理气血，祛风散热。上述诸穴共奏疏风通络、调和气血之功，故能牵正治㖞。

【配穴剖析】

水沟：祛风清热（督）
承浆：祛风消肿（任）}调节阴阳

大迎：祛风通滞
四白：疏风清热
　　　　　　　　　祛散风热，疏通阳明
地仓：散风通络
颊车：散风活络
颧髎：通经活络，散风止痛，疏导少阳。
阳白：祛风清热，益气明目，疏导少阳。
合谷：祛风清热，通调气血，疏导阳明。
总则：疏风通络，调和气血。

十五、颜面六透法

颜面六透法，主要是为久治不愈的迁延性面瘫而设。在临床治疗中，经常遇到面神经炎经过多种疗法，连续治疗 3 个月以上不效者，医生会感到无奈，病人也相当急躁。这种情况针刺颜面六透，往往能取得治疗进展。王乐亭教授制定该配方的初衷，就是加大刺激强度，畅通临近、表里经脉的气血，来改善疑难，促进恢复。只要医患配合得当，坚定信心，还是能有好的效果。

【组方】地仓透颊车，攒竹透丝竹空，阳白透鱼腰，迎香透睛明，太阳透颧髎，四白透承泣，内庭（同侧），合谷（对侧）。

【功能】祛风通络，牵正和营。

【适应证】

（1）周围性面瘫的恢复期之中、后阶段（重者）。

（2）久治不愈的迁延性面瘫。

【加减法】

额纹消失：加阳白透头维。

上睑麻痹：加攒竹透睛明。

下睑麻痹：加承泣透睛明。

眼角流泪：加颧髎透睛明。

不能纵鼻：加巨髎透睛明。

口角歪斜：加颧髎透大迎，地仓透下关。

耳后疼痛：加风池透风府。

面瘫日久：加翳风透丝竹空。

【注解】

（1）透刺法又叫担法，即以一端穴位刺入，针向另一端穴位的方法。早在《内经》就提出了"直刺""浮刺""恢刺""合谷刺"等多种针刺方法，是透刺法的雏形。最早由马丹阳《杂病歌》记载了"担法"，此后王国瑞《扁鹊神应针灸玉龙歌》则首次提出"沿皮向后透率谷"的透刺说法，《针灸大成》将透刺法发扬光大，并总结了三十余种透刺法。透刺法包括横透刺（直刺）、斜透刺（浮刺）、直针刺、单向透刺、多向透刺（合谷刺）等多种类型，具有取穴少、刺激强的特点，能沟通邻近、表里经脉的气血，同时还具有"从阳引阴、从阴引阳"等单穴刺激所不及的优点。

（2）"颜面六透法"适用于周围型颜面神经麻痹进入恢复期之症状典型者。一般得病后七天之内为急性期，也就是发展阶段，治疗宜浅刺。当进入第八天（体虚者第十天）即可透穴，运用六透法治疗面瘫，采用循经和局部组方相结合，目的在于通过强刺激，促进经气畅通，营卫调和，从而加速气血运行，使面肌功能恢复。对于久治不愈的面瘫同样可以进行透刺治疗，而且以针后面瘫部位发热者为疗效较好。

（3）地仓透颊车能调和阳明气血，疏风通络；攒竹透丝竹空能沟通太阳、少阳，可疏泄壅滞，通调气血；阳白透鱼腰可疏通少阳，具有平肝镇静、疏风散邪之功；迎香透睛明可联络阳明经与太阳经，能清热泻火，明目镇痉；太阳透颧髎可疏通少阳，功在疏风散热、通络化瘀；四白透承泣能调理阳明，疏散风热。上穴共刺，阳明、太阳、少阳经气得以舒畅，故能祛邪外出，牵正和营。

【配穴剖析】

地仓（胃）透颊车（胃）：调和气血，疏风通络。

攒竹（膀胱）透丝竹空（胆）：疏泄壅滞，通调气血。

阳白（三焦）透鱼腰（奇）：平肝镇静，疏风散邪。

迎香（大肠）透晴明（膀胱）：清热泻火，明目镇痉。

太阳（奇）透颧髎（小肠）：疏风散热，通络化瘀。

四白（胃）透承泣（胃）：疏散风热，通调经络。

总则：疏风散邪。

十六、止嗽平喘方

咳嗽是肺失宣降，肺气上逆的临床症状，又称咳逆。无痰而有声为咳，肺气伤而不清；无声而有痰为嗽，脾湿动而为痰。在临床上，一般痰、声并见，很难截然分开，故并称为咳嗽。喘又称喘息、上气，是以呼吸困难、气息急促为临床特点的呼吸系统症状。轻者仅呼吸困难，不能平卧；重者则喘息急促，甚而张口抬肩，鼻翼扇动；若更严重的可呈持续性呼吸困难，烦躁不安，唇、指甲青紫，肢冷汗出，脉浮大无根，此为喘脱。

咳嗽病名首见于《内经》，《素问·咳论》有详细的描述。哮喘之名首见于《针灸资生经》，而朱丹溪则首次将哮喘作为独立的病名成篇。咳嗽、哮喘同属于肺系疾病，肺为华盖，肺为娇脏，其主气，司呼吸，主宣发肃降。当感受外邪或内伤时，肺主宣发肃降的功能发生紊乱，就会出现咳嗽、哮喘等气机不调的病症。

【组方】天突、中府、膻中、乳根、俞府。

【功能】肃肺纳肾，宣通气机，降逆化痰，止嗽平喘。

【适应证】

（1）风寒咳嗽。

（2）正虚邪实之哮喘。

【注解】

（1）咳指有声无痰，嗽指有痰无声，咳嗽是有声有痰。《素问·咳论》说："皮毛者，肺之合也，皮毛先受邪气，邪气以从其合也。"《医学心悟·咳嗽》说："肺体属金，譬若钟然，钟非叩不鸣，风寒暑湿燥火六淫之邪自外击之则鸣。"外感风寒之邪从口鼻、皮毛而入，致使风寒束表，肺卫受邪，肺气郁闭，故可见咳嗽声重、鼻塞流涕，甚则头身疼痛、恶寒发热、无汗、骨节疼痛、脉浮紧，可见外感咳嗽主要与肺相关。

（2）"喘促喉中如水鸡声者，谓之哮；气促而连属不能以息者，谓之喘。"哮喘分虚实二类。实证属于手太阴疾患，虚证属于足少阴疾患。如因外感表邪，内停水饮或痰火内阻，使肺气不降，清肃无权的属实；如因下元亏耗，脾土虚弱，肾虚不能纳气的属虚。本方中府宣肺气，天突顺气化痰，俞府以益肾气为主穴。哮喘是两种不同的症状，呼吸急促的为喘，呼吸急促更兼喉中如水鸡鸣声的为哮。《诸病源候论·气病诸候》说："肺主于气，邪乘于肺则肺胀，胀则肺管不利，不利则气道涩，故上气喘逆、鸣息不通。"

（3）方中天突为任脉、阴维之会，能宣肺止咳、降逆化痰；中府意为天地之气在胸中聚集之处，故能清肺利气、止咳平喘；膻中为八脉交会穴之气会，亦为心包之募穴，能宣肺降逆、宽胸化痰；乳根为足阳明胃经穴，其左临心，右临肺，故可清心宣肺、降逆化痰；俞府为足少阴肾经穴，肾经经气自此会聚转入胸中，故能补肾纳气、益肺平喘。上述穴位共奏宣肺平喘，降逆化痰之功。

【配穴剖析】

天突：宣肺止咳，降逆化痰。

中府：清肺利气，止咳平喘。

膻中：宣肺降逆，宽胸化痰。

乳根：清心宣肺，降逆化痰。

俞府：补肾纳气，益肺平喘。

总则：宣肺平喘，降逆化痰。

十七、养阴清肺法

养阴清肺法是为肺阴虚损而设。其临床表现为久咳不止，咳声短促，声音低哑，干咳无痰或痰少带血，或咯血鲜红；伴午后潮热，五心烦热，盗汗颧红，形体消瘦，口干咽燥，舌红少苔或苔剥、无苔，脉细数。其病因病机为阴虚内热，热伤肺阴，肃降无权，肺气上逆而致咳嗽。养阴清肺法与止嗽平喘方都是王乐亭教授根据多年的临床实践经验，于 1964 年制定的有效配方。

【组方】鱼际、太溪。

【功能】滋润肺金，培补肾水，宣通气机，降逆止咳。

【适应证】阴虚肺热，劳嗽咳喘。

【注解】

（1）咳嗽有外感、内伤之分。外感由于风邪留滞手太阴肺经，致使肺气不宣，清肃失司。内伤由阴虚于下，金燥于上；或阳气不运，湿痰内阻所致。本方为内伤阴虚而设，常见干咳少痰，咽喉疼痛，形羸，脉细数，舌质红绛。肺阴不足，肺气上逆，所以干咳少痰；阴虚津少，则生燥热，所以咽干口燥；阴虚甚而火旺，可见午后潮热，手足心热，两颧红赤，心烦失眠，夜寐盗汗等虚火现象；舌质红，脉细数均属阴虚有热之征。《素问·咳论》说："五脏六腑皆令人咳，非独肺也。"《杂症会心录》说："内伤之咳，不独肺金为患也，《经》谓肾脉从上贯肝膈，入肺中，循喉咙，所以肺金之虚，多由肾水之涸，而肾与肺又属子母之脏，呼吸相应，金水相生，苟阴损于下，阳孤于上，肺苦于燥，久咳不已，是咳虽在肺，而根实在肾。"《医学三字经·咳嗽第四》说："肺为气之主。诸气上逆于肺则呛而咳，是咳嗽不止于肺，而亦不离乎肺也。"不论外感、内伤，任何脏腑的病变最后都要影响到肺才会发生咳嗽，而肺与肾互为母子，二者关系尤为密切。

（2）《医门法律》说："邪盛咳频，断不可用劫涩药。咳久势衰，其势不锐，方可涩之。"养阴清肺法用手太阴肺经之荥穴鱼际润肺养阴，再取足少阴肾经之输穴太溪补肾滋阴。两穴一上一下，金水同补，阴分得养，从而肺燥得以滋润，其劳咳自愈。此方穴位少，配伍当，可谓妙方矣。

【配穴剖析】

鱼际（肺）：润肺滋阴，宣肺止咳。

太溪（肾）：滋补下焦，清肺止咳。

总则：养阴润肺。

十八、华佗夹脊穴

夹脊又称"挟脊""侠脊"。《素问·缪刺论》就有："邪客于足太阳之络，令人拘挛背急，引胁而痛，刺之从项始数脊椎侠脊，疾按之应手如痛，刺之旁三痏。立已。"最早明确夹脊定位是《肘后备急方》中引华佗灸治霍乱法，说："夹背脊大骨肉中，去脊一寸。"夹脊穴治病的机理，古代文献阐述并不十分清楚，直到神经节段学说产生以后，才使其获得了比较科学的解释。现代穴位解剖发现，针刺夹脊穴不但可影响脊神经后支，还可涉及前支。前支与交感神经干相联系，从而能影响交感神经。所以针刺夹脊穴，既在同一神经节段上阻断疼痛，又能通过调节神经功能，宣通气血，有效地治疗同节段水平各脏腑组织的疾病。王乐亭教授采用的华佗夹脊穴可分为颈、胸、腰三组。单数椎骨左右 18 穴为奇数组，双数椎骨左右 16 穴为偶数组。奇数组主治脊髓病，兼治五脏疾患；偶数组主治脊髓病，兼治六腑疾患。王老在临床运用"华佗夹脊术"时减少了针数，取穴由距离正中线 5 分改为 3 分，为了尊重原作，故改名为"华佗夹脊穴"。学生们习惯称为"王氏夹脊穴"。该方 1965 年在北京中医医院确定，并广泛应用于临床。

【组方】

（1）颈 1、2、3、4、5、6、7（颈组）。

（2）胸 1、3、5、7、9、11，腰 1、3、5（奇数组）。

（3）胸 2、4、6、8、10、12，腰 2、4（偶数组）。

【功能】 疏通经络，调和阴阳，补益气血，增强脏腑。

【适应证】

（1）脊髓损害所致瘫痪。

（2）颈、胸、腰、脊椎疼痛等症。

（3）类风湿性关节炎（中枢型）。

（4）颈椎病、肺病、咳喘、呃逆等症。

（5）脏腑虚损，气血两亏之慢性疾病。

【注解】

（1）《难经》记载："督脉者，起于下极之俞，并于脊里。上至风府，入属于脑。"督脉统督全身诸阳，与脊髓功能有密切关系。当脊髓损伤后，督脉督一身之阳的功能失职，导致阴阳不调、经络气血功能失和。由于经气运行不畅或阻滞不通而致经脉骨肉失养，表现为肢体不温、废而不用。故治疗的关键是激发脊髓损伤后的可塑性变化，虽有"治痿首取督脉"之说，但夹脊穴夹督脉两侧有辅助督脉的治疗功能，针刺督脉两侧脊髓损伤平面上下的华佗夹脊穴，可直接作用于脊神经根，有着疏通督脉、调和气血作用，是治疗瘫痪的一组有效配方。

（2）中医学认为，疼痛的原因无非是"不通则痛"和"不荣则痛"。多因外伤劳损后治疗不当，或外感风寒湿邪等原因，使气血壅滞，经脉受阻，不通则痛；或瘀血不去，新血不生，气血不畅，不荣则痛。而颈、胸、腰、脊椎疼痛等症也为督脉或者膀胱经气血运行不畅，局部经络失养，不通以及不荣而致疼痛。夹脊穴与督脉经穴异穴而同功。其次，夹脊穴与足太阳膀胱经之经气密切相关，正如《灵枢·经筋》指出的"膀胱足太阳之脉，夹脊抵腰中……其支者，从膊内左右别下贯胛，夹脊内……"本着"经脉所过，主治所及"的治疗规律，华佗夹脊穴针感放射比督脉更强，易通行气血，达气至病所之效。

（3）类风湿性关节炎主要表现为腰背痛，并伴有颈部的僵痛不适，属"痹证"范畴。其发病与外感风寒湿热之邪和人体正气不足有关。在人体卫气虚弱时，风寒湿等邪气容易侵入人体而致病；汗出当风、坐卧湿地、涉水冒雨等均可使风寒湿等邪气侵入机体经络，留于关节，导致经脉气血闭阻不通，不通则痛。正如《素问·痹论》所说："风寒湿三气杂至，合而为痹也。"根据所感受邪气的轻重程度，常分为行痹（风痹）、痛痹（寒痹）、着痹（湿痹），以及热痹。总之，风寒湿热之邪侵入机体，痹阻关节、肌肉、筋脉，导致气血闭阻不通而产生本病。华佗夹脊穴可以疏通经络，祛邪外出，促进局部气血运行，并起到祛寒通络、行气化瘀之效。

（4）《灵枢·海论》说："十二经脉者，内属于腑脏，外络于支节。"将人体内外连贯起来，成为一个有机的整体。五脏六腑之气输注于背部的腧穴，称为"背俞穴"，属足太阳膀胱经。脏腑有病时，其相应背俞穴往往出现异常反应，如敏感、压痛等。而刺灸这些穴位，又能治疗其相应脏腑的病变，如肺俞可治疗肺部疾患等，而同一水平节段的华佗夹脊穴具有和背俞穴相似的功用，因此，华佗夹脊穴也具有治疗肺病、咳喘等功用。

（5）中医学认为，夹脊穴具有调整脏腑气血功能的作用。首先，夹脊穴分布于脊柱两旁，与督脉关系密切，而督脉为阳脉之海，循行于背部正中线；带脉出于第二腰椎；阳维脉交会于风府、哑门。故督脉经气与各阳经都有联系，能达气至病所之效，可治中风偏瘫、腰脊强痛、痿证、老年性震颤等疾病。其次，夹脊穴与足太阳膀胱经之经气密切相关，这些经脉之气，凭借经络、经筋之联系与夹脊穴相通，且与督脉经穴异穴而同功，且针感放射更强，故而夹脊穴能主治经络所过之脏腑虚损、气血两亏之慢性疾患，如咳嗽哮喘、心烦心悸、耳鸣目涩、纳呆腹胀、腹痛泄泻、失眠多梦、心虚胆怯、消渴水肿、小便失禁或潴留等。此外，夹脊穴亦可振奋阳气，调畅气机而使病人心情舒畅，增进食欲，并配合背俞穴而治疗各种脏腑疾患。

（6）华佗夹脊术是由汉代名医华佗所创设，夹脊穴配方是从华佗夹脊术中简化而来，也就是由一个原方演变为三个配方。华佗夹脊术原方是指胸椎1至腰椎5的17个椎骨之左右穴位，共有34穴。

本组配方分三种：① 发展了颈椎的夹脊穴。② 原方的单数椎骨左右18穴为奇数组。③ 原方的双数椎骨左右16穴为偶数组。

演变后的优越性：① 发展了治疗颈椎病和上肢病的颈夹脊。② 简化了原方的针数。③ 加强了针对性的治疗。④ 在连续使用夹脊穴配方时，可以两组交替应用，以防皮肤和穴位的过频刺激。

【配穴剖析】

（1）颈组：

① 治疗颈椎病

肩臂型（神经根型）。

肢瘫型（脊髓型）。

眩晕型（椎动脉型）。

② 治疗颈髓损伤，高位截瘫（不完全损伤）。

③ 治疗颈神经根损伤、上肢麻木或疼痛。

（2）奇数组：主治脊髓病，兼治五脏疾患。

（3）偶数组：主治脊髓病，兼治六腑疾患。

总则：疏通经络，调和阴阳。

十九、五脏俞加膈俞

背俞穴在临床使用的机会很多，早在明代杨继洲《针灸大成》中就提出过治疗血证取五脏俞或六腑俞加血会的方法。王乐亭教授在临床实践中更进一步发挥了"五脏俞加膈俞""六腑俞加膈俞"的治疗作用，并创立了"背部老十针"等。这些配伍都是在背俞穴之中的组合，临床疗效显著。"五脏俞加膈俞"是1957年冬天，主要针对五脏虚弱、气血两亏，以及久治不愈的病证设计，充分反映了王老在继承、发扬前贤的经验基础上又有新的突破。

【组方】肺俞、心俞、膈俞、肝俞、脾俞、肾俞。

【功能】益气固肺，补心健脾，滋肾柔肝，养血安神。

【适应证】

（1）五脏虚损，气血两亏所引起的眩晕、头痛、失眠、健忘、心悸。

（2）妇人脏躁，抑郁烦闷，神志不宁，月经失调。

（3）五脏结热，吐血不已及咳血、衄血等。

【注解】

（1）人体机能主要由脏腑的正常生理功能来维持，而脏腑的功能又以五脏为中心。人体的精、气、神皆来源于五脏所藏之精，而正气虚弱，主要责之五脏。以五脏的俞穴进行气血、阴阳的调理，完全符合"治病必求其本"的基本原则。凡是因于五脏虚弱、气血两亏、气阴两伤的症候群，都可以用补法针刺五脏俞加膈俞的方法治疗。

（2）脏躁多发于青壮年，以妇女为多。《金匮·妇人杂病脉证并治》说："妇人脏躁，喜悲伤欲哭，象如神灵所作，数欠伸。"其中"脏"即病在五脏，为其功能失调；"躁"即失其滋润所养。其病机多由肝郁化火，灼伤阴津，五脏阴虚，心不主神而发脏躁。治以养心阴、安神志，取补法调理五脏俞加膈俞而有效。

（3）对血的认识，早在《灵枢·决气》就有"心主血，肝藏血，脾统血"之说。这说明血是由水谷的精微变化而成，其生化于脾，藏受于肝，总统于心。其运行在脉中，环周不息，营养全身肌肉、筋脉、骨骼、脏腑。《针灸大成·八脉图并治症穴》说："五脏结热，吐血不已，取五脏俞穴，并血会治之。"如果阴阳偏胜，热伤脉络，血液流溢于外，当然应用泻法更为妥当。

（4）五脏俞加膈俞同为足太阳膀胱经的俞穴，六穴之间有着微妙的配伍效果。肺俞配肾俞则上下交通，益气培本；肾俞配心俞则水火相济，阴阳平衡；心俞配脾俞则补心健脾，养血安神；脾俞配肝俞则疏肝理脾，和胃调中。再加血会膈俞，共奏调理五脏、益气养血之功，是增强人体免疫功能和恢复五脏虚弱的有效良方。

【配穴剖析】

肺俞 }
肾俞 } 上下交通，益气培元

心俞 } 水火相济，阴阳平衡

脾俞 } 补益心脾，养血安神

肝俞 } 疏肝健脾，和胃调中

总则：上述诸穴配合膈俞则可达调整五脏、补益气血之功。

二十、六腑俞加膈俞

脏腑在背部膀胱经上共有 12 对俞穴，亦称背俞穴，是经气转输的部位。背俞的分布与所属的脏腑部位接近，可以治疗本脏或本腑的疾病。"六腑俞加膈俞"配方是王乐亭教授的临床代表配方之一，在腑气不通、消化不良、腰骶疼痛、六腑热病等治疗方面运用较多。

六腑俞加膈俞与五脏俞加膈俞均来源于《针灸大成》，可以说两配方是孪生兄弟。

【组方】膈俞、胆俞、胃俞、三焦俞、大肠俞、小肠俞、膀胱俞。

【功能】通调腑气，消食利水，疏导经脉，益气养血。

【适应证】

（1）腑气不通，消化不良，调节消化系统。

（2）六腑热病（血热妄行，各种出血证）。

（3）背腰酸胀，腰骶疼痛。

【注解】

（1）本方穴位都是位于足太阳膀胱经的背俞穴，背俞穴是脏腑经气输注于背部的腧穴。当脏腑发生疾病时，往往在其背部相应的俞穴上得到反应，所以取其相应的俞穴便能治疗该脏腑的疾病。

（2）六腑俞加膈俞的记载最早见于《针灸大成》："六腑结热，血妄行不已，取六腑俞，并血会治之。"在六腑俞中，小肠俞通于手太阳，膀胱俞通于足太阳，大肠俞通于手阳明，胃俞通于足阳明，三焦俞通于手少阳，胆俞通于足少阳。由此可见，针刺六腑俞可以通调手足三阳六条经脉，从而达到通调腑气、化滞行水之功用。在临证中尤以对以消化不良引起腑气不通或六腑结热发生血热妄行的疗效为佳。

（3）背俞穴不但可以治疗与其相应的内脏病症，也能治疗与内脏相关的五官九窍、皮肉筋脉骨等组织器官病。背俞穴都分布在背腰部膀胱经上，因而可治疗肩、背、腰部的局部病证，如风寒湿痹等，这是腧穴的近治作用决定的。六腑俞穴分布于背腰部，故方选六腑俞配上"血之会"膈俞，意在通调气血、温经散寒、活血通脉，共同达到强健腰脊的作用。

（4）方中六腑俞加膈俞同为足太阳膀胱经的俞穴，七穴之间有着微妙的配伍效果。三焦俞配胆俞则疏导少阳，理气利胆；胆俞配胃俞则调和肝胃，消食化滞；胃俞配大肠俞则健胃宽肠，通调中气；大肠俞配小肠俞则通腑气，传导糟粕；小肠俞配膀胱俞则分清化浊，化湿消肿。上述诸俞穴加膈俞则可达通调腑气、化气行水之功效。若加艾灸，则补虚作用更强大，有温经散寒、回阳固脱之功，善治六腑阳虚之证。

（5）治疗消化系统的疾病因何应用六腑俞而不用五脏俞呢？王老的体会是"五脏主藏精气，以藏为贵"，"六腑者，传化物而不藏，故实而不能满也"，"阴精宜充实，固密属阳，腑属阳，主运化，以通为用"。选用六腑俞，其意义与五脏俞加膈俞相似。六腑属阳，以下降为顺，泻而不藏，功主受纳，腐熟运化，输转水谷之精微，传送糟粕，通调三焦气化，通利二便。六腑不通则腑气郁滞，轻者上逆作呕，重则痛、呕、胀、闭四证俱悉，而上下不通矣。"中宜旋则运"，五脏之营养来源于六腑，故用六腑俞乃是"疏腑以养脏"的具体运用。

【配穴剖析】

三焦俞 ｝疏导少阳，理气利胆
胆　俞

胃　俞 ｝调和肝胃，消食化滞

大肠俞 ｝健胃宽肠，通调中气

小肠俞 ｝疏通腑气，传导糟粕

膀胱俞 ｝分清化浊，化湿消肿

总则：上述诸俞穴加膈俞则可达通调腑气、化气行水之功效。

二十一、背部老十针

禀赋薄弱，生活失节，调摄不当，或大病久病，产后或手术后失血过多等多种原因常导致气血阴阳的慢性、严重亏损，病位主要在脾胃肾。肾为先天之本，受之父母；脾胃为后天之本，有赖自我调摄。背部老十针通过调节脾胃功能起到补虚强壮的作用。

背部老十针大约是 1959 年春天制定的，并广泛使用于临床。

【组方】肝俞、胆俞、脾俞、胃俞、大肠俞。

【功能】补中益气，疏肝和胃，健脾化湿，理腑助消。

【适应证】

（1）体虚久病。

（2）慢性脾胃病。

【加减法】

肾气虚弱：加肾俞。

膈中瘀结：加膈俞。

【注解】

（1）背部老十针是治疗慢性脾胃病的一组配方，特别是对于因久病而脏腑衰弱，引起脾虚之消化功能减退者有较好的疗效。《内经》说："百病皆以胃气为本……"《素问·经脉别论》说："饮入于胃，游溢精气，上输于脾，脾气散精，上归于肺，通调水道，下输膀胱，水精四布，五经并行……"《素问·脏气法时论》说："脾病者，虚则腹满，肠鸣，飧泄，食不化……"《素问·玉机真脏论》说："脾虚则四肢不用，五脏不安。"脾胃为后天之本，纳食主胃，运化主脾，脾升则健，胃降则和。胃阴不足则不能纳食，脾阳不足则不能运食，故尔不思饮食、时时恶心、四肢乏力、腹胀便溏；脾胃虚弱，精微不化，气血无源，脏腑形体失其精微濡养，故身体消瘦。历来医学名家对脾胃学说都很重视，本组组方宗旨是健脾疏肝，和胃调中。

（2）胆主少阳，少阳主升发，故胆俞能疏调胆气，升发清气；肝为厥阴，肝俞能疏肝理气，养血解郁；肝胆为气机调节枢纽，胆俞、肝俞共奏疏肝利胆、行气解郁之功。五行中肝属木，脾为土，肝木过强则克脾土，脾土过弱则招致肝木乘之。故肝俞配合脾俞能健脾调肝，和中顺气。脾胃共居中焦，为气血之枢纽，脾俞配合胃俞能健脾益胃、调理中焦；胃与大肠是饮食传导的重要场所，二者同为阳明，阳明多气多血，故胃俞与大肠俞配合能调和气血，宽中降逆；脾胃之土需靠肾火暖助，故肾虚者加肾俞补肾强壮，补火暖土。膈俞为血会，能化瘀散结，故膈中瘀结者可加之。

【配方剖析】

胆俞 ⎫
肝俞 ⎬ 疏肝利胆，行气解郁

脾俞 ⎬ 健脾调肝，和中顺气

胃俞 ⎫
　　 ⎬ 健脾益胃，调理中焦

大肠俞 ⎬ 疏导阳明，宽中降逆

总则：益气健脾，疏肝和胃。

二十二、老十针

胃主受纳，以通降为顺；脾主运化，以健运为能。脾（肝）胃失和，则可出现各种与饮食水谷纳化功能失常相关的临床常见症状，如胸胁胀满、胃脘疼痛、食欲不振、恶心反胃、嗳腐吞酸、腹胀便秘等。王乐亭教授将李东垣《脾胃论》的学术观点应用于针灸临床，经过多年的探索，在1966年之前即确定"老十针"。"老十针"是遵照传统的理论，由7穴10孔组成的配伍，是实践中的经验总结，使用时不必更改，只要手法得当则肯定有效，可见其命名既通俗又深刻。

【组方】上脘、中脘、下脘、气海、天枢、内关、足三里。

【功能】和中健脾，理气疏肝，升清降浊，调理胃肠。

【适应证】

（1）肝胃不和，胸胁胀满，胃脘疼痛。

（2）脾虚胃弱，食欲不振，腹胀便秘。

（3）消化不良，恶心反胃，嗳腐吞酸。

【注解】

（1）"老十针"主要是治疗肝胃不和所引起的胃病。其临床特点是胃脘痛，胸胁胀满，心烦喜呕，饮食呆滞，口苦咽干，目眩，大便不畅，脉弦且滑。这一类型的病人较多，临床应用"老十针"疗效极佳。因为肝主疏泄，情志不舒则肝气郁结而犯胃作痛；胁为肝之分野，气病多游走，故其痛连及两胁，气机不利，胃失和降。此应属于《伤寒论》所说的"少阳病"。

（2）脾为后天之本，脾与胃相表里。脾为脏，藏而不泻；胃为腑，泻而不藏。治疗一切慢性病时，都不可以忽视脾胃的消化与吸收的功能，故"老十针"在设计时即提出"治胃为先"。因为王老深知，饮入于胃后的精气输布运化对人体的重要意义。正如《素问·经脉别论》说："饮入于胃，游溢精气，上输于脾。脾气散精，上归于肺，通调水道，下输膀胱。水精四布，五经并行。合于四时五脏阴阳，揆度以为常也。"可以看出，饮食物的精气都生成于胃，运化于脾，输送到全身，灌溉五脏六腑，周流不息。针刺"老十针"治疗脾虚胃弱，特别对于各种慢性病的善后调理，都能起到积极作用。

（3）"老十针"取任脉的三脘穴以和胃调中，配胃经之合穴足三里以和胃健脾；任脉之气海可降逆消胀，配胃经的天枢穴和中脘穴组成"四门穴"，共同构成胃肠之间的门户与枢纽，可通调腑气；尤妙在心包经的内关穴，可疏肝解郁。诸穴配伍，奏疏肝和胃、健脾调中之功效。

【配穴剖析】

上脘 ⎫
中脘 ⎬ 和胃调中 ⎫
下脘 ⎭   ⎬ 健脾和胃

足三里：和胃健脾

气海：降逆消胀
天枢：通调腑气　理气疏肝
内关：疏肝解郁
总则：疏肝和胃，健脾调中。

【附】

老十针赞

气海天枢与三脘，足三里穴与内关；

调理肠胃老十针，气血充和保平安。

二十三、老实针

"老实针"是治疗呃逆、肝胃不和的临床配方，由"老十针"演变而来。即"老十针"去上脘、下脘，加章门，其意在增强疏肝理气的功能。呃逆为胃失和降，气逆动膈，上冲喉间致呃声连连、声频而短、不能自止的疾病。

【组方】章门、中脘、气海、天枢、内关、足三里。

【功能】和胃疏肝，健脾理气，降逆平呃，调中化滞。

【适应证】

（1）呃逆。

（2）肝胃不和。

（3）脾胃失调。

【注解】

（1）《内经》无呃逆之名，但其记载的"哕"即今所说之呃逆。《素问·宣明五气论》说："胃为气逆，为哕，为恐。"朱丹溪称之为"呃"，《格致余论·呃逆论》说："呃，病气逆也，气自脐下直冲，上出于口，而作声之名也。"在病机方面，《灵枢·口问》说："谷入于胃，胃气上注于肺，今有故寒气与新谷气俱还入于胃，新故相乱，真邪相攻，气并相逆，复出于胃，故为哕。"《景岳全书·杂证谟·呃逆》说："呃逆证……虽其中寒热虚实亦有不同，然致呃之由，总由气逆于下，则直冲于上，无气则无呃，无阳也无呃，此病呃之源所以必由气也。"总而言之，呃逆无外乎痰阻、气滞、血瘀、火郁、胃热、中气大虚、胃虚阴火上冲等原因引发胃气上逆所致。在治疗方面，则以和胃、降逆、平呃为主。若因于寒则温之，因于热则清之，因于虚则补之，因于实则攻之。若在重病中出现呃逆，则为元气衰败之症，急宜温补脾胃，扶持元气，或用滋养阴液等法。老人、虚人、久病者有呃逆之症，多是病情深重的表现。《素问·保命全形论》说："病深者，其声哕。"《石室秘录》说："水气凌心包之络，呃逆不止，死症也。"《伤寒明理论》说："不尿腹满加哕者不治，是为真病，其若是者，虽有神术，当斯脱绝之候，又何以措其手足哉。"据王乐亭教授之经验，当中风危急之际，病家若出现吐红、呃逆者则预后不佳，医者不可不知也。

（2）脾胃同居中焦，为气血生化之源，脾主升清，胃主和降，二者是人身血气的枢纽。若脾胃和降失常，运化不利，则容易肝木乘土，故肝、脾、胃常需同治。

（3）老实针的配伍，取中脘（任）和胃降逆，健脾利湿；气海（任）升阳补气，益肾固精；天枢（胃）健脾化湿，理气调中。三穴共同调气和中。取章门（肝）疏肝理气，调和脾胃；内关（心包）和胃止痛，降逆止呕。两穴协同，疏肝降逆。再取足三里（胃）补益脾胃，扶正固元，和胃调中。诸腧穴共奏和胃疏肝之功效。

【配穴剖析】

中脘：健脾利湿，和胃降逆 ⎫
气海：升阳补气，益肾固精 ⎬ 调气和中
天枢：健脾化湿，理气调中 ⎭

章门：疏肝理气，调和脾胃 ⎫ 疏肝降逆
内关：和胃止痛，降逆止呕 ⎭

足三里：补益脾胃，扶正固元——和胃调中

总则：和胃疏肝。

二十四、举胃术

"举胃术"是王乐亭教授治疗胃下垂的经验方。胃下垂是指站立时，胃的下缘达盆腔，以胃小弯弧线最低点降至髂嵴连线以下，十二指肠球部向左偏移为主要体征的一种病症。本症是内脏下垂的一部分，多见于瘦长无力体型者、久病体弱者、经产妇、多次腹部手术有切口疝者和长期卧床少动者。以 30~50 岁多见，女性多于男性。本症病因不明，可能与体型、饮食等因素有关。

【组方】 梁门（左）、中脘、下脘、气海、天枢、内关、足三里。

【功能】 升阳益胃，补气健脾，疏肝理气，调中助消。

【适应证】 胃下垂。

【手法】 梁门取左。在胃中有少量食物时最宜，若脾脏不大时可行手法。取 2 寸针扎入，大指向前捻转得气后徐徐向上，则有提胃之感。气海处针尖稍偏上方，使针感传导向上，有举托反应则定能收功。

【注解】

（1）胃下垂古称"胃缓"，首见于《内经》。《灵枢·本藏》说："脾应肉……肉䐃不称身者胃下。胃下者，下管约不利。肉䐃不坚者，胃缓。"明确指出肌肉瘦弱与身形不相称者，胃之位置偏下，肌肉不够坚实的则为胃缓。《金匮要略》中所述的"其人素盛今瘦，水走肠间，沥沥有声，谓之痰饮"与本病的症状类似。胃下垂之病源主要是脾胃虚弱，中气下陷。脾胃为中气之本，脾主肌肉而司运化，脾虚则运化失常，中气升举无力，导致胃体下垂。

（2）"举胃术"以取足阳明、任脉及胃募等穴为主，其目的在于调达冲和之气，促进脾胃运化，增强冲任气血，使胃体恢复其正常位置。中脘为胃之募，又为手太阳、手少阳、足阳明及任脉之会穴，与下脘共同促进脾胃运化，对提升中气有关键之功；取左梁门有温胃引气、疏理中焦的作用，直接对胃刺激，促使胃体收缩；气海有益气补中之效；天枢为胃之经穴，大肠之募穴，具有和胃调中健脾、促进水谷消化之用；内关和肝理气宽中；足三里健脾和胃，助消化作用最强。诸穴配伍有升阳益胃，提气固中之效。

【配穴剖析】

梁门：升提胃体
气海：补中益气 } 升阳益气固脱

中脘
下脘 } 和胃健脾调中
足三里

内关：疏肝理气解郁。

天枢：通腑气调胃肠。

总则：升阳益胃，提气固中。

二十五、提宫术

子宫脱垂，又名阴挺，是指子宫口从正常位置沿阴道下降，子宫颈外口到达坐骨棘水平以下，甚至子宫全部脱出于阴道口外；或常伴阴道前、后壁同时有不同的膨出，甚至脱出阴道口外的病症，俗称阴道壁脱垂。

本病症由产时用力过度，或产后过早劳动，胞络受损，不能固摄宫体所致。在临床上，可以分为气虚下陷、肾元亏损、湿热下注等证。

【组方】

主穴：气海、维胞、关元。

辅穴：中脘、中极、曲骨、关元（灸）、百会。

【功能】补中益气，升阳举陷，提宫固脱，收涩胞络。

【适应证】

（1）子宫脱垂症。

（2）阴道壁脱垂症。

【注解】

（1）子宫脱垂症在中医称为"阴挺"。本病的名称历代医家各有不同，如《诸病源候论》说"阴挺出下垂"；《千金方》说"阴脱""阴癫""阴痔"等；《叶天士女科》说"子宫脱出"，也有"子肠不收"或"产后肉线"的说法。巢元方认为，本病是"胞络损伤，子脏虚冷，气下冲则令阴挺出"，并且认为与内分泌相关，说"产而阴脱者，由宿有虚冷，因产用力过度，其气下冲，则阴下脱也"。张景岳在前人的基础上完善了病因学说，认为"此或因胞络伤损，或因分娩过劳，或因郁热下坠，或因气虚下脱。大都此证当以升补元气、固涩真阴为主"。由此可见，本病发生多因气虚不足，中气下陷，冲任不固，损伤胞络，失于固摄所致。主要与脾肾相关，临床辨证有气虚、肾虚之分。

（2）子宫脱垂在妇科检查时，共分三度：

1度：宫体下降，宫颈口位于坐骨棘和阴道口之间，宫颈口在阴道口4cm以内。

2度：轻者，子宫颈及部分阴道前壁翻出阴道口外；重者，宫颈及部分宫体及全部、大部阴道壁均翻出阴道口外。

3度：整个子宫体、宫颈、全部阴道前壁及部分阴道后壁均翻脱出阴道口外。必要时可取蹲位，再进行扪诊，以确诊子宫脱垂的程度。

（3）"陷者举之""虚者补之""脱者固之"，总之以升提中气为主。气海为肓之原穴，且任脉的强劲之气由此输向四周，有益气培元的作用；关元穴为强壮要穴，有补肾温阳之功；维胞为经外奇穴，可收摄胞宫。三穴合用，能升阳举陷，提固胞络。本方取气海、中脘补中气；关元、中极补肾气；维胞提子宫。若属气虚者灸气海（或灸百会），属肾虚者灸关元。因提宫术的实质是升阳举陷之法，故在治疗过程中应避免劳碌和妄服降气的食品和药物。

【配穴剖析】

气海：益气培元。

关元：补肾温阳。

维胞：收摄胞宫。

总则：升阳举陷，提固胞络。

二十六、固源节流法

固源节流法，为治疗小便失禁而设。小儿遗尿又称遗溺，为夜晚正常睡眠状态下发生排尿的临床症状。多发生于 3 岁以上儿童，男孩多于女孩，至 15 岁大多痊愈。成年人很少遗尿，若 20 岁以上仍然遗尿者，可能是脑发育不全、骶椎裂、癫痫等疾病引起。该病与尿失禁有区别，其区别在于清醒状态下能否有正常排尿。尿失禁在清醒状态下仍不能控制排尿。充溢性尿失禁可出现于睡眠时，但其残余尿多，膀胱极度充盈，不难与遗尿区别。除遗尿外，还有夜尿多、老年妇女尿意急，这类病人多属肾虚膀胱气弱者，均可以应用固源节流法调治。固源节流法是王乐亭教授根据多年的临床经验制定而成。

【组方】气海、关元、中极、曲骨、阴陵泉、三阴交。

【功能】培补肾气，收摄下元，巩固州都，约束膀胱。

【适应证】

（1）遗尿（小便失禁）、夜尿多、尿意急等病症。

（2）阳痿。

【注解】

（1）中医认为，遗尿症多为脾肾阳气不足，膀胱失约所致。早在《内经》已有关于遗尿的记载，如《素问·宣明五气论》说"膀胱不利为癃，不约为遗尿"，不仅认识到遗尿的病位在膀胱，病性多属虚，而且还指出补法为一般治疗原则。

（2）《诸病源候论·小便病诸候》说："小便不禁者，肾气虚，下焦受冷也。肾主水，其气下通于阴，肾虚下焦冷，不能温制其水液，故小便不禁也。"进一步认识到尿液的正常排泄，主要决定于肾的气化和膀胱的制约功能。肾司固藏，主气化；膀胱有贮藏和排泄小便的功能。若肾气不足，下元不能固摄，每致膀胱约束无权，而发生遗尿。

（3）本方组成之妙是取任脉四穴固摄先天，又配脾经两穴培补后天。其中，选气海、关元用于益气纳肾，培元固本；

中极和曲骨可收摄元阳，固摄膀胱；再配阴陵泉、三阴交健脾培本，滋肾养肝。诸穴共同起到培补肾气，约束膀胱的作用。

（4）在以上方法的治疗基础上，还要对患儿及其父母进行提示，为患儿建立良好的作息制度和卫生习惯，掌握夜间排尿规律，定时唤醒或使用闹钟，使患儿逐渐形成时间性的条件反射，产生规律的生物钟，并培养患儿的生活自理能力。晚饭以及临睡前，少给流质饮食，少喝水。父母不应责备和歧视患儿。

【配穴剖析】

气海：益气纳肾 ┐
关元：补肾固本 ├ 固摄先天
中极：收摄元阳 │
曲骨：固摄膀胱 ┘

阴陵泉：健脾培本 ┐ 培补后天
三阴交：补肾健脾 ┘

总则：培补肾气，约束膀胱。

二十七、补肾兴阳术

肾为作强之官，肝主疏泄之职，心主神明、血脉，脾为气血生化之源。男性的性功能与肝肾功能相关，并兼及心脾。如心肾不交则遗精、早泄；肾虚肝郁则阳痿、不射精；阴虚火旺易阳强；肾精虚亏可引起少精。而其中痰湿瘀血阻滞，常是造成性功能障碍的病因。

阳痿是指各种原因使得肝肾功能失调，宗筋弛纵而引起的青壮年男子行房时阴茎痿软不举，或举而不坚，影响正常性生活的病证。遗精是指不因性生活而出现精液排泄的病证，有梦而遗谓之梦遗，无梦而遗甚则清醒时遗精者谓之滑精。补肾兴阳术以补肾培本、固精壮阳为法，治疗阳痿、遗精之肾亏证。

补肾兴阳术与固源节流法都是王乐亭教授根据多年的临床经验于1962年制定而成。该二配方，可以说是治疗下焦病的兄弟方。

【组方】

处方1：命门、肾俞、志室、环跳。适当加灸法。

处方2：气海、关元、中极、三阴交。适当加灸法。

【功能】补肾培本，固涩精关，疏导经气，兴奋性能。

【适应证】阳痿、遗精。

【注解】

（1）阳痿古称"阴痿"，此病与肝肾、阳明有着密切的关系。因阴器为厥阴肝经之所过，又为宗筋之所聚；阳明主润宗筋，阳明气衰则宗筋不振；肾主藏精，肾虚则阳事不举。《素问·痿论》说："思想无穷，所愿不得，意淫于外，入房太甚，宗筋弛纵，发为筋痿，及为白淫……筋痿者，生于肝使内也。"《景岳全书》说："凡惊恐不释者，亦致阳痿。经曰'恐伤肾'即此谓也。"由此可见，斲伤过甚，或色欲过度，损伤肾气；或因思虑伤脾，心脾郁结；或失志之人，抑郁伤肝；或惊恐伤肾；或命门火为湿所遏，以及湿热下注等都足以导致阳痿。

（2）关于遗精，《灵枢·本神》说："心怵惕思虑则伤神，神伤则恐惧，流淫而不止，恐惧而不解则伤精，精伤则骨酸痿厥，精时自下。"《诸病源候论》说："肾气虚损，不能藏精，故精漏失。"赵献可说："肾之阴虚则不藏精，肝之阳强则火不秘。以不秘之火加临不藏之精，除不梦，梦即遗矣。"《折肱漫录》记载："梦遗之证，患者甚多，非必尽因色欲过度，大半起于心肾不交。"遗精之病机，除了髓海不足、肾气亏虚不固之外，还有所欲不遂、恣情纵欲、劳神过度等原因。

（3）补肾兴阳术针对的是肾气亏虚、精关不固之证。两组配方可交替使用，处方1以固精为主，处方2以壮阳为用，前后相配医治阳痿，日久则效矣。命门又名精宫，为气血精微汇聚之处，能补肾助阳；肾俞为肾之背俞穴，可培补肾气；志为肾之精，故志室能固摄精宫。三穴合用，功在兴阳事。环跳为足少阳胆经穴，可疏通少阳经气，但针刺的传导感应需通达会阴处。四穴合用，调理心肾肝胆，共奏兴奋性能之功。气海为强壮要穴，能益气培元；关元为小肠募穴，足三阴经与任脉之会，可调理三阴，补肾兴阳；中极为膀胱募穴，足三阴经与任脉之会，膀胱与肾相表里，故能调理三阴，温肾固精。三穴共用，阴阳双补，调理肝脾肾、任脉，故能补益元阳。再取三阴交补脾之中兼补肝肾，诸穴共济补阴强阳。

【配穴剖析】

处方1

命门：补肾助阳 ⎫
肾俞：培补肾气 ⎬ 壮阳
志室：固摄精宫 ⎭

环跳：兴阳事，通经气

总则：兴奋性能。

处方2

气海：益气培元 ⎫
关元：补肾兴阳 ⎬ 补益元阳
中极：温肾固精 ⎭

三阴交：补脾之中兼补肝肾

总则：补阴强阳。

二十八、三肩解凝法

"三肩解凝法"是王乐亭教授治疗肩凝症的临床常用配方。肩凝，现代医学称为肩关节周围炎，简称"肩周炎"，日本称为"五十年痛"。近年来人们称为"五十肩"，说明本病多发于 50 岁左右的人。肩周炎的主要临床表现为：开始时单侧或双侧肩部酸痛，甚则向颈部或臂部放射，昼轻夜重，往往夜间痛醒，晨起后病变肩关节稍事活动则疼痛有所减轻，因疼痛故肩部外旋、外展、上举、后伸动作均受限制，影响日常生活，如梳头、脱衣等。随着病情的发展，病变组织形成粘连，便出现日益加重的功能障碍，故早期以疼痛为主、晚期以功能障碍为主是本病的特点。王老治疗此症，一般多采取阳明经穴，因其为多气多血之经，若气血充沛，经络疏通，则痹痛可止，关节活动滑利。

【组方】肩髃、肩髎、肩贞、腋缝（图2-3）透胛缝。

【功能】疏通气血，活络止痛，祛风除痹，舒筋和营。

【适应证】肩关节周围炎（肩凝症）。

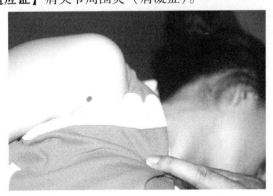

图2-3　腋缝穴

【加减法】肩痛日久：加条口透承山（患侧）。

【注解】

（1）《素问·痹论》说："风寒湿三气杂至，合而为痹也。"本病多因正气亏虚，风寒湿邪乘虚而入，阻滞经络，气血流通不畅，或因积劳受损，以致气血不和，筋脉失常，气血凝滞，经脉不通，不通则痛，故而肩臂活动受限，甚则废痿不用。

（2）《灵枢·寿夭刚柔》有"寒痹之为病也，留而不去，时痛而皮不仁"之说，说明病邪在筋，其束关节、司运动的功能失调，则筋脉拘挛、关节疼痛、不能正常活动。又寒为阴邪，其性凝滞，若因寒邪凝滞、收敛于气血，则血凝不通，不通则痛。

（3）《素问·长刺节论》说："病在筋，筋挛节痛，不可以行，名曰筋痹。"肩关节周围又为足阳明经筋所过，经筋的功能主要依靠经络的渗灌气血而得到濡养。若起居失调，卫气不固，腠理空虚；或劳累之后，汗出当风；或夜间贪凉，肩部受风等均可致风寒湿邪痹阻经络及其连属部分——经筋，使其不能发挥约束骨骼、利关节、主屈伸的作用，出现一系列的临床症状。

（4）"三肩解凝法"中运用了王氏经验方"肩三针"，即肩髃、肩髎、肩贞三穴。肩髃具有疏经络、祛风湿、利关节、调气血之功；肩髎可祛风湿、通经络，主治臂痛、肩不能举；肩贞有疏风、活血、散结之作用。此三穴属于手三阳经，位于肩部，为局部取穴，共奏疏调经气、活血通络之功。再加上透穴——腋缝透胛缝，此为阴经透阳经，从阴引阳，使其气血疏通，又有一经透二经贯三穴之妙，使其经气沟通。针对疼痛日久者，可按"上病下取"的原则，配合同侧条口透承山治疗，以疏通阳明、太阳两经之气。阳明为多气多血之经，针之能调补气血、舒筋活络；太阳主一身之表，刺之能祛风散寒、祛瘀止痛。一针两穴，前后相配，针效显著。

【配穴剖析】

肩髃（手阳明）：祛风湿，利关节。

肩髎（手少阳）：祛风湿，通经络。

肩贞（手太阳）：疏风活血散结。

腋缝（经外奇穴）：调气血，疏经脉。

总则：舒筋活络。

二十九、肘臂扫风方

肘臂扫风方为王乐亭教授治疗上肢疼痛及麻木的一组配方。临床应用于外邪侵袭上肢经络，气血阻滞不能畅行；或因妇人多产血亏，上肢筋脉失养以致麻木不仁。中医认为，风寒湿侵袭而引起的肢节疼痛或麻木的病症，上肢疼痛者多为风寒袭络的风痹，也称行痹；上肢麻木者，多为血不荣筋的血痹。"血痹"，是以肢体麻木为主症，多不疼痛，但受邪较重，症状为甚者，也可兼见轻微的疼痛感。由于气血不足，易受风邪侵袭，是以血行滞涩不畅所致。故《素问·五脏生成论》说："卧出而风吹之，血凝于肤者为痹。"这就是血痹的成因和病机。该方是王老于 1975 年初冬确定组成。

【组方】极泉、风池、肩井、中渚。

【功能】疏通经络，调和营卫，解痹祛风，养血柔筋。

【适应证】上肢疼痛、麻木不仁。

【加减法】

上臂麻痛：加肩髃、臂臑、肩贞。

前臂麻痛：加五里、曲池、手三里。

腕掌麻痛：加外关、合谷。

手指麻痛：加八邪。

【注解】

（1）《医学入门》说："痹者，气闭塞不通流也，或痛痒，或麻痹，或手足缓弱，与痿相类……"《灵枢·寿夭刚柔》说："病在阳者命曰风，病在阴者命曰痹病，阴阳俱病，命曰风痹病。"《素问·痹论》说："风寒湿三气杂至，合而为痹也。其风气胜者为行痹……"说明上肢痹痛的原因，不外乎风寒湿三邪杂至而引起。但由于邪气侵入经络的不同，痹痛的部位也就有了侧重。一般来讲，手臂外侧及手背部疼痛较重，为邪入阳经；手臂内侧及手掌痹痛较重，为邪入阴经。

（2）《景岳全书·非风诸证治法》说："非风麻木不仁等证，因气血不至，所以不知痛痒。盖气虚则麻，血虚则木。"《素问·逆调论》说："荣气虚则不仁，卫气虚则不用。"麻木之证与卫气营血关系密切。麻则轻，木则重。麻木是疼痛的发展，疼痛是麻木的转化过程。麻则肌肤不仁，但犹觉气微流行，木则痛痒不知，真气不能运及。

（3）手太阴肺经在上肢的循行路线是上臂及前臂内侧前面，进寸口，过鱼际，出拇指内侧端；手阳明大肠经循行于食指桡侧，过合谷，沿前臂外侧前缘上行；手少阴心经出腋窝极泉，沿上臂内侧后缘和前臂内侧后缘，小指内侧至末端；手太阳小肠经起于小指外侧，沿上肢外侧上行；手厥阴心包经出腋窝，沿上肢内侧中线下行，由中指到指端；手少阳三焦经起于无名指末端，沿上肢外侧中线上行。从以上手臂经络循行部位来看，各经络的痹痛也多循此规律。但邪气入侵多是循几条经络同时而入，故治疗时应同时取几条经的穴位方可见效。

（4）肘臂扫风方中主穴为极泉穴，该穴与上肢各阴经相通，从现代医学角度看，为臂丛神经所在，此穴有调节气血、疏通经脉、祛风散寒的作用；取风池，可疏风清热、活血通经；肩井为手少阳阳维之会，有通经活络、豁痰开窍之功；中渚为手少阳三焦经的输穴，"输主体重节痛"，《医宗金鉴》说"中渚治四肢麻木、战振、蜷挛无力、肘臂连肩红肿疼痛"，故应用此穴疏通经络、行气活血。

该方在临证加减中，对因风寒侵袭经络引起的上肢麻痛，治疗上多取阳经穴位：肩髃、臂臑、五里、曲池、手三里、合谷等穴均为手阳明大肠经穴位。阳明经为多气多血之经，刺之可流通气血，疏通经脉；肩贞有疏风清热、活血通络之功，配肩髃、臂臑可治疗上臂部的麻痛；外关为手少阳三焦经络穴，又通阳维，是八脉交会穴之一，有散风解表、通调气血之作用，配合谷刺之可治疗腕掌麻痛；八邪有祛风散寒、行气活血之功，刺之有助于掌指关节经络的疏通，主治手指麻痛。以上诸穴配合应用，通上达下，可使针感自手至肩，上下贯通，逐节相传，疏通经脉，驱邪外出。

【配穴剖析】

极泉：疏通血脉，活血舒筋。

风池：疏风清热，活血通经。

肩井：通经活络，豁痰开窍。

肩髃：疏通经络，祛风利节。

肩贞：疏散风邪，活血通络。

五里：疏通经络，祛风利节。

曲池：疏通经络，调和气血。

手三里：调和气血，疏通经络。

外关：散风解表，通经活络。

合谷：疏风清热，通调气血。

中渚：疏通经络，活血行气。

八邪：祛风散寒，行气活血。

总则：疏导经气，调和营卫。

三十、手足十二针

"手足十二针"是王乐亭教授在上世纪 50 年代后期定型的经验处方。该方的配伍采用手不过肘，足不过膝的"五输穴"，是以整体调节来促进全身及脏腑的阴阳平衡、气血畅通，从而达到治疗疾病的目的。"五输穴"是临床医师最常使用、安全有效的要穴。王老从 66 个输穴之中，精心选择有特殊作用的六个穴位组成"手足十二针"用来进行整体调节。

【组方】曲池、内关、合谷、阳陵泉、足三里、三阴交。

【功能】调和阴阳，通经活络，调气和血，清热开窍。

【适应证】

（1）高血压及中风前驱症。

（2）脑血管病后遗症，中风偏瘫。

（3）周身关节肌肉疼痛，四肢麻木。

【注解】

（1）近年来，随着饮食结构和生活方式的改变，高血压病的发病率呈逐年上升趋势，已成为我国中老年人的常见病和多发病。早在《素问·至真要大论》就有"诸风掉眩，皆属于肝"之说。临床症状中最常见的眩晕、耳鸣、惊悸、失眠、烦躁都是阴虚阳亢的表现。如果再出现视物模糊、复视、颜面或手足麻木、语言不清等现象，则有可能是肝风内动之脑中风的前兆，这种前驱症的出现，医师应高度警惕。对于阴虚阳亢的患者应补其阴经，泻其阳经。头晕者加百会；痰盛者加天突、中脘；若有风动预兆者，"手足十二针"皆用泻法，并加刺风府；语言不清者加廉泉，同时重刺太冲以泻肝胆之火。

（2）《素问·生气通天论》云"阳气者，大怒则形气绝，而血菀于上，使人薄厥"，是说因阴虚阳亢，肝风内动，脑络损伤，血脉瘀阻，而出现中风偏瘫、语言謇涩的脑血管病后遗症，都可以首选"手足十二针"加百会、风府、廉泉。若患者面赤、痰盛、脉弦滑，属实证者，则诸穴都用泻法；若偏瘫日久面黄、气弱、脉沉细，则属虚证，理当取补法，并与其他处方交替使用。

（3）疼痛与麻木是两个症状，亦是两个证名，常常同时出现或者交替出现。何谓麻木与疼痛？麻：即是非痛非痒，肌肉如虫行；木：即不痛不痒，按之不知，掐之不觉。其病机为气血两虚，经脉凝滞。所谓疼：即是一种难以忍受的苦楚；所谓痛：即疼之兼酸者。其病机为寒邪客于脉中，经络阻滞，"不通则痛"。可以说，疼痛与麻木都属经络病的两个不同程度。麻木是疼痛的发展，疼痛是麻木的改善；麻木是虚证，疼痛为实证。总之，四肢疼痛和麻木都可以针刺"手足十二针"，但属虚者用补法，属实者取泻法。临床应用可酌情再加配穴。

（4）曲池为手阳明大肠经合穴，擅能宣行气血，凡气血阻滞之病，皆能舒畅而调之；合谷为手阳明大肠经原穴，可开关通窍，疏通经气；内关为手厥阴心包经之络穴，别走三焦，可以通气，主治气道壅塞，血滞不行；阳陵泉为足少阳胆经之合穴，筋之会，大有舒筋利关节之效；胃为后天之本，五脏六腑之海，足三里为足阳明胃经之合穴，可补脏腑之虚损，调运气血，通达经脉，中兴胃肠以润宗筋；三阴交为肝脾肾三脏之交会穴，其在补脾中兼补肝肾，独有气血双补之功。诸穴配伍，共取疏通经脉、调和气血之功效。

【配穴剖析】

曲池：疏经络，调气血。

内关：安中降逆，清心。

合谷：疏风醒神，通络。

阳陵泉：舒筋活络，清热。

足三里：调气血，通经络。

三阴交：健脾胃，通经络。

总则：益气养血，疏通经络。

手足十二针歌诀

合谷内关曲池行，三阴三里与阳陵；

调和阴阳理气血，清热开窍又通经。

三十一、纠偏治瘫法

纠偏治瘫法，主要是为偏瘫所设。偏瘫，即半身不遂，是指左侧或右侧上下肢瘫痪，不能随意运动的症状而言。常伴有瘫痪侧面部口眼歪斜，久则有患肢枯瘦、麻木不仁的表现，多为中风后遗症（出血性或缺血性脑血管病）。早在《内经》就有关于偏瘫的记载，并有偏风、偏枯、风痱等不同名称。其发病与肝胆、脾胃、脑相关，同时与足厥阴经、足少阳经、督脉关系密切。

在临床上，半身不遂当与痿证相鉴别。痿证指四肢肌肉、筋脉疲软迟缓而不能活动，多为四肢或双下肢对称性瘫痪，故与半身不遂不同。瘫痪为肢体不能活动的总称。纠偏治瘫法是王乐亭教授的经验总结，临床使用屡屡有效。

【组方】百会、风府、风池、肩髃、曲池、环跳、委中、阳陵泉、悬钟、太冲。

【功能】疏导经气，和营通脉，活血化瘀，舒筋利节。

【适应证】

（1）中风偏瘫恢复期。

（2）周身关节肌肉疼痛、麻木。

（3）类风湿性关节炎。

【注解】

（1）《素问·生气通天论》说："阳气者，大怒则形气绝，而血菀于上，使人薄厥。"《灵枢·刺节真邪》说："虚邪偏客于身半，其入深，内居荣卫，荣收稍衰，则真气去，邪气独留，发为偏枯。"《素问·通评虚实论》说："仆击、偏枯……肥贵人，则膏粱之疾也。"陈无择在《三因极一病证方论》中指出："如其经络空虚而中伤者，为半身不遂。"《灵枢·热病》说："偏枯，身偏不用而痛，言不变，志不乱，病在分腠之间。"《东垣十书》说："中风者非外来风邪，乃本气自病也。凡人年逾四旬，气衰之际，或因忧喜忿怒伤其气者，多有之。"总而言之，情绪变动、膏粱厚味、气血亏虚多可引发风痰留窜经络，血脉痹阻，血瘀气滞，经络不通，气不能行，血不能荣，故肢体瘫不能用。治宜益气活血，祛风化痰。纠偏治瘫法主要治疗中风半身不遂之恢复期（发病半年之后），特别是对脑血管病（大脑中动脉血栓形成）后遗症最为得当。在临床治疗时手法宜补，针刺量稍强方能有效。若配合服汤药，气虚型以补阳还五汤加减，若阴虚阳亢者以地黄饮子加减。使用丸药时切记：高血压者不用人参再造丸，低血压者不用牛黄清心丸。

（2）疼痛的原因不外乎"不通则痛""不荣则痛"。瘀血、痰湿、气滞、风寒阻塞经络，经络不通，故发疼痛。气虚、血虚、阴虚、阳虚诸不足，不能滋养脏器组织，故发为疼痛。《杂病源流犀烛》认为："麻，非痒非痛，肌肉之内，如千万子虫乱行，或遍身淫淫如虫行有声之状，按之不止，搔之愈甚，有如麻木之状。木，不痒不痛，自己肌肉如人肌肉，按之不知，掐之不觉，有如木之厚。"《医学准绳·麻木》说："麻属痰属虚；木则全属湿痰死血，一块不知痛痒，若木然是也。"总而言之，麻木与疼痛都无非虚实两端，见其证补虚泻实。

（3）"气在头者，止于脑。""脑为髓海……其气上输脑盖百会穴，下输风府也。"风池为足少阳、阳维脉之会，百会、风府、风池三穴配合从本论治，能平肝息风、清脑安神。肩髃、曲池为手阳明穴，故能疏导阳明气血，通利关节。环跳、阳陵泉、悬钟、委中则为胆经所过，能疏导少阳经气，祛风通络。太冲为肝经原穴，能泻肝行气。上穴配合可活血化瘀，舒筋通络。

【配穴剖析】

百会：平肝息风，清脑安神
风府：疏散风邪，清心宁神 ⎱ 清热息风
风池：疏风清热，活血通络 ⎰

肩髃 ⎱ 通经络，利关节，调气血，疏导阳明
曲池 ⎰

环跳：祛风散寒，强腰益肾。

阳陵泉：清利肝胆，舒筋活络。

悬钟：清髓热，通经络，祛风湿。

委中：强腰壮膝，舒筋活络。

太冲：泄肝火，行气血，化湿热。

总则：活血化瘀，舒筋通络。

三十二、十二透刺法

透刺法是针灸刺法中的一个重要组成部分，在我国医学史中占有一定的地位，其渊源可追溯到金元以前。金元时期窦默《针经指南》中已对透刺针法有过论述，并为后世所引用。透刺包括"担法""过梁针"两种。"担法"即进针后沿皮向要透刺的穴位方向刺，如攒竹透丝竹空，还有我们前边所介绍的曲池透臂臑；"过梁针"是进针后沿骨骼的边缘向对侧穴位刺，如阳陵泉透阴陵泉。

透刺配方是以若干穴位组成的针灸处方。这种深透的刺法，对于病程日久或久治不愈的顽固性疾病，都有较好的治疗作用，特别是对经络病和筋脉之间的病证更为适宜。王乐亭教授经过多年的实践体验，终于在1962年定型，用十二透刺法来治疗难治的经络病。

【组方】

肩髃透臂臑、腋缝透胛缝、曲池透少海、外关透内关。

阳池透大陵、合谷透劳宫、环跳透风市、阳关透曲泉。

阳陵泉透阴陵泉、绝骨透三阴交、丘墟透申脉、太冲透涌泉。

【功能】疏通经络，活血化瘀，调和气血，通利关节。

【适应证】

（1）中风偏瘫超过半年以上，关节筋脉拘急挛缩者。

（2）脑外伤后遗症，肢体偏瘫日久难愈。

（3）风寒湿痹，筋脉瘀滞，半身麻木不仁。

【注解】

（1）中风偏瘫古称"偏枯"，发病日久因经脉痹阻，气滞血瘀，气不能行，血不能荣，故肢体废而不能用，给生活自理带来极大困难。运用透刺针法时，虚实补泻一定要掌握好。因为透刺比一般针刺的作用量和刺激量要大，如果补泻不适宜，反而更伤气血。所以对体质比较虚弱患者，应当在进针之后首先使之得气，然后再透向对侧穴位；如果体壮证实的患者，则可进针直达对侧穴位，然后再施行补泻手法。对于这两种透刺方式，切莫疏忽大意。

（2）对于痹证日久不愈，关节屈伸不利，或肢体麻木不仁者，都应当取补法。并且透刺之后可以加灸，使用"温通法"以助温经散寒，温养气血，扶正祛邪。

（3）十二透刺法取肩髃（大肠）主治肩臂痛，上肢瘫；腋缝（奇）疏利关节，主治上臂麻痹；曲池（大肠）祛风通络，主治肘臂关节不利；外关（三焦）散风通络，舒通筋脉；阳池（三焦）主治腕肿痛，肩臂痛不举；合谷（大肠）主治手掌不能伸屈；环跳（胆）主治下肢不遂，有健步通络之功；阳关（胆）主治膝不能屈伸；阳陵泉（胆）舒筋活络，主治下肢瘫痪；绝骨即悬钟穴（胆），主治小腿酸痛、踝脚麻痹；丘墟（胆）通经脉、利关节，主治足下垂、足内翻；太冲（肝）清泻肝热，主治脚肿挛急。诸穴相互配伍，以疏通经络、活血化瘀、调和气血、通利关节。

【配穴剖析】（修改方）

肩髃（大肠）→极泉（心）：行气活血，理气化痰

腋缝（奇）→胛缝（奇）：疏筋利节，活血通络　｝疏

曲池（大肠）→少海（心）：疏通经气，畅通血脉　通

外关（三焦）→内关（心包）：清热平肝，息风通络　上

阳池（三焦）→大陵（心包）：调理气机，疏导壅滞　肢

合谷（大肠）→劳宫（心包）：开通清窍，濡养筋脉

环跳（胆）→风市（胆）：通经活络，除湿散寒

阳关（胆）→曲泉（肝）：宣除寒湿，疏通经脉　｝疏

阳陵泉（胆）→阴陵泉（脾）：强筋健步，温阳健脾　通

绝骨（胆）→三阴交（脾）：调和营卫，滋阴补阳　下

昆仑（膀胱）→太溪（肾）：滋补肝肾，疏通经脉　肢

太冲（肝）→涌泉（肾）：清泻肝火，育阴潜阳

总则：通经活络，强筋健步。

注：先师王乐亭教授于1982年提出修改"十二透穴"配方，将原方中肩髃透臂臑改为肩髃透极泉；丘墟透申脉改为昆仑透太溪。理由是"十二透穴"中除阳经相透的环跳透风市、阴经相透的太冲透涌泉外，其余十对透穴都统一为阴阳经相透。

三十三、腰痛八针方

"腰痛八针"主要治疗肾虚腰痛之证。肾虚腰痛是指因房室不节、劳倦过度损伤肾脏精气，导致腰部失于精血濡养，使腰的一侧或两侧出现疼痛的病证。肾阳虚者，症见腰间冷痛、手足不温、面色苍白、便溏溺清、舌淡、脉沉细或虚软无力，治宜温补肾阳。肾阴虚者，症见腰痛绵绵、面色黧黑、头晕耳鸣、咽干口燥；阴虚火旺者，更见面红、内热心烦、小便黄赤、舌质红、脉细数或洪而无力，治宜滋阴补肾。

【组方】命门、肾俞、腰阳关、大肠俞、委中。

【功能】滋补肝肾，益火固阳，强腰壮脊，疏通经脉。

【适应证】

（1）肾虚腰痛。

（2）风寒腰痛。

（3）腰腿疼痛。

【加减法】

腰痛掣腿：加环跳。

肾阳亏损：灸命门。

【注解】

（1）《素问·脉要精微论》说："腰者，肾之府，转摇不能，肾将惫矣。"指出肾虚腰痛是所有内伤腰痛的根本。《金匮要略》说："肾虚腰痛者，精气不足，足少阴气衰也……其症形羸气少，行立不支，而卧息少可，无甚大痛，而悠悠戚戚，屡发不已。"张景岳对于肾虚腰痛则有更深的认识，《景岳全书·腰痛》说："腰痛之虚证，十居八九。但察其既无表邪，又无湿热，而或以年衰，或以劳苦，或以酒色所衰，或七情忧郁所致者，则悉属真阴虚证。"张锡纯则指出："肾虚者，其督脉必虚，是以腰疼。"综上所述，肾虚是腰痛发病的内在基础，而感受风寒湿热等外邪、劳累过度、跌扑损伤致血瘀内阻、房事不节等皆可致肾气亏损，筋脉失养；或经气不畅，血脉不固，从而诱发或加重腰痛。

（2）《临证指南医案》指出："肾脏之阳有亏，则益火之本以消阴翳；肾脏之阴内夺，则壮水之源以制阳光。"《证治汇补》总结为："治惟补肾为先，而后随邪之所见者以施治，标急则治标，本急则治本；初痛宜疏邪滞，理经隧；久痛宜补真元，养气血。"

（3）"腰痛八针"以补肾强腰为其根本，擅长治疗肾虚腰痛。方选命门为腰部气血汇聚之处，能培元补肾，益火固阳；肾俞为肾之背俞穴，可培补肾气，强健腰膝。二穴合用，有补肾强腰之功。腰阳关为督脉阳气转承要穴，能疏经调气，补肾壮腰；大肠俞为大肠之背俞穴，能理气活血、疏通经脉；环跳为足少阳、足太阳交会穴，可疏通两经经气、强腰益肾；委中为膀胱经合穴，可强膝壮腰、疏通筋脉。上穴合用，共收通经活络、补肾壮腰之效。若属肾阳虚者，可加灸命门；对风寒盛者，可拔火罐治之。

【配穴剖析】

命门：培元补肾，益火固阳 ⎫
肾俞：培补肾气，强健腰脊 ⎭ 补肾强腰

腰阳关：疏经调气，补肾壮腰 ⎫
大肠俞：理气活血，疏通经脉 ⎪
环跳：疏通经脉，强腰益肾 ⎬ 疏经活络
委中：强膝壮腰，疏通筋脉 ⎭

总则：通经活络，补肾壮腰。

三十四、太阳治瘫法

中医古籍中关于外伤性截瘫的描述最早见于《灵枢·寒热病》："身有所伤，血出多……若有所坠堕，四肢懈惰不收，名为体惰。"病属痿证的筋痿、骨痿、痿躄、肉痿范畴，以下肢感觉和运动功能丧失为主要表现。从脏腑而言，主要与肾、肝、脾、胃四者有关；从经络而言，主要与足太阳、足阳明、足少阳三阳经关系密切。王乐亭教授于1968年初，同时制定了"太阳治瘫法""阳明治痿方""少阳利节术"三法治疗下肢截瘫。

【组方】 八髎、环跳（胆经）、承扶、殷门、委中、承山、昆仑、涌泉（肾经）。

【功能】 疏通经脉，活血止痛，调节州都，强筋健步。

【适应证】

（1）脊髓损害之截瘫（外伤或病理）。

（2）婴儿瘫后遗症。

（3）周围神经损伤之肌肉萎缩。

（4）坐骨神经痛（痛在膀胱经者）。

【注解】

（1）足太阳膀胱经为人一身之藩篱，其"循肩膊内，夹脊抵腰中，入循膂，络肾，入膀胱。其支者，从腰中下夹脊，贯臀，入中。其支者，从膊内左右别下贯胛，夹脊内，过髀枢，循髀外后廉下合中，以下贯腨内，出外踝之后，循京骨，至小趾外侧。"从走行而言，依次经过颈部、脊柱两侧、后腰部、臀部、大腿后侧、小腿外侧后缘、足部外缘，是人身走行最长的经络。此外，腰为肾之府，肾主骨、生髓，膀胱经络于肾，故而通过针刺膀胱经穴位可以起到强筋健骨、补肾、振奋阳气的作用。《灵枢·经脉》说："是动则病冲头痛，目似脱，项如拔，脊痛，腰似折，髀不可以曲，腘如结，腨如裂，是为踝厥。""是主筋所生病者……项、背、腰、尻、腘、踹、脚皆痛，小趾不用。"四总穴歌也提到"腰背委中求"，故针刺膀胱经穴位可以治疗肌肉的痿痹、疼痛、屈伸不利等病证。

（2）"太阳治瘫法"主要治疗各种病因引起的瘫症，是治疗瘫痪的重要配方之一。针刺足太阳膀胱经可以增强腰脊的力量，调节膀胱气化功能，通达阳脉，舒展经脉，以利关节。方中配合足少阴肾经井穴，以肾与膀胱相表里，阴生于阳，阳根于阴，阴阳相互辅助，相互佐使。八髎穴主治大小便不利或失禁，以及坐卧无力之疾；环跳为足少阳胆经之穴，位居髀枢，为下肢运动枢纽，是治瘫痪之要穴；承扶一名"肉郄"，又称"阴关"，和殷门以起尻臀肌肉无力之助，兼强腰脊，调二便；委中，承山以疗痿筋急；昆仑主腰尻，有增进矫健步履之功；涌泉，一名"地冲"，肾经井穴，因肾主二便开合，故能滋补肾水、填精，对三阴所患之病适当其中，且阴阳二气之根皆从下而上。故诸穴起瘫疗痿，调理二便为必用之法。

【配穴剖析】

八髎：疏通经络，活血止痛。

环跳：疏通经络，祛风散寒。

承扶：疏通筋脉，活血止痛。

殷门：疏通筋脉，强壮腰脊。

委中：强化腰膝，舒通筋脉。

承山：舒筋活络，通肠疗痔。

昆仑：解肌通络，强腰补肾。

涌泉：滋阴清热，补肾通络。

总则：强筋健步。

三十五、阳明治痿方

痿证是指肢体筋脉迟缓，软弱无力，手不能握，足不能行，病肢肌肉逐渐枯萎的一种病证，多见于下肢发病，故称"痿躄"。痿证的特点，类似现代医学中小儿麻痹后遗症、病理性截瘫、急性脊髓炎、癔症性瘫痪、脊柱结核后遗症、进行性肌萎缩、多发性神经炎、周围型麻痹、重症肌无力、肌营养不良症等，在临证治疗时，针灸是行之有效的主要治疗措施。王乐亭教授最早的"治瘫七法"配方中，阳明治痿方使用率最高。

【组方】气冲、髀关、伏兔、犊鼻、足三里、上巨虚、下巨虚、解溪、陷谷、内庭、三阴交（脾经）。

【功能】调胃健脾，疏导阳明，养血荣筋，启痿治瘫。

【适应证】

（1）脊髓损害之截瘫（外伤或病理）。

（2）婴儿瘫后遗症。

（3）周围神经损伤之肌肉萎缩。

【注解】

（1）足阳明胃经"其支者：起于胃下口，循腹里，下至气街中而合。以下髀关，抵伏兔，下入膝膑中，下循胫外廉，下足跗，入中趾内间。""其支者：下廉三寸而别，以下入中趾外间。其支者：别跗上，入大趾间，出其端。"从循行部位而言，胸腹、气冲、下肢前外侧均为其所过，故可治疗循行部位的经络、筋经、肌肉的病变。故《灵枢·经脉》说："是主血所生病者……循膺、乳、气街、股、伏兔、骭外廉、足跗上皆痛，中趾不用。"阳明者为"五脏六腑之海""气血生化之源""后天之本"，《内经》早就提出"治痿独取阳明"的原则，《灵枢·根结》说："太阳为开，阳明为阖，少阳为枢……

阖折则气无所止息，而痿疾起矣，故痿疾者，取之阳明，视有余不足。"《素问·痿论》说："阳明虚，则宗筋纵，带脉不引，故足痿不用也。"阳明者，不仅有胃的功能，同时也包含了脾的功能。《素问·太阴阳明论》说："四肢皆禀气于胃，而不得至经，必因于脾乃得禀也。今脾病不能为胃行其津液，四肢不得禀水谷气，气日以衰，脉道不利，筋骨肌肉皆无气以生，故不用焉。"阳明"主润宗筋，宗筋主束骨而利关节也"。宗筋是十二经脉及其络脉中，气血所渗灌、濡养的筋肉组织，是十二正经和十二别经之外的另一系统，具有使十二经脉维持联系全身骨、筋，保持人体正常运动功能的作用。人之动作，依靠筋骨劲强、关节灵利，其关键皆主宗筋。阳明实则宗筋润，虚则宗筋纵，纵则不能延引带脉而成痿躄，故当以阳明治之，此在临床实为重要。

（2）阳明治痿方是主要治疗各种病因引起的督脉损害之瘫痪的重要配方之一。气街，一名气冲，足阳明之正脉，冲脉所起，为宗筋之会，补养宗筋，强健筋骨关节；髀关，主胯髀关节痿软，不能抬举屈伸；伏兔为肾气之街，大脉络之会，补肾精而益脊髓，强筋壮骨；犊鼻在外膝膑下，髌骨下缘，通利关节，增强膝力；足三里是足阳明经之合穴，能调大脉之津液以助下肢运动机能；上巨虚（为上廉）是大肠经之下合穴，下巨虚（为下廉）是小肠经之下合穴，两穴相应能充实腿足痿软无力；解溪为足阳明经的经穴，有健脾清胃降逆之功；陷谷为阳明经输穴，有健脾消水和胃之用；内庭为足阳明经荥穴，有清胃肠、通经络之效。在手法上，若补其荥，泻其输则疗效更佳。以上皆为足阳明经腧穴，配脾经之三阴交，以阳经为主，阴经为辅，表里相助，则气血双补。全方共奏调胃健脾，养血荣筋之功效。

【配穴剖析】

气冲：舒宗筋，散厥气。

髀关：祛风湿，通经络。

伏兔：祛风散寒通络。

犊鼻：祛寒湿，利关节。

足三里：调气血，通经络。

上巨虚：疏经络，活气血。

下巨虚：通肠滞，调经气。

解溪：健脾清胃降逆。

陷谷：健脾消水和胃。

内庭：清胃肠，通阳明。

三阴交：通经络，调气血。

总则：调胃健脾，养血荣筋。

三十六、少阳利节术

少阳利节术是以足少阳胆经下肢的腧穴为主，配合足厥阴肝经的腧穴所组成的一组配方。临床取太阳治瘫法（腿的后侧），阳明治痿方（腿的前侧），少阳利节术（腿的外侧），以及三阴缓痉法（腿的内侧）四组配方的组合，使下肢的前后内外全都得到调理，以治疗截瘫病。王乐亭教授所制定"治瘫十一法"当中，在此占据了四法，前三者主要用于迟缓型瘫痪，最后一组主要是针对痉挛型瘫痪所设。临床应用，得心应手。

【组方】带脉、居髎、风市、阳陵泉、阳交、光明、悬钟、丘墟、足临泣、侠溪、太冲（肝经）。

【功能】疏导少阳，调和气血，强筋壮骨，通利关节。

【适应证】

（1）脊髓损害之截瘫（外伤或病理）。

（2）婴儿瘫后遗症。

（3）周围神经损伤之肌肉萎缩。

（4）坐骨神经痛（痛在胆经者）。

【注解】

（1）足少阳胆经"下颈，合缺盆。以下胸中，贯膈，络肝、属胆，循胁里，出气街，绕毛际，横入髀厌中"。"其直者：从缺盆下腋，循胸，过季胁，下合髀厌中。以下循髀阳，出膝外廉，下外辅骨之前，直下抵绝骨之端，下出外踝之前，循足跗上，入小指次指之间。""其支者：别跗上，入大指之间，循大指歧骨内，出其端；还贯爪甲，出三毛。"从循行部位而言，外侧胸胁、下肢外侧皆为其所过，所以能治疗循行部位筋骨、肌肉疾病。"少阳主胆（骨）"，故《灵枢·经脉》说："是主骨所生病者……胸胁、肋、髀、膝外至胫、绝骨、外踝前及诸节皆痛，小指次指不用。"足少阳胆经与足厥阴肝经相表里，肝主筋，胆主节，筋节强健则动作灵活，《素问·经脉别论》说"食气入胃，散精于肝，淫气于筋"，故通过调理肝经原穴太冲可舒筋利节。

（2）少阳利节术为治疗各种病因引起的下肢瘫痪和疼痛的主要配方之一。它与"太阳治瘫法""阳明治痿方"共同组成治疗下肢不同部位的痿瘫、疼痛的三种配方。带脉系于命门，横贯腹中神阙，如束腰带，诸经皆联属于带脉而受其约束，终于督脉，使之贯通上下，能起瘫痿之作用。带脉，束诸经之别之脉，使之收到气血下行；居髎为足少阳、阳跷之会，主胯腰无力，不能坐起转侧；风市有驱风湿而强壮下肢之功，阳陵泉为筋会，筋是人的动作关键，筋病则不能行，补助筋节劲强，有强健步履之目的；阳交，又名别阳，为阳维之郄，能维护阳气下行，以滋养腿足无力；光明为胆经络穴，别走厥阴，有强筋壮节之功，悬钟又名"绝骨"，为髓会，乃为足三阳之大络，补益精髓，有兴阳健步之功；丘墟主痿厥、坐不能起；足临泣为足少阳胆经之输穴，能调引气血下行，凡是虚损劳伤、行动乏力、手足麻痹颤掉拘挛等证，皆有特效；侠溪为足少阳胆经之荥穴，治瘫消肿壮趾力；太冲为足厥阴肝经之原穴，补能养肝阴、生肝血，泻能降肝阳、平肝气。肝胆互为表里，可互相协调，故为治疗下肢之关键。诸穴合用，共成强筋壮骨、束利关节之用。

【配穴剖析】

带脉：通经活络，清热利湿。

居髎：舒筋活络，强腰壮肾。

风市：祛风散寒，强壮筋骨。

阳陵泉：泄热利湿，舒筋活络。

阳交：温胆宁神，通经活络。

光明：清肝明目，祛风通络。

悬钟：祛风化湿，疏通经络。

丘墟：清肝利胆，通经利节。

足临泣：疏肝息风，通络利节。

侠溪：清热息风，消肿止痛。

太冲：清泄肝火，化湿清热。

总则：强筋壮骨，束利关节。

三十七、三阴缓痉法

痉病最早见于《内经》，张仲景在《金匮要略》中首提痉病之名，主要由于邪气阻滞经络，或亏虚失于濡养所致的筋脉拘急挛缩的疾病。痉挛性截瘫、下肢痉挛在中医属于痉病范畴。三阴缓痉法以肝、脾、肾三经穴位为主，配合胃经气冲穴，对于肌肉痉挛性疾病有良好效果。三阴缓痉法是王乐亭教授于1975年对"治瘫七法"补充时所增选制定的配方之一。

【组方】气冲（胃经）、阴廉、箕门、阴陵泉、三阴交、照海、太冲。

【功能】滋阴养血，荣筋壮骨，补肾柔肝，缓痉息风。

【适应证】

（1）脊髓损害之痉挛性截瘫（外伤或病理）。

（2）下肢痉挛发硬者。

（3）周围神经损伤之肌肉萎缩。

【注解】

（1）关于痉病的病因，《素问·至真要大论》说："诸暴强直，皆属于风……诸痉项强，皆属于湿……诸热瞀瘛，皆属于火。"《灵枢·经筋》说："经筋之病，寒则反折筋急。"总而言之，《内经》认为风、寒、湿、火皆可导致痉病。《素问·至真要大论》说："诸风掉眩，皆属于肝。"《素问·阴阳应象大论》说:"风胜则动……东方生风,风生木,木生酸,酸生肝,肝生筋……在变动为握。"肝主筋,肌肉筋节失其濡养,以致下肢拘急,屈伸不能。故肌肉的痉挛主要从肝论治,肝火生风、血虚阴虚风动、肝经湿热、寒凝肝脉皆可导致痉病。故从治则而言,应清肝泻火、利湿清热、养血滋阴、散寒通脉诸法配合应用,以柔筋止痉。

（2）三阴缓痉法是一种具有缓解痉挛的常用配方,主要治疗督脉损害所引起的下肢痉挛性瘫痪。气冲即气街穴,是阳明之正脉,冲脉所起为宗筋之会,可补养宗筋,强健筋骨关节;阴廉为肝经穴,肝主筋络阴器,可益肝阴、养筋活络,主治小便不利;太冲可滋阴以平肝潜阳;阴陵泉为脾之合穴,可导利水道,以通调二便;箕门,脾之穴,主小便不通;三阴交为足太阴、足厥阴、足少阴之会,有益脾养肝补肾之功;照海为肾经穴,可补肾而壮水,并以生血。故此配方能调理肝、脾、肾三经,具有育阴养血、缓解肌挛、荣筋壮骨、调理二便之功。此方七穴中(六穴为阴经,一穴为阳经),以阴经为主,阳经为辅,配伍成方,具有滋阴养血、缓痉息风之功能。

【配穴剖析】

气冲（胃）：舒润宗筋,调血行气。

阴廉（肝）：柔肝调血,通利筋脉。

箕门（脾）：清化湿热,疏通络脉。

阴陵泉：健脾益气,利湿通络。

三阴交：调气和血,益阴通经。

照海：补肾柔肝,调经和营。

太冲：清泻肝热,畅行气血。

总则：滋阴养血,缓痉息风。

【附】 上述四组临床配方,包括太阳治瘫法、阳明治痿方、少阳利节术、三阴缓痉法的治疗作用均在下肢。若足有畸形,可参照以下方法加减调治:

足下垂者：加解溪透中封。

足内翻者：加丘墟透申脉。

足外翻者：加商丘透照海。

马蹄足者：加公孙透涌泉。

跟足步态：加昆仑透太溪。

三十八、腿股风方

腿股风方主要治疗坐骨神经痛。坐骨神经是支配下肢的主要神经干。坐骨神经痛是指坐骨神经病变，沿坐骨神经通路即腰、臀部、大腿后、小腿后外侧和足外侧发生的疼痛症状群。

【组方】 环跳、阳陵泉、昆仑。

【功能】 逐风散寒，调和营卫，疏导经气，活血通络。

【适应证】

（1）腿股风（干性坐骨神经痛）。

（2）下肢疼痛、麻木。

【加减法】

痛在太阳：加承扶、殷门、委中、承山。

痛在少阳：加风市、陵下、绝骨。

急性疼痛：加申脉、后溪。

慢性疼痛：加中脘、关元。

下元虚寒：灸命门。

【注解】

（1）坐骨神经痛极为常见，男性青壮年较多，古代文献中称为"坐臀风""腿股风""腰腿痛"等。在《灵枢·经脉》中记载足太阳膀胱经的病候有"脊痛，腰似折，髀不可以曲，腘如结，腨如裂"，形象地描述了本病的临床表现。认为腰部闪挫、劳损、外伤等原因可损伤筋脉，导致气血瘀滞，不通则痛；久居湿地，或涉水、冒雨，衣着单薄、汗出当风，风寒湿邪入侵，痹阻腰腿部；或湿热邪气浸淫，或湿浊郁久化热，或机体内蕴湿热，流注足太阳、少阳经脉，均可导致腰腿痛。

（2）本病属于中医学的"痹证"。《华氏中藏经·论痹》说"痹者，闭也"，即痹有闭塞不通的意思。痹证泛指人体的肢体、经络、脏腑被邪气闭阻所引起的脏腑经络气血运行不畅而导致的一类病证。《素问·痹论》说："风寒湿三气杂至合而为痹也，其风气胜者为行痹，寒气胜者为痛痹，湿气胜者为着痹。"至于病机，则认为"虚邪之中人也……虚则寒搏于皮肤之间，其气外发腠理，开毫毛，淫气往来，行则为痒，留而不去，则为痹"。总而言之，坐骨神经痛多由起居失调，卫气不固，腠理空虚；或劳累之后，汗出当风，涉水冒寒，久卧湿地等，以致风寒湿邪乘虚而入，闭阻经络，发为痹证。

（3）坐骨神经的走行大致与自腰以下的足太阳膀胱经、足少阳胆经相似。足太阳膀胱经"夹脊抵腰中，入循膂，络肾，属膀胱"；"其支者：从腰中，下夹脊，贯臀，入腘中"；"夹脊内，过髀枢，循髀外后廉下合腘中，以下贯腨内，出外踝之后，循京骨至小指外侧"。足少阳胆经"下合髀厌中。以下循髀阳，出膝外廉，下外辅骨之前，直下抵绝骨之端，下出外踝之前，循足跗上，入小指次指之间"；"其支者：别跗上，入大指之间，循大指歧骨内，出其端；还贯爪甲，出三毛"，大致从腰部经臀部，经过大腿和小腿的后侧和外侧，抵达足外侧和足底。坐骨神经是人体最粗大的神经，容易受到损伤，在其分支以上的部位走行中，由于各种原因的刺激和压迫，均可引起此病。坐骨神经痛可分为原发性和继发性两种。由风湿引起的坐骨神经炎，称为"原发性坐骨神经痛"，即属于干性疼痛；由腰骶骨关节病引起的称为"继发性坐骨神经痛"，即属于根性疼痛。

（4）该病在治疗过程中要进行严格地经络辨证，病属何经则进行针对性组方治疗。组方多少要视疼痛轻重而定，一般疼痛重则多取，疼痛轻则少取；体弱则以补气为主，体壮则以通为主。在临证中，一定要鉴别疼痛是根性还是干性。干性为针灸治疗的适应证，根性应归骨科病，以推拿术治疗为宜，此体会不可不知，否则贻误病机。环跳为胆经与膀胱经交会穴，亦为坐骨神经从腰部分出所过，深刺则能疏通经络、强腰益肾。阳陵泉为足少阳胆经之合穴，八会穴之一，是筋会，有疏通经络、调和气血的作用；昆仑为膀胱经的经穴，为解肌通络、强壮补肾要穴。三穴配合共奏通络、和营、补肾的功效。此外，根据病邪侵犯经络的不同进行加减：邪在太阳者，加用承扶、殷门、委中、承山以活血通络、祛风除湿；邪在少阳者，加用风市、陵下、绝骨以祛风通络，补肾强腰。急性疼痛者，加申脉、后溪以祛邪止痛；慢性疼痛者，加中脘、关元以补虚止痛。

【配穴剖析】

环跳：疏通经脉，强腰益肾。

阳陵泉：疏通经络，调和气血。

昆仑：解肌通络，强腰补肾。

总则：通络和营补肾。

三十九、鹤膝通络法

鹤膝通络法是王乐亭教授根据膝关节肿痛的临床特点，经辨证施治而总结的，因临床应用较为灵验而命名。所谓"鹤膝"，指以膝关节肿大疼痛，而股胫的肌肉消瘦为特征，形如鹤膝；"通络"，是治疗因其寒湿流注造成的经络壅滞不通而引起的酸痛。中医称膝关节肿痛、股胫消瘦为鹤膝风。多见于30岁以下青年，尤以10岁以下儿童为最多。本病相当于现代医学所述的膝关节结核、风湿性关节炎、骨膜炎，以及其他以关节肿大、积水、变形为特征的关节疾病。该方是王老于1975年11月确认制定的，疗效甚佳。

【组方】 犊鼻、膝眼、阳陵泉、足三里。

【功能】 驱寒渗湿，健步宣痹，疏通经络，和营止痛。

【适应证】 风寒湿所致膝关节肿痛。

【加减法】

阴虚血亏：加血海。

阳明气弱：加气海、梁丘。

病程日久：加阳关透曲泉。

【注解】

（1）本病多由肾阴亏损，寒湿侵入下肢，流注关节所致，大多由历节风发展而来。《证治汇解·腰膝门》说："鹤膝风由调摄失宜，亏损足三阴经，风寒之邪乘虚而入引起，以致肌肉日瘦，肢体挛痛，久则膝大而腿细，如鹤之膝。"《证治准绳·疡医》说："若两膝内外皆肿痛，如虎咬之状，寒热间作，股渐细小，膝愈肿大，名鹤膝风。"

（2）鹤膝风为痹证之一，《素问·痹论》说"风寒湿三气杂至合而为痹"，临床可分为风痹、寒痹、湿痹和热痹四种。在《内经》古籍中按病变部位又分为筋痹、骨痹、脉痹、肌痹和皮痹，这些痹证的进一步发展还可能引起五脏痹。因肾主骨，肾虚则骨痿弱不能行走，关节肿胀强直不能弯曲，故鹤膝风则属于五脏痹之肾痹范畴。

（3）《灵光赋》说："犊鼻治疗风邪疼。"方中所用犊鼻为足阳明胃经穴，有蠲痹行血之功，善治风湿邪阻之膝病。《玉龙歌》说："膝头红肿不能行，必针膝眼膝关穴，功效须臾病不生。"膝眼为经外奇穴，与犊鼻同用治疗膝痛，有内外膝眼之称，是局部取穴不可缺少之"对穴"。《玉龙歌》说："膝盖红肿鹤膝风，阳陵泉二穴亦堪攻。"鹤膝风有膝关节红肿等症状，阳陵泉为"筋会"，治取双侧阳陵泉透刺阴陵泉，效果极佳，能消肿止痛。阳陵泉不仅能宣通膝关节部位的气血壅滞，以恢复屈伸运动，同时它又是胆经之合土穴，与属土的脾有着密切的联系，既可疏调胆经之经气，也能促进脾阳运化水湿之功能，散寒祛湿，消肿止痛。《百症赋》说："脚痛膝肿针三里"，足三里为足阳明胃经合穴，可调和脾胃，行气化湿，因胃经的一条支脉通膝盖部，故因寒湿或湿热引起的膝腿肿痛的疾患，针足三里均有良效。临证加减中，阴虚血亏者取足太阴脾经穴之血海，既能祛湿散邪，又能补益阴血；对脾胃虚弱者加任脉之气海、胃经之梁丘，起到益气养血、通络和营的作用。对病程日久者加阳关透曲泉：膝阳关为胆经合穴，有疏风散寒、舒筋活血之功能；曲泉为肝经之合穴，功能舒筋活络、调理气血。二穴透之，可治膝关节僵直，屈伸不利。本方取穴手法以通为补，从而达到调理气血、疏通经脉、散寒除湿、消肿止痛之目的。

【配穴剖析】

阳陵泉：驱寒消肿 ⎫
足三里：除湿散寒 ⎬ 驱散寒湿
犊鼻：蠲痹行血 ⎪
膝眼：逐散风湿 ⎭

血海：养血益气 ⎫ 益气和营
梁丘：益气通络 ⎭

总则：驱寒渗湿，通络和营。

四十、抗冻解凝方

冻伤是人体遭受低温侵袭所引起的全身性或局部性损伤，全身性冻伤称为"冻僵"，局部性冻伤俗称"冻疮"。冻疮是我国北方冬季的常见病和多发病，好发生在肢体的末梢和暴露的部位，如手、足、鼻尖、耳边、耳垂和面颊部。现代医学认为，冻疮是因为患者的皮肤耐寒性差，加上寒冷的侵袭，使末梢的皮肤血管收缩或发生痉挛，导致局部血液循环障碍，使得供氧和营养不足而发生组织损伤。中医认为，冻疮是由于暴露部位御寒能力差，触冒风寒，伤于肌肤，气血运行凝滞引起。此外，还与患者平素气血不足，又遇寒冷侵袭，阳气耗伤，血脉通行不畅有关。

【组方】

耳部冻疮：耳门、听宫、听会。

手部冻疮：曲池、外关、合谷。

足部冻疮：足三里、三阴交。

【功能】疏导阳气，畅通血脉，调和营卫，抗冻解凝。

【适应证】预防和治疗冻疮。

【注解】

（1）冻疮古称之为"涿"，首见于《五十二病方》，当时已记载有外洗、外敷、按摩等多种外治方法。《诸病源候论》始称其为"冻疮""烂冻疮",并阐明其病因病机"严冬之月,触冒风雪寒毒之气,伤于肌肤,气血壅涩,因即涿冻,焮赤疼痛,便成冻疮。"《外科正宗》说:"冻疮乃天时严冷,气血冰凝而成,手足耳边开裂作痛。"由此可见,寒冷是造成冻疮的重要条件,潮湿环境和皮肤暴露在外面的时间过长,为其主要诱发因素。此外,暴冻着热或暴热着冻,亦易促使本病的发生,故《石室秘录》说:"肌肤受冷,骤用火烘,乃成冻疮。"《外科启玄》则提出:"亦有元气弱之人,不奈其冷者有之。"论述了冻疮的病因病机除寒冷外袭外,还易于发生在体质相对较弱的人身上,有血液循环障碍、营养不良、严重疲劳或贫血等人的发病率更高。长时间接触冷水和工作环境潮湿者,也易患冻疮。

(2)临床上根据其冻伤程度和表现,分为轻症和重症。轻症初起在受冻部位,皮肤先呈苍白、麻木、有冷感,继则水肿或青紫,形成瘀斑,自觉灼痛,瘙痒;有的则局部水肿,出现大小不等的水泡,自觉疼痛、微痒。如无感染,水泡逐渐干枯,结成黑痂,不久脱落而愈,其损害皮肤浅层或全层。重症初起,受冻部位皮肤亦是苍白,冷痛麻木,触觉丧失;继则暗红漫肿,水泡溃破后,创面呈紫色,出现腐烂或溃疡;甚则损伤肌肉、筋骨,常呈干燥黑色坏死,患处感觉、运动功能完全丧失。继发严重感染时可伴有寒战、高烧等全身症状,若毒邪内陷可危及生命。

(3)"抗冻解凝法"是预防、治疗冻疮的临床验方。王乐亭教授根据冻伤的部位选穴组方:如耳郭冻疮,选用三焦经的耳门、小肠经的听宫、胆经的听会,此耳前三穴合用,具有疏通经气、活血通络、通达耳窍之作用;对于手部的冻伤,选用大肠经的曲池、合谷及三焦经的外关,此三穴为上肢活血通络之要穴,合用则有温经散寒、活血化瘀之效;对于足部的冻伤,则选用足三里和三阴交:足三里是足阳明胃经的合穴,又是人体四大强壮穴之一;三阴交是足太阴脾经经穴,又是足三阴经的交会穴。二穴合用可扶助中焦，健脾和胃，祛寒活血，益气通络。方中诸穴，共奏行气活血，疏通经脉，调和营卫，通络散寒之功。对预防和治疗轻、中度冻疮有较好效果。

（4）冻疮的预防最为重要，如在寒冷季节对易受冻部位加强保暖，避免过久地与寒冷、潮湿环境接触。有冻疮病史者，可在入冬前提前采取措施，如在夏季开始逐步养成冷水洗脸、洗足、擦身、洗澡的习惯；并积极参加体育锻炼，以提高耐寒能力。冬季鞋袜不易过紧，出门带皮手套，注意保暖。冬季怕冷者可多吃些热性祛寒的食品，如羊肉、狗肉、鹿肉、胡椒、生姜、肉桂等。一旦患病，受冻后不宜立即烤烘或热水浸泡，受冻后皮肤瘙痒时不能用手抓挠，否则易使表皮破烂感染，加重病情。

【配穴剖析】

耳门（三焦）：疏通少阳。

听宫（小肠）：疏通血脉。

听会（胆）：畅通经气。

以上三穴活血通络，通达耳窍。

曲池（大肠）：疏通气血。

外关（三焦）：行血通脉。

合谷（大肠）：调和气血。

以上三穴温经散寒，活血化瘀。

足三里（胃）：益气活血。

三阴交（脾）：健脾通络。

以上二穴祛寒活血，益气通络。

总则：畅通血脉，抗冻解凝。

四十一、除菀截龙法

王乐亭教授在临床中常运用刺血疗法来治病，截法治疗串腰龙就是他治疗特色之一。"串腰龙"现代医学称为带状疱疹，是一种在皮肤上出现成簇水疱疹，痛如火燎，每多缠腰而发的皮肤病，中医也称"缠腰火丹""蛇串疮"或"蜘蛛疮"。

根据"菀陈则除之"的原理，王老创立除菀截龙法，就是通过对患处进行针刺放血来排放血中的热毒，缓解疼痛，控制病情发展的一种疗法。

【组方】

龙头、龙尾、龙眼穴（图2-4）。

所谓"龙头、龙尾"，即指疱疹最先出现处为"龙尾"，疱疹延伸方向之端称为"龙头"。龙眼穴，位于手小指尺侧第二关节之处，握拳于横纹尽头处取之。

【功能】清热解毒，祛瘀除恶，凉血和营，截断病源。

【适应证】串腰龙（带状疱疹）。

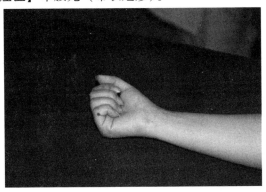

图2-4　龙眼穴

【刺血方法】

（1）放血部位应在龙头之前，龙尾之后，经常规消毒之后，以三棱针点刺出血，然后在针刺部位拔火罐，放出黄水恶血以泻毒热；疱疹面积大的，可以在皮损部位的上、下、中段处再做刺血拔罐，以求恶血尽去。起罐后，用酒精棉球将刺血部位擦净，不必包扎。

（2）龙眼穴放血时，先将其局部常规消毒后，用三棱针点刺之，然后进行挤压，即有恶血溢出，一般挤出3~7滴即可。

【针刺配穴】

（1）如疱疹的发病部位在胸或胸部以上者，加曲池、合谷；疱疹在腰部以下者，加足三里、三阴交；对病程日久的患者，加太溪、太冲。

（2）若疱疹已消退，患处仍遗留有神经痛的，可按局部阿是穴以毫针围刺，但注意手法要轻、深度宜浅。

【注解】

（1）所谓"截法"就是采取果断措施和特殊功效的穴位，直捣病巢，迅速祛除病因和病源，杜绝疾病的自然发展。因为截法强调攻邪，所以它亦属于泻法。在《针灸甲乙经·九针九变十二节五刺五邪第二》中，就多次论述过"刺血"的治疗方法，概括文中所述的内容，经过历代医家的发挥，将在"菀陈则除之"治疗原则指导下的"刺血"法总结为具有清热解毒、消肿止痛、止痒蠲痹、疏通经络的一种治疗方法，专对邪实而设。临床上常用于治疗瘀血证、实热证和急证。由于能迫血外泻，祛除病邪，作用迅捷，故又称"强通法"。截法首载于《马丹阳天星十二穴杂病歌》中"合担用法担，合截用法截。"

（2）串腰龙乃风热毒邪侵袭肌肤，或内伏郁热，与营血相搏所致。毒热内蕴入于血分，则可见皮肤红斑；湿热内蕴，外溢肌肤，疱疹内有脓浊之液；肝胆热盛，湿热上蒸则口燥咽干、口苦；湿热注于下焦，可见小便黄赤。疱疹之发病者多见于中老年人，其病多为老年肝肾阴亏，正气衰减则肝阳易亢，又易招致风热、湿热之邪。

（3）"菀陈则除之"是用针刺治疗疾病的原则之一，其原文出自《灵枢·九针十二原》："凡用针者，虚则实之，满则泻之，菀陈则除之，邪盛则虚之。"《针灸甲乙经》中对"菀陈则除之"的注解是：菀，同郁；陈，积也。菀陈意为"血郁滞不通"。《灵枢·小针解》中更有"菀陈则除之者，去血脉也"。根据《内经》的论述，后人将"刺血"理解为"菀陈则除之"治疗原则的具体体现。除菀截龙法即使用"菀陈则除之"的治则排放血分中的热毒，控制病情的发展，从而达到治疗目的。

（4）龙眼穴为王乐亭教授的经验穴，它位于小肠经脉中，属于经脉奇穴，刺之有清热利湿、活血化瘀之功效。小肠与心相表里，心经属火，主血脉。龙眼穴放血，能泻心火而清血热。

（5）《灵枢·终始》指出："刺诸痛者，其脉皆实，故曰：从腰以上者，手太阴阳明皆主之；从腰以下者，足太阴阳明皆主之。"这是因为阳明属多气多血之经。痛者其脉皆实，是属气血有余之证，所以取阳明或相表里的太阴经穴皆可起主治作用。配穴中合谷、曲池用泻法，有疏风清热、消炎止痛、凉血祛湿、通畅气血之功能；足三里配三阴交，有健运脾胃、调和气血、祛除湿热的作用；补太溪和泻太冲，可滋补肾水、清泄肝火，对于病程日久属阴虚火旺者起到了养阴血、清虚热的作用。

（6）疱疹发病多见于中老年人，临床应用本法疗效显著，急性期一般8~12天治愈，不留任何后遗症。但门诊中也常遇到带状疱疹后遗症的患者，多数病程在1~6个月，也有患病1~3年迁延不愈的，经除菀截龙法治疗皆能取得良效。

【操作中注意事项】

（1）针具和放血部位必须消毒，以防感染。刺络时，下手宜轻，刺入宜浅，出血如球如点为宜，切忌用力过猛。

（2）放血后的24小时之内勿洗澡，以防感染，贴身内衣选择全棉质的，且要经常更换。

（3）如疱疹破溃，局部可涂龙胆紫，以防感染。如疱疹分泌物较多，可按外科常规清洁局部皮肤。

（4）凡贫血、体质虚弱者、低血糖者、低血压者、血液病者及孕妇等不宜放血。

（5）在治疗过程中，患者必须忌口，如辛辣、鱼虾海鲜、牛羊肉等食物。

附：王乐亭教授经验配方制定时间表

序	年代	方名	备注
1	1929 年	六寸金针	1929 年开始用金针替代原有银针
2	1948 年之前	刺募补虚法	由于社会贫穷落后，虚损病人甚多。具体时
3	1948 年之前	十全大补方	间不详
4	1957 年	五脏俞加膈俞	受《针灸大成》启发，扩大使用范围
5	1957 年	六腑俞加膈俞	
6	1958 年	督脉十三针	
7	1958 年	任脉十二针	在医疗实践中创新
8	1959 年	背部老十针	
9	20 世纪 50 年代后期	手足十二针	具体时间不详
10	1962 年	十二透刺法	1982 年有修改
11	1962 年	固源节流法	
12	1962 年	补肾兴阳术	偶然从一疑难病例的总结而制定
13	1964 年	养阴清肺法	
14	1965 年	华佗夹脊穴	
15	1966 年	老十针	经多年筛选，最后才定型
16	1968 年	太阳治瘫法	"文革"期间，北京出现不少的下肢截瘫病人，
17	1968 年	阳明治痿法	在治疗中所应用的配方经过反复筛选后所制定
18	1968 年	少阳利节术	的经验方
19	1975 年	三阴缓痉法	在实践中发现痉挛性瘫痪而所制定
20	1975 年	嗜睡得效神针	
21	1975 年	安神定志法	
22	1975 年	肘臂扫风方	
23	1975 年	鹤膝通络法	
24	1975 年	抗冻解凝方	
25	1982 年	十二透穴	修改其中两组透穴。

【说明】经验配方选共收录王乐亭教授经验配方 41 首。其中 24 首能回顾出定型的时间与背景，其余 17 首的具体时间暂未考证清楚。总之，每一首经验配方都是通过王老的经验、智慧在临床反复实践与探索中积累而成，这些验方相当宝贵，是为后学者留下的财富。

第三章 经典医案选

一、急惊风

王某，男，4岁。初诊日期：1956年7月15日。

父母代诉：3天前，因发烧（体温38℃）精神不振，去某医院注射退热剂后，身热未退，昨天突然抽风，即去某医院急诊，又注射退烧针，抽风反而频繁发作，来我院门诊。现症：壮热，两目上视，牙关紧闭，四肢抽搐，两手紧握，抽搐过后则见小的抽动，而后昏睡，小便失禁，大便二日未解，脘腹胀满。面色潮红，呼吸急促，口唇干裂而红。脉象浮数。

辨证：外感时邪，热极生风。

治法：清热解表，平肝息风。

处方：十宣放血。针刺人中、合谷、太冲（开四关），针后未缓解，即请王乐亭教授会诊，用三棱针速刺涌泉、劳宫放血，约20分钟后抽搐停止。

治疗经过：针刺放血后，观察1小时未再抽搐，当晚体温退至37.5℃，抽搐止后未再发作。次日复诊时，热势已退，改针中脘、足三里、内关调理脾胃（用补法）。1周后，家长来门诊叙述病情，患儿已恢复健康，一切良好。

按语：急惊风属于儿科四大证之一。《幼科发挥》中说："急惊风者，肝风甚而心火从之。"惊风是心、肝功能失调，系因风、火、食、痰、受惊等引动心火肝风而致。

急惊风发作突然，抽搐有力，口噤痰鸣，甚则角弓反张，脉实。本例系因外感时邪、热极动风，正如王肯堂所说："此内夹实热，外感风邪，心家受热积惊，肝家生风发搐，肝风心火，二脏交争，血乱气并，痰涎壅盛，百脉凝滞，关窍不通。风气蕃盛，无所发泄……"在治疗时先以十宣泄热，四关开窍平肝，人中镇静，而惊风未平。王乐亭教授独取心包经之劳宫以清心开窍，取肾经之涌泉以镇龙雷之火，用三棱针速刺放血，20分钟后，邪热得去则风自平息。刺劳宫、涌泉清热息风，镇痉安神，王老体会犹如牛黄清心之妙。对于本例的治疗，实属经验丰富且有胆识之佳作。

二、咳喘

例1：徐某，男，7岁。初诊日期：1968年10月。

家长代述：患儿4岁时曾患感冒，咳嗽数月，继发喘息，经治而愈。但体质较差，消瘦，平时容易感冒，每次发病则咳喘7~8日才能缓解，逐年发作频繁。今年咳喘加重，呼吸困难，气憋欲断，不能平卧，咳吐白色黏稠泡沫样痰液，偶尔夹有血丝。本次因外感咳喘已发作5日，咳则气憋，汗大出，痰出气续，手足厥冷，咽干颧红，不思饮食，睡眠不安，大便稍干，尿清。胸透未见异常，服中西药未效。舌质淡、尖红，苔少色白，脉细数。

辨证：气阴两虚，肺失肃降。

治法：补气益阴，肃肺化痰。

处方：养阴清肺方与止嗽平喘方加减：鱼际、太溪、天突、俞府、乳根、中府、膻中、灵台（灸）、肺俞、风门。

手法：补法。隔日1次。

治疗经过：针治2次后，咳喘好转；4次后痰液减少，气促平稳，睡眠尚安。改针天突、中脘、俞府、鱼际、足三里2次，咳喘缓解，继针1次以巩固疗效，停诊观察。嘱其父母每晚睡前用艾条灸风门、肺俞各5分钟。1月后追访，未再复发。

例2：张某，男，52岁。初诊日期：1969年12月5日。

患者咳喘已3年。病起于感冒之后，曾经治疗1个月，症状缓解。3年来，入冬喘咳发作，至夏季才好转。痰中偶带血丝，近1年来症状加重，发作频繁，不能过劳。近5~6天来，鼻塞流涕，咳喘气急，胸闷气憋，不能平卧，痰不易咳出，体乏无力，纳食不香，夜寐易醒，大便干燥，小便短赤。经某医院检查，诊为支气管扩张，服氨茶碱仅能缓解症状数小时。患者体瘦，面黄，舌质红，苔黄稍腻，脉沉滑。

辨证：痰浊内蕴，肺失宣降。

治法：宣肺化痰，平喘止咳。

处方：风府、大椎、风门、肺俞、合谷、灵台（灸）。

手法：泻法。

治疗经过：经针治5次，外感已除，鼻涕已止，咳喘减轻，已能平卧而眠。舌苔薄黄，脉沉滑。改拟：天突、中脘、俞府、膻中、乳根、内关、合谷、太溪。手法：俞府、太溪用补法，其他用泻法。经治6次后，咳嗽已除，但仍有喘促，动则喘甚，再以上方治疗6次。复诊，喘未再作。

按语：咳喘为呼吸道常见病证之一。一般认为有声无痰为之咳；呼吸困难，张口抬肩，不能平卧，谓之喘。本病的发生与肺、脾、肾三脏功能障碍有密切的关系。正如《医学入门》所说："脾为生痰之源，肺为贮痰之器。"《景岳全书》中也指出："凡类中风之多痰者，悉由中虚而然。夫痰即水也，其本在肾，其标在脾。在肾者，以水不归源，水泛为痰也；在脾者，以食饮不化，土不制水也。"又因肺主气，司呼吸。肺主呼气，肾主纳气，是故肺、脾、肾三脏在生理病理上相互关联，相互影响。实证咳喘大多责之于肺，多由风寒或风热袭肺，使之肺气不宣，气逆而失于清肃，病势急骤，咳嗽声高而痰壅；虚证多责之于肾，由于元气亏损，肾不纳气而致，病势徐缓，咳嗽声低而息短，呼吸不相接续。王乐亭教授治疗咳喘时，多采用他的经验方：止嗽平喘方和养阴清肺方合用，并随证加减。

止嗽平喘方的组成为：天突、俞府、乳根、中府、膻中。本方是王老根据两个古方结合自己的临床经验而组成的，其中俞府、乳根是《玉龙赋》中的穴方，主治风痰气喘；天突是《灵光赋》中的穴方，主治痰喘；再加入肺经的中府穴、任脉的膻中穴，即为平喘化痰方。此方侧重于治疗痰阻气道，肺失肃降所致之咳喘。天突为任脉穴，为阴维、任脉之会，功能为开胸顺气，化痰定喘镇咳，以降肺肾之逆气；俞府为足少阴肾经穴位，功能降逆平喘，足少阴肾经与足阳明胃经并行，而冲脉又隶于阳明，故三经皆有一定的联系，其功能降冲逆之气、调理肾气、疏通肺气，故咳喘得以平息；乳根穴为足阳明胃经脉气所发，能降气化痰，主治咳逆气促、久嗽不止；中府为肺经之募，主治肺系之急，能通宣理肺；膻中为八脉交会穴之气会，亦为心包之募穴，能宣肺降逆、宽胸化痰。五穴相合，具有理肺平喘、化痰止咳之功。临床多用泻法。

养阴清肺方的组成为：鱼际、太溪。太溪为足少阴肾经之原穴，通达三焦原气，调理五脏功能，又能退热敛汗，佐鱼际泻肺热祛邪而扶正。王乐亭教授拟定本方，旨在取其养肾阴，清邪热，以免火邪刑金；滋阴液，润肺燥，以求金水相生。本方适用于肺痨咳嗽及肾气不固之虚证咳喘，临床多用补法，且忌用灸。

例1属于气阴两虚、肺失肃降，治以补气益阴、肃肺化痰，故用养阴清肺方与止嗽平喘方合用，施以补法，加灸灵台、肺俞、风门，以补气助肺定喘。针治2次后，症状好转，改针天突、中脘、俞府、鱼际、足三里以降逆平喘，止咳化痰，益肾补肺而收功。

例2证系痰浊内蕴、肺失宣降，治以宣肺化痰、平喘止咳。因为患者新感未尽，根据"急则治其标"的原则，先取风府、大椎、风门、肺俞、合谷施以泻法，加灸灵台以解表宣肺、平喘止咳。经治5次，外感已除，然后用止嗽平喘方、养阴清肺方化裁，以治其本。取其俞府、太溪用补法，以滋肾益肺；天突、中脘、内关、合谷、丰隆用泻法，以降逆平喘、止咳化痰、开胸宣肺。继续针治1个疗程，咳喘平息，未再发作。

三、头痛

例1：程某，女，44岁。

3天来外感头痛，流涕，身热，四肢酸沉，咽痛，咳嗽无痰，口干。头痛牵扯前额及颞部，尤以颞部痛甚。自觉恶风，左眼发胀，夜寐不安，食欲不佳，大便干，面色微红，鼻音重浊。舌苔薄黄，舌尖红，脉浮。

辨证：外感风热，邪袭络脉。

治法：疏风清热，祛邪活络。

处方：百会、风池、神庭、太阳、合谷。

手法：泻法。

治疗经过：每日1次，针治2次后，感冒已好；再以原方加攒竹针刺2次，头痛痊愈。

例2：祁某，女，38岁。初诊日期：1977年6月7日。

1周来左侧偏头痛，阵发性发作，以头顶及耳后刺痛为主。左侧耳鸣发堵，下午较重。睡眠尚可，纳食一般，二便自调。舌苔薄白，脉细弦。

辨证：邪客少阳，络脉阻滞。

治法：和解少阳，疏通脉络。

处方：风池透风府、丝竹空透率谷、头维透曲鬓、合谷、阳陵泉。

手法：泻法。隔日1次。

治疗经过：针3次后，头痛减轻，耳后刺痛次数减少；再以上法治之，继针4次，头痛缓解。

例3：李某，男，12岁。初诊日期：1978年3月。

头痛3月余，近来感冒发热2天，烧退后，头痛加重，痛甚则呕吐，面色苍白，发冷，头痛以前额及两侧为甚。纳差，睡眠欠佳，大便不成形，小便正常。某医院诊断为血管神经性头痛。舌质淡红，舌苔薄白，脉沉滑。

辨证：外感余邪未尽，脾胃不和。

治法：疏解余邪，健脾和胃。

处方：风府、风池、百会、太阳、合谷、神庭、中脘、足三里、太冲。

手法：泻法。

治疗经过：针治 2 次，头痛缓解；针治 13 次，痊愈。

例 4：白某，男，51 岁。初诊日期：1966 年 5 月。

3 个月前因感冒，头痛眩晕作呕，心悸，身热（38℃），经治后热退，唯头晕、前额痛未除，日渐加剧，伴有心悸、欲吐、不能起坐，头不能左右环顾，夜寐不安，多梦，双侧下肢发凉，关节酸痛，阴雨天更甚，食纳不香，脘闷腹胀，小便灼热，大便稀，每日 1~2 次，面色暗而无华，舌苔薄白，舌质淡，脉弦细。

辨证：余邪未尽，脾胃不和。

治法：扶正祛邪，健脾和胃。

处方："老十针"方加百会、攒竹、关元。

手法：补法。

治疗经过：按上方针刺 3 次后，头晕、前额头痛减轻，食纳增加，脘胀大减；继用上方加三阴交，针治 6 次后，诸证继减，仅感下肢发凉；继按上方加膝阳关、阳陵泉，针治 6 次后，症状基本消失。为了巩固疗效，隔日针 1 次；又用手足十二针方治疗 3 次而痊愈。

例 5：戴某，男，69 岁。初诊日期：1976 年 12 月 31 日。

左侧偏头痛 2 周，近来头痛发作频繁，症势加重，每因情志不遂即发作，且伴有明显的头部跳痛、心慌、气短、心烦不安。在某医院诊为血管神经性头痛。大便干燥，四五日 1 次，小便黄，面色红润，舌苔淡黄，脉弦滑。

辨证：肝胆火旺，郁阻脉络。

治法：清泻肝胆，活络止痛。

处方：风池、丝竹空透率谷、头维透曲鬓、合谷、太冲。

手法：泻法，留针 30 分钟。

治疗经过：每日 1 次，共针 4 次而痊愈。

例 6：程某，女，20 岁。初诊日期：1976 年 6 月。

左侧偏头痛已半年，且以闷痛为主，下午尤甚，自觉睡眠后头痛可以缓解。食纳尚可，二便自调。舌苔黄腻，脉弦滑。

辨证：肝胆湿热，郁阻脉络。

治法：清热利湿，通经活络。

处方：头维透曲鬓、丝竹空透率谷、列缺、合谷。

手法：泻法。

治疗经过：针治 4 次而愈。

例 7：田某，女，36 岁。初诊日期：1979 年 11 月。

患者头痛 3 个月，日渐加重。经常双侧颞部跳痛，上午尚轻，下午加重，晚上更甚。痛时如割如裂，发作时用双手按压痛处略能减轻。食欲不振，睡眠欠安，二便自调，月经量少，色淡。舌苔薄白，舌质淡红，脉沉弦细。

辨证：气血两虚，肝旺气逆。

治法：调补气血，平肝降逆。

处方：风池、丝竹空透率谷、头维透曲鬓、内关、合谷、太溪。

手法：泻法，太溪用补法。

治疗经过：按上方针治 3 次，头痛减轻，夜间头痛明显好转；再以原方治疗 4 次，头痛已除，睡眠已安；为巩固疗效，又继针 2 次。共针刺 12 次痊愈。

按语：头痛是临床常见的证候之一，多种原因都可以引起，但不外乎外感与内伤两大证。内伤头痛常见者有：肝胆火逆，胃中积热，痰湿内阻，瘀血阻滞，肝肾阴虚，或阴虚阳亢，阳气衰微等。因为头为"诸阳之会""清阳之府"，又为髓海所在，凡五脏精华之血，六腑清阳之气，皆上注于头，故六淫之邪外袭，上犯于头，邪气稽留，阻滞阳络或内伤诸疾，以致气血逆乱，瘀阻经络，蒙蔽清窍，脑失所养均可发生头痛。临床又有虚证、实证之分。王乐亭教授治疗头痛惯用他的经验方"头痛八针"。本方组成为：百会、风府、风池（双）、太阳（双）、合谷（双）。本方由督脉之百会、风府，足少阳胆经之风池，手阳明大肠之合谷，以及经外奇穴太阳共计八针组成，故名以"头痛八针"。督脉为"阳脉之海"，手足三阳共六条经脉，均与督脉相会于百会，而且督脉贯脊上头，循脊络肾；肾主元阴元阳，因此督脉具有调整和振奋人体元气的作用。取百会，施以补法则升阳健脑（多用于虚证），用泻法则醒神开窍（多用于实证）。王老认为：百会穴之命名，是由于手足三阳经皆交会于头，五脏之气又在头上会合，故名曰百会，而百会为头气街。风府，顾名思义为风之门户，取风府以疏风散邪。风池虽为足少阳胆经穴，但又是手足少阳经、阳维、阳跷四脉之会，功能为平降肝胆之逆气，清泻肝胆之郁火，且为疏风之要穴，故能清头窍、醒神定痛。百会、风府、风池相配，疏通头面经络，使之气血流通；太阳为经外奇穴，是手足少阳经、手太阳经之会穴，能疏通三者之经气，使之气行血行，通则不痛；合谷为手阳明大肠经之原穴，能升能降，能散能通，能走肌表，使清轻之气上浮，泻合谷能清气分之热，配太阳能散风解表，通经活络。总之，"头痛八针"的功能是通经活络，扶正祛邪，疏风止痛。根据不同的证型，分别采用补、泻手法，用于治疗各种头痛。此外，可根据头痛的部位，配合局部取穴，收效更好。

本组七例的治疗即为"头痛八针"的具体应用。

例1 证属外感风热，邪袭络脉。治以祛风清热，活络祛邪。取头痛八针化裁，用神庭易风府，施以泻法。神庭亦为督脉穴位，配百会解表散热，清脑止痛。针治2次，感冒已轻，原方加攒竹（足太阳膀胱经穴），以增强解表之功，再针2次而愈。

例2 证属邪客少阳，络脉阻滞。治以和解少阳，疏通脉络。本例为偏头痛，采用王老针治偏头痛的经验方。丝竹空透率谷、头维透曲鬓、风池透风府三组透穴。丝竹空属三焦经，率谷属足少阳胆经，二穴相配，和解少阳，舒理气机；头维、曲鬓属足阳明胃经及足少阳胆经穴，也是局部取穴，功能为调气和血；风池、风府属胆经及督脉穴，功能为解表疏风。采用透刺法旨在一针贯数经、通数穴，既沟通经气，又免于多刺易伤皮卫之弊。三组透穴相配，用于患侧，补泻手法随证变换。本例为左侧偏头痛，故用上方（施以泻法）加合谷、阳陵泉。合谷为四总穴之一，取其降逆、清热、散风；阳陵泉为胆经之合穴，合主逆气而泄，故能降肝胆之逆气，搜头面之风邪，共针治7次而头痛缓解。

例3、例4均系外感表证已解，余邪未尽，脾胃受损，以致头痛。治以疏散余邪，健脾和胃。例3方用头痛八针，加神庭表散余邪，加中脘、足三里、太冲健脾和胃，全方扶正祛邪。经针2次，头痛缓解，经1个疗程后，迁延3月之头痛即获痊愈。例4并发湿邪内蕴，阻滞经络，脾失运化，胃失和降，症状较显著，故以"老十针"方健脾和胃为主；加百会、攒竹通阳疏散余邪；加关元补肾助阳，釜底添薪，以助脾土之运化。经针3次，头晕头痛等症大减，再加三阴交益肾健脾。又由于湿阻经络，以致患者自觉下肢发凉，关节酸痛，故加用膝阳关、阳陵泉舒筋利节，针治6次后，症状基本消失；后用手足十二针方通经活络，调和气血而收功。

例5证属肝胆火旺，郁阻脉络，以致左侧偏头痛，仍用治疗偏头痛之经验方（丝竹空透率谷、风池透风府）加合谷、太冲，以清泻肝胆之郁火，活络而止痛。

例6证属肝胆湿热，郁阻脉络所致左侧偏头痛。治以清热利湿，通经活络。用治偏头痛经验方两组穴（头维透曲鬓、丝竹空透率谷）加列缺、合谷，以调气机，助气化，使邪去而正安。

例7证属气血两虚，肝胆气逆以致头痛。治以调补气血，平肝降逆。用治偏头痛方加内关、合谷，太溪。内关为心包经之穴，理气舒郁，清三焦之热，以平肝降逆；太溪为足少阴肾经之原穴，施以补法以滋肾水，二穴相配，使之水火相济，安神镇静；合谷功能为调理气血，舒通经络。针治 3 次，头痛减轻，7 次后睡眠已安，共针 12 次而愈。

四、呃逆

李某，男，45 岁。初诊日期：1976 年 9 月 15 日。

数日来自觉胃脘不适。3 天前的早饭后呃逆发作，并逐渐加重，以致呃逆频作，午饭后更重。曾经某医院治疗未效。现症：呃逆不止，影响进食，但不呕吐。胃脘不适，胸部发闷，疲乏无力，夜寐不安，大便二日未解，溲短赤，面黄体胖，舌苔黄腻，舌质红，脉弦滑。血压 150/90mmHg。

辨证：肝郁胃热，上气呃逆。

治法：疏肝和胃，清热降逆。

处方：中脘、气海、天枢、内关、章门、足三里、巨阙、丰隆。

手法：泻法。

治疗经过：次日复诊，针后呃逆稍减而未止，拟用下方：巨阙、中脘、膻中、天突、气海、足三里、太冲。三诊：呃逆渐缓，再拟下方：幽门、中脘、气海、天枢、内关、章门、足三里。四诊：呃逆基本缓解，每日发作 6~7 次，已能进食，胃脘不适已消除，仍按上方针治。五诊：共针治 5 次，呃逆已除，饮食正常，大便已通，按上方再针治 1 次。1 月后随访未再复发。

按语：呃逆是指气逆上冲，呃逆连声，短促频繁，不能自控的证候，俗称"打嗝"，古名为"哕"。多因感受寒凉，饮食不节；或情志不舒，肝火犯胃；以及劳累太过，中气耗伤而致气机逆乱，发为呃逆。若见于久病重症患者，如呃逆时作不休，属于胃气将绝的危象。临床可分为虚实两类，呃声有力者为实，无力者为虚。寒证畏冷喜暖，热证口渴便秘；食滞则腹满，嗳腐吞酸；肝郁则胁胀，脘闷纳呆，兼见畏寒肢冷，则为阳气虚衰之证。

本例证系肝郁胃热，胃气上逆而致呃逆频作，治以疏肝理气，清热和胃之法。使用"老实针"方化裁，均用泻法。方中气海、中脘、天枢、内关、足三里调中和胃；章门疏肝理气；加巨阙以降胸膈之逆气；丰隆为胃经之络穴，能调胸膈、降逆气、清热化湿。故针治 1 次，症状减轻；为增强其调气降逆、宽胸利膈之功，加用膻中、天突、太冲、幽门等穴。经治6 次，呃逆已除，饮食、二便恢复正常。

五、偏瘫（癔症性瘫痪）

刘某，女，60 岁。初诊日期：1976 年 8 月 25 日。

患者发作性左半身瘫痪一年。近一年来，左侧上肢、下肢瘫痪，反复发作，语言謇涩，撮口。初病时瘫痪症状较轻，发作时肢体不能活动，30 ~ 60 分钟即可缓解。症状日益加重，无论是在家中或到户外均不能自行控制。每次发作均有先兆，先感胸闷不适，但不能自行控制其发作。多数医院诊为脑血管痉挛、高血压性脑病。曾在某医院住院治疗两个月，未见明显好转，失眠、纳差、二便自调。面色黄无光泽，痛苦面容，体瘦，神经系统检查未发现阳性体征。舌苔薄白，脉弦细，血压170/110mmHg。

临诊时，正值左侧半身瘫痪，不能说话，神志尚清醒，表情尚属正常，能理解问话的内容，但不能回答。经详细观察，最后诊断为癔症性瘫痪。

辨证：心肝血虚，筋脉失养。

治法：补益心肝，濡养筋脉。

处方：发作时速刺人中，五脏俞加膈俞方（肺俞、心俞、膈俞、肝俞、脾俞、肾俞）。

手法：补法。

治疗经过：每周 2 次。针治 6 次后，发作间隔期间延长，持续时间减少至 9 分钟左右，最长时间不超过 20 分钟；仍继用上方针治，约 2 个月针刺 20 次，发作基本停止；继以上方又针 3 次停诊。随访 5 年未发作。

按语：患者病程已一年余，经多方检查，疑诊为脑血管痉挛、高血压性脑病，给予相应治疗均未获效。来诊时突然发作，呈完全性偏瘫，意识正常，病理反射均属阴性，即按上方施针，又速刺人中，则偏瘫消失，口角抽搐缓解，活动恢复正常。

详审其脉证属于心肝血虚，筋脉失养，以致发作性瘫痪。因为心主神明，主血脉，开窍于舌；肝藏血，主筋。患者年已花甲，气血俱虚；且因女子以血为主，故阴血常虚而气常有余。血虚则心肝失养，筋脉失润，故发作时失音不语、撮口、一侧肢体废用。又因情志郁闷而致，故发作前胸闷不舒，继而肢体瘫痪不用，失眠纳差，脉弦细均系心肝血虚之候。治以补益心肝，濡养筋脉。方用五脏俞加膈俞，施以补法，以调气和血，扶正固本，调理阴阳，效若桴鼓。从而可知对于以瘫痪为主的病证，在辨证上也应根据临床特点加以判断。

六、偏瘫（中毒性脑病后遗症）

张某，女，5 岁。初诊日期：1976 年 10 月 6 日。

患儿失语瘫痪 2 个月。今年 8 月患中毒性痢疾，持续高烧、昏迷、抽搐 8 天。经住院治疗清醒后，随之发现右半侧肢体偏废，右上肢不能高举，右手不能握物，右下肢全瘫，颈项软弱不能抬头，左侧上肢活动尚正常，下肢软弱无力。食欲不振，大便定期排出，呈球状粪便，小便尚可排出（反射性膀胱）。患者形体消瘦，面色黄，舌质淡，苔薄白，脉弦滑。右上下肢屈曲挛缩，痛觉尚存在。腹壁反射（＋），右膝腱、跟腱反射亢进，巴氏征右（＋），左（±）。运动功能：左下肢股四头肌肌力 3 级，右下肢运动功能丧失，右足内翻。西医诊断为中毒性脑病后遗症。

辨证：疫痢热毒，扰神耗津，肝胃阴亏，筋脉失养。

治法：健脑醒神，滋补肝肾，濡养筋脉。

处方：

方1：百会、风府、大椎、陶道、身柱、神道、至阳、筋缩、脊中、悬枢、命门、腰阳关、长强。

方2：王氏夹脊穴：胸2、4、6、8、10、12，腰2、4，椎旁三分。

方3：手足十二针方：曲池、内关、合谷、阳陵泉、足三里、三阴交加百会、廉泉、天突、通里。

以上3套处方，交替使用，隔日1次。12次为1个疗程。

手法：补法。

治疗经过：经治1个疗程后，可以扶持迈步，头可以抬起，右上肢可以活动，但仍有痉挛、言语障碍、定期排便，仍为反射性膀胱。取穴同上，在第一组方中加大杼、绝骨、照海，连续治疗2个月，患者可以独立行走，言语基本正常，但智力、思维仍迟钝，二便恢复正常，右上肢活动仍欠灵活，右足内翻。在第3组方基础上加解溪、丘墟，再针6次，完全恢复正常。

1978年4月追访时，患儿上肢活动自如，手能握物，下肢活动良好，可以跳跃；言语基本正常，偶有个别字发音不清；右足稍显内翻，二便正常。检查病理反射消失，两侧生理反射基本对称，临床痊愈。

按语：患儿由于热毒过盛，热扰神明，以致昏迷；热灼津液，肝木失养，则筋急抽搐；筋脉失养则肢体废痿不用。

肾主二便，膀胱与肾相表里，气机失司则排尿不畅；阴津损耗，则大便干结不通。病患已有两个月之久，高热灼耗，气阴两伤。治以滋补肝肾，益髓健脑，调和气血，濡养筋脉，调理二便。

王乐亭教授治疗此症采用"治瘫十一法方"的三套处方，交替使用，隔日1次。第1套用督脉十三针方加百会、廉泉、天突、通里，疏通督脉，补髓健脑；第2套王氏夹脊穴方，疏导阳气，调理脏腑；第3套手足十二针方，疏通经络，调和阴阳。经治1个疗程之后，四肢运动功能有所恢复，余症同前，仍取上穴，在第1组方中加大杼、绝骨、照海。第3组穴方加解溪、丘墟，以加强疏通经气，舒筋利节之功。经3个疗程针治，肢体功能恢复正常，2年后追访，情况良好。本例的治疗方案，突出了"治瘫首取督脉"的学术观点，加用手足十二针方，实乃重视调理气血、治疗整体之意。

七、瘫痪（煤气中毒后遗症）

王某，男，27岁，煤矿（消防队）工人。初诊日期：1976年8月。

患者因煤气中毒后四肢瘫痪已有半年之久。半年前因煤气中毒而致昏迷，当时口吐白沫，不省人事，小便失禁。经急救后，神志半清醒，四肢瘫软，失语，二便失禁。此后，四肢肌肉松弛，不能屈伸，手指拘急，翻身起坐活动障碍，手足发凉，大便干燥需要定时灌肠，小便失禁。患者面色白，表情呆滞，两目斜视，舌质淡红，舌苔薄白，脉细弦。血压120/80mmHg。

辨证：毒邪伤神，筋脉失和。

治法：健脑醒神，濡养筋脉。

处方：

方1：督脉十三针方：百会、风府、大椎、陶道、身柱、神道、至阳、筋缩、脊中、悬枢、命门、阳关、长强。

方2：五脏俞加膈俞方：肺俞、心俞、膈俞、肝俞、脾俞、肾俞。

方3：足太阳膀胱经配肾经：八髎、环跳、承扶、殷门、委中、承山、昆仑、涌泉。

方4：任脉配肝、胃二经穴加减：巨阙、中脘、下脘、气海、关元、中极、梁门、天枢、水道、章门。

方5：足阳明胃经配脾经：气冲、髀关、伏兔、犊鼻、足三里、上巨虚、下巨虚、解溪、陷谷、内庭、三阴交。

方6：手足十二针方：曲池、内关、合谷、阳陵泉、足三里、三阴交。

六组配方，交替使用。

手法：补法。

治疗经过：第1个疗程，取方1、方5、方6加百会、人中、中脘、气海、关元。针治后，四肢可以屈伸，能翻身靠坐，大小便能控制，可以说简单的字，神志清醒。第2个疗程，取方1、方3足太阳膀胱经配肾经的下肢穴，方5加肩髃、曲池、合谷、中脘、关元、阳陵泉，针后四肢活动逐渐灵活，手指可以屈伸，能靠墙扶拐站立片刻。第3个疗程，取方1、方3足太阳膀胱经配肾经的下肢穴，方5、方6加人中、中脘、关元、中极、阳陵泉。针后在护理人员的保护下能扶拐行走，大小便能控制，可手持小匙吃饭，可以说简单的话，但吐字缓慢，神志清楚，两眼仍有斜视。第4个疗程，取方2、方5、方6加中脘、关元、阳陵泉、带脉。针后患者自己能扶单拐站立，二便自调，言语清楚，神志恢复正常。第5个疗程，取穴同上，针后能弃拐杖独立行走，但较缓慢，上肢及手指可屈伸持物，但手指仍发僵。第6个疗程，取方4、方5、方6，针后能缓步，独立行走，说话逐渐流利，能准确地回答问题。针治3个月为1个疗程，共计治疗2年，临床痊愈。

按语：煤气中毒即一氧化碳中毒。由于中毒后脑组织缺氧，功能受损害，以致精神、运动障碍。中医辨证属于痰迷心窍、毒邪伤神、筋脉失和等证范畴。患者来诊时表情呆滞，两目斜视，四肢废用，大便不通，小便失禁。证系毒邪伤神，筋脉失和。因为脑为元神之府，心主神明，主明则下安，主不明则十二官危。王乐亭教授使用"治瘫十一法方"进行治疗。第1个疗程选用方1"督脉十三针方"，以疏通督脉、补髓健脑；方5，足阳明胃经配脾经，以调胃健脾、养血荣筋；方6，手足十二针方，以疏通经络、调和阴阳，加百会、人中、中脘、气海、关元以醒脑明神、调中益肾。第2个疗程，选用方1"督脉十三针方"，以疏通督脉、补髓健脑；方3，足太阳膀胱经配肾经的下肢穴，以调节膀胱、强筋健步；方5，足阳明胃经配脾经，以调胃健脾、养血荣筋，加肩髃、曲池、合谷、中脘、关元、阳陵泉以疏通上下肢之经气、舒筋利节，并能调理先天与后天。第 3 个疗程，继续使用方 1、方 3、方 5、方 6，加人中、中脘、关元、中极、阳陵泉功效同上。第 4 个疗程，选用方 2 五脏俞加膈俞方以调补五脏、益气和血；以及方 5 足阳明胃经配脾经，方 6 手足十二针方加中脘、关元补先天、调后天；阳陵泉与带脉穴，用以解痉利节。第 5 个疗程，选穴同第 4 疗程。第 6 个疗程选用方 4 任脉配肝、胃二经穴加减，以育阴固本、疏肝和胃，与方 5 足阳明胃经配脾经、方 6 手足十二针以调胃健脾，活血通经。本例因为病情较重而复杂，病程也长，治疗比较困难，但最后的疗效尚称满意。从整个疗程来看，对于治瘫十一法方运用比较典型，也就是对于各种法则和处方的运用与相互配合、交替使用娴熟如意，因此疗效较好。

八、郁症

例 1：王某，女，43 岁。初诊日期：1974 年 3 月 25 日。

自述平素多思多虑，好生闷气。近半年来，心情苦闷，突然语言不利，说话吐字不清，自觉舌根发硬，舌头发短并向舌根部收缩。胸口堵闷，饮食无味，食后脘腹胀满。半年来一直不能工作，精神萎靡不振，睡眠差，多梦，二便自调，月经尚正常。曾经某医院检查，诊断为神经官能症。经中西药治疗未效。面色黄，体瘦，舌苔薄白略干，脉沉细弦。

辨证：肝郁气滞，脾胃不和。

治法：疏肝解郁，健脾和胃。

处方：老实针方：中脘、气海、天枢、内关、章门、足三里加廉泉。

手法：泻法。

治疗经过：按上方治疗 6 次后，说话较前流利，腹胀堵闷渐轻，睡眠仍差，夜卧多梦，有时因恶梦惊醒。改用五脏俞加膈俞方，每周针 3 次，连续 2 周。针后精神好转，语言较前流利，舌体发硬、收缩现象基本消失。取穴同前，两套配方交替使用，每周3次。

5月25日复诊：每晚能睡8小时，胸闷已大减，有饥饿感，饭后腹胀亦减轻，按原方继续治疗。

6月21日三诊：症状基本消除，停止治疗。半年后追访，未再复发。

例2：韩某，女，40岁。初诊日期：1979年4月10日。

胸胁胀闷已半年，去年10月份，因与同事发生口角，开始觉得胸中堵塞，服疏肝丸未见好转，日趋加重，胃脘及两胁发胀，背部酸沉，饥不欲食，不易入睡，不能仰卧，久立则心烦意乱，周身无力，头晕，大便干燥，小便正常。下肢有轻度浮肿，体胖，舌苔白腻、中心稍黄，舌质绛，脉沉滑。

辨证：肝失条达，木郁土壅。

治法：疏肝健脾，宽胸理气。

处方：三脘、气海、天枢、内关、足三里，隔日针治1次。

手法：泻法。

治疗经过：治疗3次，胸部堵闷减轻，胁肋仍胀，睡眠尚差，再改拟处方如下：

方1：五脏俞加膈俞方。

方2：老十针方：三脘、气海、天枢、内关、足三里。

两组配方交替使用，每组方连刺2次，针治1个月，胸中堵闷已除，胁胀消失，睡眠、纳食均好，劳累时头晕、心烦。再以前方加百会、膻中、风池，继续治疗6次，诸症均除。

例3：金某，女，50岁。初诊日期：1963年9月14日。

心悸失眠半年。患者于1963年3月由于忧虑，加之操劳过度而致心悸、气短、失眠、记忆力减退，曾服中药效果不显，近来仍感头晕头胀，饮食减少，大便干燥，小便正常，面色黑而无泽，体瘦。舌质淡，舌尖红，语声无力，脉沉缓。

辨证：思虑过度，心脾两伤。

立法：补益气血，养心安神。

处方：

方1：神门、内关、中脘、气海、章门、足三里、三阴交。

方2：五脏俞加膈俞方。

两组配方交替使用，每周3次。

手法：补法。

治疗经过：针治12次，失眠、心悸、气短大为好转；又继用上法治疗1个月，症状皆除。

例4：李某，女，32岁。初诊日期：1967年11月7日。

失眠多梦已3年，伴有头晕、头痛、心悸、气短、健忘等症。劳累后则诸症加重，手足经常发凉，饮食尚可，二便自调。面色无光泽，体瘦，舌苔薄白，脉沉细。

辨证：心脾不足，阳气虚衰。

治法：补益心脾，温阳安神。

处方：

方1：神门、内关、百会、神庭、中脘、气海、足三里、三阴交、关元（灸）。

方2：五脏俞加膈俞方加风池。

两组配方交替使用，隔日1次。

手法：补法。

治疗经过：针刺6次，诸症好转。继以上方治疗6次，症状大减。再继续针灸4次，痊愈停诊。随访2月情况良好。

例5：刘某，女，30岁。

患者自觉颈部发紧，咽喉部发堵已数月，两手指挛缩不能伸展，情绪紧张则手指挛缩加重，经服西药未效。睡眠、饮食尚可，二便自调。舌苔薄白，舌质淡，脉细弦。

辨证：肝郁气滞，筋脉失养。

治法：疏肝解郁，濡润筋脉。

处方：天突、膻中、内关、合谷、太冲。

手法：泻法。

治疗经过：针治 5 次，胸闷、颈紧、咽喉发堵已减轻，手指仍有时拘紧。再用上方加中渚，继续治疗 5 次，诸症皆除，临床痊愈。

按语：中医所谓郁证，系指情志不舒、气机郁滞所致病证，主要表现为情绪抑郁、神志不宁、胁肋胀痛，或易怒喜哭，以及咽中如有硬物梗阻（梅核气）、失眠等多种多样的症状。所谓"郁"者，滞而不通之意。郁证又可诱发其他病证，正如《丹溪心法·六郁》所说："人体气血冲和，万病不生，一有怫郁，诸病生焉，故人身诸病，多生于郁。"如若人之情志失常，则首犯气机，气病及血，气血同病，则变生多端。古人有"六郁"之说，即气郁、血郁、痰郁、湿郁、热郁、食郁等。百病又以气为先，故气郁首当其冲，继而血、热、痰、湿、食诸郁接踵而来。王乐亭教授治疗本病多采用其经验方"老十针"或"老实针"方。

例 1 证属肝郁气滞，脾胃不和。治以疏肝解郁，健脾和胃，方用"老实针"加廉泉施以泻法。因患者伴有语言不利、吐字不清、舌本发硬，故加用廉泉以利舌本，标本兼顾。针治 6 次，说话流利，舌硬好转，余症减轻；再用五脏俞加膈俞，共针治 2 个疗程，诸症消失。

例 2 证属肝失条达，木郁土壅。治以疏肝健脾，宽胸理气，方用"老十针"，经治 3 次，症状减轻；再配合五脏俞加膈俞，经治 1 个疗程，诸症消失。仅劳累时头晕、心烦，故以前方加百会、膻中、风池以清头目，宽胸理气。继治 6 次，诸症均除。

例 3 证属劳思过度，心脾两亏。治以补益气血，养心安神。方用"老实针"合五脏俞加膈俞化裁，加用神门、三阴交以宁心安神。经治 2 个疗程，病证痊愈。

例 4 证属心脾不足，阳气虚衰。治以补益心脾，温阳安神，仍用"老十针"方、五脏俞加膈俞方，加用神门、三阴交宁心安神；百会、神庭、风池以补脑醒神；灸关元温肾助阳。经治 1 个疗程，症状大减，继针 4 次而停诊，半年后追访，已获痊愈。

例 5 以颈部发紧、咽喉发堵、手指挛缩不能伸开为主要表现。证属肝郁气滞，气机不畅，筋脉失养。治以疏肝解郁，调理气机，濡润筋脉。方用天突、膻中、内关、合谷、太冲。其中合谷、太冲以开四关；膻中、内关宽胸顺气；天突理气降逆。针治 5 次症状缓解。因手指时有抽紧之感，再以上穴加中渚，活络缓筋，诸症全除。

本组 5 例郁证，除例 5 外，前 4 例均以"老十针""老实针"，或五脏俞加膈俞方为主，单独使用或交替使用，或前后续用，治疗着眼于整体机能的调节，并以调理肝脾为中心，足以说明王老对于上述经验方的灵活运用和独到之处。

九、脏躁

例 1：王某，女，17 岁。初诊日期：1967 年 7 月 31 日。

患者近 1 月来，因情志不遂而失眠，胸闷发憋，爱哭，喜怒无常。严重时抽搐，四肢僵直，精神呆板。往往在忧思多虑之后易于发病。纳食量少，二便、月经尚属正常。舌苔薄白，脉沉细。

辨证：肝郁不舒，发为脏躁。

治法：疏肝解郁，宽胸理气。

处方：

方 1：膻中、中脘、气海、内关、合谷、足三里、太冲。

方 2：五脏俞加膈俞方。

两方交替使用，隔日 1 次。

手法：泻法。

治疗经过：按上法针治 5 次，胸闷憋气减轻，2 周来未发抽搐。继用上法治疗 3 次，胸闷已除，睡眠安好，精神好转，谈笑自如。投以平肝舒络丸，每次 1 丸，每日 2 次，共计 20 丸，临床痊愈。

例 2：聂某，女，29 岁。初诊日期：1968 年 5 月 21 日。

患者 1 月来哭笑无常，头晕，失眠，烦躁，胸部堵闷，多思，多虑，多疑，善太息，精神恍惚，易惊恐，食纳无味，大便干，小便黄，表情淡漠。舌苔薄白，脉沉细弦。

辨证：肝郁气滞，发为脏躁。

治法：疏肝解郁。

处方：百会、膻中、内关、合谷、太冲。

手法：泻法。

治疗经过：按上方针刺 2 次，胸部堵闷大减，仍有精神恍惚，有时在室内无目的地走动，不愿与人接触。再用上方针治 4 次，胸闷已除，烦躁情绪大减，哭笑失常未再发作。停针观察。经追访未再发作，并已参加工作。

例 3：孔某，女，30 岁。初诊日期：1967 年 8 月 12 日。

两年来，因情志不遂而致精神恍惚，胸闷发堵，急躁不安，哭笑无常，多疑惊恐，有幻听，夜寐不安，易醒多梦，头胀痛，四肢乏力，食欲差，月经错后而量少、色紫，面色黄白无泽，舌苔薄白微腻，脉沉细。

辨证：肝郁不舒，心脾两伤，发为脏躁。

治法：补益心脾，疏肝解郁。

处方：

方 1：五脏俞加膈俞方，加百会。

方 2：中脘、气海、内关、三阴交、神门、足三里、太冲。

两方交替使用，每周针 2 次。

手法：补法。

治疗经过：针刺 2 个月，幻听消失，情绪比较安静，悲伤哭泣减少，睡眠好转，夜梦减少。继续针治 2 个月，悲伤多疑显著减少，睡眠显著好转，心情愉快。再以原方治疗 2 个月，余症消失，临床病证痊愈，停诊观察，恢复原来工作，未再发作。

按语：中医所谓脏躁，相当于西医的癔症，多发生于青壮年女性。本症多因情志郁怒，思虑过度，悲哀动中，以致气机阻滞；或因气火痰邪，上蒙清窍，扰乱心神，脏阴耗伤而致。临床除表现为无故悲伤、哭笑无常、精神失常外，甚或出现肢体瘫痪不用等。王乐亭教授治疗此病以合谷、太冲为主穴。此两穴为四关穴，合谷为气关，太冲为血关，双侧同针以开四关，有启闭解郁，宁心安神之功。配合五脏俞加膈俞方，以调理脏腑，平和气血阴阳。此外，随证加减其他穴位。本组三例均因肝郁不舒而诱发，临床证候同中有异，故治法也不尽相同。

例1 除见有一般脏躁症状外，伴有四肢抽搐、僵直、精神呆板，故加用中脘、足三里以调中和胃；膻中、内关以开胸顺气，气机调达则抽搐得以缓解；气海为调理气机之要穴。诸穴相配以调气机，继服平肝舒络丸以巩固疗效。

例2 症状较轻，仅用合谷、太冲、内关、膻中四穴，因其伴有头晕，故加百会以醒神健脑，共针6次而愈。

例3 因病程日久，心脾两虚，治以补益心脾、疏肝解郁。首选五脏俞加膈俞方，再配合其他穴位，加用神门、三阴交养心安神而获效。

十、癫狂

例1：钱某，女，27岁。初诊日期：1967年9月。

家属代诉：三日前与其兄发生口角，当晚回宿舍，烦闷不语，欲哭，夜卧中哭醒，次日曾给予镇静剂，药后昏睡半日，醒后双手不时捻搓，喃喃自语，双目发呆，亲人问话也不理睬，拒绝服药。两天来夜不得眠，强迫进流食，大便三日未解，尿黄量少。月经昨日来潮，色正常。面色黄，默默发呆，脉沉弦。

辨证：肝郁气结，痰扰神明。

治法：疏肝解郁，清心安神。

处方：合谷透劳宫、太冲透涌泉、人中。留针30分钟，起针后点刺环跳。

手法：泻法。

治疗经过：起针后约 40 分钟，患者闭目不语，似睡非睡，约 2 小时进入熟睡。次日上午复诊时称，昨日 3 点以后睡眠较好，晨起仍不答话，仍是哭泣，两目发直。改针中脘、气海、内关、足三里、膻中，治疗 3 次，患者能自行回答问题，答话切题，但语言较少，昨天约进食二两面条。继用上穴治疗，针治 5 次，精神好转，表情如常，目呆消失，自觉尚有胸闷。继用上方再针 3 次痊愈。

例 2：全某，男，55 岁。初诊日期：1964 年 4 月。

家属代诉：5 天前与其家属发生口角，自己生闷气，晚餐未进，彻夜不眠，自言自语，喋喋不休。次日突然发狂，急躁，悲哀，奔走，登高，不避亲疏，不知痛痒，家属将其锁在屋内，患者毁物砸窗，遂将其手足绑起悬梁。临诊探望时，仍被绑缚，双目直视，骂人，屎尿不避，净洁污秽不知，见人即挣扎欲打，喃喃自语，无法制止，昼夜不眠，三日未进饮食，面红目赤，舌苔黄燥，脉洪大。

辨证：五志过极，火郁痰凝，蒙闭心窍。

治法：醒神开窍，泄热镇静。

处方：人中重刺。合谷透劳宫，太冲透涌泉，重刺捻转不留针。十宣放血，百会、大椎、长强、委中重刺。

手法：泻法。

治疗经过：针后患者躁动缓和，遂松绑安卧，即刻入睡。次日晨起吃半碗粥，另加安眠药 2 片，很快入睡。下午复诊取穴：人中、合谷透劳宫、太冲透涌泉、内关、中脘、气海点刺不留针。按上法每日针刺 2 次，患者能礼貌接待，让坐，说话已有伦次，未再打人骂人。但双目时有发直发呆，尚能配合治疗。取穴百会、大椎、长强、委中、涌泉、内关伏卧针刺，留针 30 分钟。按此方治疗，隔日 1 次，连续 4 次。5 月上旬复诊时，症状大减，问答切题，饮食正常，每天可以入睡 4～5 小时。改用五脏俞加膈俞方，隔日 1 次，继针 6 次，诸症消失，精神恢复正常，追访数月，一切正常。

按语：癫狂属于神志失常病证。癫证表现为哭笑无常，语言颠倒错乱，或沉默痴呆。狂证表现为狂妄多怒，躁动不安，喧扰打骂。《灵枢·癫狂》中说："癫疾始生，先不乐，头重痛，视举目赤……狂始发，少卧不饥，自高贤也，自辨智也，自尊贵也，善骂詈，日夜不休。"癫狂的发生主要由情志所伤，气滞痰阻，痰气上逆，闭阻心窍，以致神志失常。气郁引动痰浊者多发为癫；气郁化火，痰火而致者多发为狂。癫狂证有阴阳之分。癫证属阴，多静；狂证属阳，多动。若癫证经久，痰郁化火也可以转变为狂证；狂证既久，郁火渐得宣泄，亦可转变为癫证。

例 1 为癫证，属于肝郁气滞，脾运失调，湿聚生痰，痰气交阻，蒙蔽清窍，扰乱神明，故而见有沉默哭泣等症。治以合谷透劳宫、太冲透涌泉，开四关以解郁理气。劳宫功能清心开窍，使用透刺法以加强清心开窍之功。点刺环跳平肝降逆，取涌泉滋水制火，开窍醒神。取人中醒脑开窍。后期以"老十针"方加减，疏肝解郁，健脾和胃而收功。

例 2 为狂证，属于郁怒化火，肝胆火炽，痰火壅盛，上扰心神，故见狂躁易怒、登高而歌、弃衣而走、打人毁物等症。由于狂躁不羁，被绑缚悬吊，说明家属实在束手无策。在治疗时，重刺人中以醒神开窍；合谷、太冲、劳宫、涌泉开窍清泄肝热，安神定志。十宣放血，清泄火邪，宣闭开窍。方中百会、大椎、长强为督脉穴，均用泻法，以泄阳气而降逆气；取委中以疏泄足太阳经之热邪。待证势平缓后，取中脘、气海、内关以理气宽胸，调理脾胃。取五脏俞加膈俞，调五脏益气血，安神定志，疏肝解郁，理气化滞。通过针刺调治，五脏调和，气血畅通，神能守舍而宁静，狂证自愈。

十一、痫证

王某，男，18 岁。初诊日期：1974 年 4 月。

家属代述：患者于 7 年前曾持续发高热 3 天，经治疗烧退。半个月以后突然仆倒，昏不知人，四肢抽搐，两目上吊，口吐白沫，舌尖被咬破，抽止醒后嗜睡。1 个月发作 2~3 次，经某医院诊为癫痫。服用苯妥英钠和中药，发作次数减少，但近 1 月来发作较频繁，每次发作持续 2~3 分钟，醒后头痛、困倦、自觉记忆力减退，学习很吃力，思考能力迟钝，夜卧尚安，二便正常，精神萎靡。面色黄，身体瘦弱，身材矮小。舌苔薄白，舌质淡，脉沉滑。

辨证：热灼伤阴，肝肾阴虚，虚火扰神。

治法：滋补肝肾，镇肝安神。

处方：

方 1：鸠尾、中脘、气海、内关、神门、足三里、三阴交。

方 2：督脉十三针方。

两方交替使用，每周 3 次。

手法：补法。

治疗经过：根据患者以往发作的大致日期，于发作前 10 天连续针刺 5~6 次，即停针观察。下个月按原治疗方案进行治疗。针后结果，第 1 个月犯病 1 次，但日期推迟 5 天，发作情况尚无明显变化。第 2 个月犯病 1 次，日期向后推延 10 天，发作时症状减轻，醒后头痛、疲乏感稍轻，可以自行缓解，不必卧床休息，1~2 小时后，即恢复正常。第 3 次发作与末次发作间隔将近两个月，发作后见有头晕、体乏。以后间隔 5 个月未犯病，仅感心里难受，思绪紊乱，卧床休息片刻，睡醒后症状即消失。以后间隔半年仍未犯病，去农村插队 2 年后分配工作。1978 年随访时，一直未再发作。

按语：癫痫是一种阵发性神志失常的疾病，俗称"羊痫风"。临床特征是突然仆倒，口吐白沫，尖叫，四肢抽搐，发作过后如常人。发病的原因，主要为风、痰、火、惊所致。

王乐亭教授治疗痫证常用鸠尾、中脘、气海、内关、三阴交，或用"督脉十三针"方。发作时用泻法，平时用补法。

发作神昏时则用人中、太冲、合谷醒神开窍；若见抽搐不止，再加涌泉、劳宫以清泄心火、凉血息风；若见突然昏仆、气闭、面白、脉乱，则用回阳九针急救，使之复苏。关于回阳九针，王老曾编以歌诀："人中合谷与太冲，中脘内关三里通，针后还是不苏醒，阴交涌泉和劳宫。"其中，三里是指足三里，阴交是指三阴交。选用"督脉十三针"方，旨在清泄风阳，使之气逆和降，醒脑安神。取"老十针"方加减以宽胸降痰，调理脾胃。此外，神门为手少阴心经穴，功能为定志安神；三阴交为足太阴脾经穴，功能为养血柔肝、健脾滋阴。所选的穴位与处方均围绕调理肝脾肾三经功能而设，并且配合安神定志、镇心安神之法。

王老在临床上曾遇到过一男性癫痫患者，患病已3年，久治不愈，后来经某针灸医生灸其中脘50壮而愈，至今数年未犯。王老将其用于一位病程已10年的妇女患者，亦灸中脘50壮而愈。故作为小经验介绍，不妨一试。

在总结治疗癫狂痫的经验时，他自己曾概括为以下四套方法：

（1）疏风、镇痉、定惊、安神、开窍法：方用百会、风府、大椎、身柱、人中、合谷、太冲。

（2）清心包、调肺脾、通经络、止抽法：方用鸠尾、后溪、神门、少商、隐白。

（3）强心、解郁、健脾、降浊、化痰法：方用巨阙、风池、中脘、足三里、阳陵泉。

（4）滋肾、平肝、交通心肾、调和阴阳法：方用心俞、肝俞、肾俞、间使、劳宫、涌泉、三阴交。

临证时，可以根据病情辨证选用。

十二、淋浊

刘某，男，60岁。初诊日期：1978年3月。

患者发烧5天，近两日来小便不畅，尿道灼痛，小腹发胀，腰部酸楚，四肢无力，经某医院检查诊断为急性前列腺炎。因尿潴留，曾导尿1次，服药未效。平素血压偏高，曾患半身不遂，但已基本恢复。舌质淡嫩，舌苔薄白，脉沉细弱。

辨证：肾气不足，精气亏耗，发为淋浊。

治法：补肾气，益精血，助膀胱气化。

处方：

方1：百会、气海、中极、关元、归来、中脘、三阴交。

方2：肾俞、上髎、环跳。

两方交替使用，每日1次。

手法：均用补法。

治疗经过：经治5次，诸症消失，小便通畅，停诊观察。

按语：前列腺炎属于中医淋浊范畴，临床有虚实之分。实证多因湿热下注，虚证多因肾虚所致。患者年逾花甲，阴阳俱虚，肾气已衰，膀胱气化不利，小便癃闭不通。治取"任脉十二针方"加减，补阴和阳，以助膀胱气化。方中百会助阳益气，使阳气能以下行，实乃病在下取其上之意；中脘、三阴交育阴益精；三阴交配中极、关元益肾阳，补肝阴；配归来温经，活血通络；气海为下焦之要穴，功能为益气理气；肾俞补肾之阴阳；上髎为足太阳膀胱经穴，为局部取穴，以通利膀胱经气，专治小便不利；环跳为足少阳胆经穴，肝胆相表里，肝经环阴器抵少腹，取环跳因其与病位相近，使之气至病所而前后呼应。此为王乐亭教授治疗小便不利之经验用穴。进针后，针感需放射至前阴部，方能获效。

所谓"任脉十二针"方，是王老的经验方之一，由任脉之承浆、廉泉、天突、紫宫、膻中、鸠尾、上脘、中脘、下脘、气海、关元、中极十二穴所组成。任脉为"阴脉之海"，足三阴经、阴维及冲脉均在腹部与任脉相会，故本方能调理冲任，补阴济阳，舒通气机，开胸宣肺，升清降浊，调和肠胃。方中承浆穴为手足阳明经、督脉、任脉之会，功能为调理阴阳；廉泉为阴维、足少阴肾经、任脉之会，又为足少阴肾经之结穴；天突为阴维与任脉之会，能调五脏之气。此三穴配紫宫能调理阴阳，清热开胸，顺气降逆。膻中为手太阳、手少阳、足太阴、足少阴与任脉之会，又名上气海，为心包经之募。《难经》说："气会膻中"，是心之宫城，功能为调气开胸；鸠尾功能为清心包之痰热，镇惊安神，配膻中能增强开胸顺气之功，配天突能清化痰饮；三脘、气海、关元、中极理脾胃助运化。本方为中风十三治法方中的一个方法。根据其组成及方义，王老扩大了临床应用范围，不仅用于中风，而且用于因气机失调导致的其他病证，如呃逆、小便不利等。实证多用泻法，虚证多用补法，如胃寒呕吐加灸膻中、中脘、气海；胃热盛则泻上脘、中脘、下脘；肝火旺者泻中极。本例为肾气不足、精气亏耗而发为淋浊，故取"任脉十二针方"加减，以补阴济阳，助膀胱气化，以通调水道而小便自利。

十三、癃闭

例1：郝某，女，28岁。初诊日期：1960年5月。

患者产后二日小便不通，产后尿闭，小腹胀痛，头晕眼花，精神倦怠，食纳不多，夜寐不安，大便三日未解，少腹胀满、拒按，呼吸急促，呻吟不已，体瘦，面黄无华。舌质淡红，苔薄白，脉沉细。

辨证：产后气血两虚，膀胱气化不利。

治法：益气养血，以助膀胱气化。

处方：龙门、中脘、足三里、太渊、阳陵泉、气海（灸）。每隔10分钟捻针1次，留针40分钟。

手法：补法。

治疗经过：起针后即排尿少许，当晚排尿数次，但仍不畅利。次日继续针治，先点刺秩边，使之针感达到前阴部然后起针，再针灸以上穴位。二诊后尿量增多，腹胀已减，取穴中脘、气海、关元、中极、阴陵泉、足三里，针后尿路已畅，少腹痛止，加灸气海、关元后，排尿已通畅。后因患者有心悸、失眠，改针神门、内关、三阴交、中极、足三里穴，5次而眠安，诸症皆除。

例2：谭某，女，29岁。会诊日期：1961年9月。

患者足月顺产第2胎，产后两日未解小便，少腹胀甚，虽有尿意，但不能排出，经热敷无效。睡眠不安，食纳差，大便未解，请王乐亭教授会诊。患者精神欠佳，面色苍白，舌质淡，苔薄白，脉沉细无力。

辨证：产后气血两亏，膀胱气化不利。

治法：调补气血，益肾利尿。

处方：百会、龙门、阴陵泉、足三里、三阴交、关元（灸）。

手法：补法。

治疗经过：针灸后约1小时，患者欲解小便，给予精神鼓励，遂尿出，少腹舒适，但量少而不畅。当晚又按上穴针灸1次，起针2小时后排尿通畅，尿量约500mL。三诊取穴同上，加中脘、气海、中极、灸气海、关元，针治后小便恢复正常。

按语：产后尿潴留是产后常见的并发症之一。因暂时性排尿功能障碍，部分或全部尿液不能排出，称为尿潴留，属于中医癃闭范畴，也称产后小便不利或转胞。此症多因产后肾气不足，膀胱气化不利而致。临床又有虚实之分。虚证多因肾气不足、气血两亏；实证多因气滞、血瘀或湿热阻滞所致。《素问·灵兰秘典论》认为："膀胱者，州都之官，津液藏焉，气化则能出矣。"肾与膀胱相表里，膀胱气化依赖肾气之蒸腾，肾气不足，则膀胱气化不利。上述两例，均属产后气血亏虚，肾气受损，气化失司，以致癃闭。王老治疗本病常针刺龙门穴（该穴为经外奇穴，在任脉线耻骨下缘至前阴上际之间），功能为调理气机；取太渊补肺气，功能为通调水道，下输膀胱；针中脘、足三里补中益气，培补后天生化之源，气血生化有源，先天肾气得养；灸气海、关元以温补肾阳，助膀胱之气化；针脾之合穴阴陵泉，功能为通利水道；中极为任脉与足三阴经之会，足太阳膀胱经之募穴，募为经气聚集之处，针之可调节膀胱气化，通利水道；针三阴交健脾补气，疏肝益肾。例1点刺秩边，该穴为膀胱经穴，针之可使气至病所，以助膀胱气化，通利小便；取督脉之百会益气助阳，使之阳气下行于肾，膀胱气化功能得以振兴，小便畅利。

十四、遗尿

李某，男，14岁。初诊日期：1977年5月10日。

家属代述：患儿夜间尿床已7年余。自7岁患急性肠胃炎之后，每当饮食不慎，便胃脘隐痛，胃纳日渐减少，饭后自觉腹胀。形体逐渐消瘦，精神倦怠，四肢无力，手足发凉，夜寐梦多，大便溏薄，夜间遗尿频发。经服中药治疗，胃痛痊愈，而余症同前，遗尿逐渐加重，每晚皆遗，甚则一夜数次。舌淡苔薄白，脉细弦、尺部无力。

辨证：脾肾阳虚，膀胱失约。

治法：健脾温肾，固摄膀胱。

处方：中极（灸）、关元（灸）、三阴交、足三里。每周3次。

手法：补法。

治疗经过：经针治3周，胃纳增加，手足已温，精神好转，大便正常。舌脉同前，按原穴位，每周针2次，共针7次后，遗尿未作，停止治疗，随访1年未犯。

按语：遗尿是指小便失去控制，不自觉地排尿，一般见有小便失禁或夜间遗尿。前者多见于年老体弱者，后者多见于儿童。中医认为肾司二便，肾气足则能制约膀胱；肾气不足，下元不固，则膀胱失约而遗尿。本例证属脾肾阳虚，下元不固，膀胱失约而致遗尿。病因脾胃受损，运化失职，气血两虚而起。脾为后天之本，肾为先天之本。患者7岁，肾气未充，又因后天失养，肾阳亏乏，先天后天失济，两脏受累，虽经治疗而先天难复。肾与膀胱相表里，肾虚则膀胱气化不利，固摄无权；肾主水属阴，阳虚不得坚阴，故夜间遗尿频作。治取中极，此穴为膀胱募，足三阴经与任脉之会；关元为小肠之募穴，手太阳小肠与足太阳膀胱二经相接，经气共济，加灸以温阳补肾，固摄膀胱，调理肝脾；取足三里、三阴交，健脾补肾调气，以固摄膀胱。全方共奏补阳固肾之功，膀胱得以制约，故遗尿得以控制。

十五、痛经

例1：徐某，女，28岁，已婚。初诊日期：1967年5月12日。

患者于5年前产第3胎后30天，生气郁闷，日久不解，遂于产后2月余经水复潮，伴有少腹疼痛。此后月经周期后错，经行少腹绞痛，量多色暗，有血块。腹痛时用热敷或服止痛片，痛势稍减，经行4～5天。平素时有胁肋胀痛，腰酸乏力，带下增多而色淡，食欲不振，夜寐易醒多梦，大便时稀，小便正常。患者面色黄白，体瘦，舌淡红，苔薄白，脉沉细弦。

辨证：产后体虚，肝郁不舒，气滞血瘀。

治法：补益气血，疏肝解郁，行气化瘀。

处方：

方1：气海、关元、归来、中极、三阴交、太冲、关元（灸）。

方2：上髎、次髎、肺俞、心俞、肝俞、脾俞、肾俞、膈俞。

上述两组处方，于每月行经前4～5天针灸。第1天针方1，第2天针方2，依次交替使用，经潮即停。

手法：补法，太冲用泻法。

治疗经过：经治2月，痛经减轻，诸症好转，仍按原方继针。9月份复诊，行经时少腹绞痛未作，仅于经前1天少腹隐痛，心胸烦闷，经后症减，未服止痛片。再以前方治疗，至10月份再诊，痛经消除，唯有不适感，继以原方针灸4次，停诊观察。两月后追访，痛经未作，诸症基本消除。

例2：郭某，女，35岁，已婚。初诊日期：1967年4月。

患者正值经期受到精神"冲击"，思绪郁怒，胸中懊侬，次日月经中断。此后每逢经期则少腹疼痛，有时伴有呕吐，甚至昏厥。食欲逐渐减退，胁肋作胀，急躁，失眠多梦。经量减少，色紫黑，月经二日即净，经后痛止。患者体瘦，面黄无泽，精神恍惚。舌质淡，苔薄白，脉沉细。

辨证：肝郁气滞，脾胃不和。

治法：疏肝理气，健脾和胃。

处方：

方1：中脘、气海、关元、中极、天枢、归来、内关、三阴交。

方2：五脏俞加膈俞。

两组处方交替使用，于行经前5天针治，每日1次，经潮即停。

手法：方1用泻法，方2用补法，其中膈俞、肝俞用泻法。

治疗经过：治疗3个月，痛经减轻，情绪急躁稍缓解，睡眠好转，经量经色均见改善。按原方治疗，半年期间共针刺30次，痛经消除，食纳增加，睡眠安好，精神转佳，停针观察。半年后追访，痛经未作。

例3：张某，女，19岁。初诊日期：1967年3月2日。

患者于1965年初中毕业到农村插队，因同学之间关系不和，心情不舒畅，忧郁憋气，又因饮食不节，饥饱无度，以致月经错后，量少色淡，经期少腹钝痛，持续1~2天，昨日月经来潮，后错10天，量少色淡伴有血块，少腹钝痛，按之尚能缓解，气急烦躁，食纳减少，睡眠不安，二便尚调，舌苔薄白，脉象细弦。

辨证：肝郁气滞，脾胃失健。

治法：疏肝解郁，健脾和胃。

处方：老十针方去天枢，加关元（灸）、水道，每周3次。

手法：补法，其中水道用泻法。

治疗经过：当日针灸后腹痛已除，余症尚无明显变化。次日晨起疼痛又作，持续 10 多分钟。情绪好转，睡眠渐安。舌脉同前，按原方治疗。3 月 6 日三诊，疼痛未作，停针观察。4 月 24 日月经再次来潮，痛经诸症未发。

例 4：张某，女，25 岁。初诊日期：1967 年 11 月。

患者 13 岁月经初潮，伴有少腹隐痛，周期后错。15 岁时症状开始加重，经前 1 天少腹发凉，疼痛剧烈，大汗出，甚则昏厥，月经来潮则疼痛稍有缓解。食纳无味，夜寐不安，精神萎靡，面色黄。舌苔白，脉沉缓。

辨证：脾肾不足，胞宫虚寒。

治法：培补脾肾，温暖胞宫。

处方：

方 1：中脘、气海、关元、中极、足三里、三阴交、加关元（灸）。

方 2：五脏俞加膈俞，加灸。

经前 5 天开始，两方交替应用，每日 1 次。

手法：补法。

治疗经过：经治 2 月来，共针灸 8 次，痛经减轻，不服止痛片已能耐受。4 个月内，共针灸 16 次，痛经已除。嘱患者于经前一周艾灸气海、关元 30 分钟，此后痛经未作。

按语：痛经是妇科常见病、多发病之一。系指妇女在月经期前后或行经期间发生腹部疼痛或其他不适，甚则影响正常生活及劳动。痛经是自觉症状，临床分为虚实两类：实证多发生于经前，或行经前半期，症见经行不畅、下腹疼痛剧烈、沉坠憋胀，或绞痛难忍、拒按、经色紫黑，伴有血块，每于血块排出则腹痛缓解，舌质正常或紫暗色，有瘀点斑块，脉象沉涩或弦滑；虚证多发生于经后，或行经后半期，痛势轻而绵绵不休，喜按喜暖，伴有全身其他虚象，经血色淡，量少，舌质淡，脉沉细。

中医认为，妇女在月经期间，由于阴血耗伤，卫外失固，易受六淫侵袭或七情所伤。而痛经的发生，多由于郁怒伤肝，气滞血瘀；或寒邪凝滞，经血不通；或气血不足，胞脉失养以致经血不通。中医根据临床习惯，将月经初潮即患本病者称为原发性痛经；已潮多次而后患者，称为继发性痛经。与西医的分类方式略有不同：西医所谓原发性痛经，系指生殖器官无明显病变者；继发性痛经，则指生殖器官有明显病变者。中医认为，痛经的发生，主要由于经血运行不畅，不通则痛。引起经血运行不畅的原因，多责之气滞、寒凝、热结、湿阻或气虚血运无力等。

针灸治疗痛经，同样要根据"虚者补之，实者泻之"的原则，切忌通用攻瘀逐血之法。对于痛经虚证则补而通之，正如前贤所说："若欲通之，必先充之，气血充沛，脉道满盈，则运行无阻，通则不痛矣。"对于痛经实证，则以攻瘀为主，行而通之；寒证温而补之；热证清而通之；虚中夹滞者，补中有通；纯虚无滞者，补益气血，使之胞脉得养，则痛经自愈。

王乐亭教授治疗痛经，已初步摸索出一套规律。他认为，对于痛经虚证，治应补益气血，濡养冲任，可用"老十针"为主方。"老十针"方功能调中健脾，理气和血，升清降浊，调理脾胃。其中以气海为主穴，因气海为生气之海，由此蒸动气化，以助运化之机，且能通调任脉，温固下元；加关元以培肾固本，调气回阳。其中膈俞为血之会，女子以血为本，血又为经水之主要成分，与气血密切相关，故刺膈俞以疏通气血，具有统治一切血病之功；与五脏俞合用，功能调气和血，扶正固本，调理阴阳。本方用于治疗痛经，则应根据病情随证化裁。手法多施以补法，或配合灸法。对于痛经实证，因其邪气壅实，气血运行瘀滞，不通则痛，故以疏肝理气、活血化瘀为基本法则。因为肝藏血，主疏泄，司血海，为经血之本；肝气条达，疏泄有度则经血流畅，通则不痛。针治处方多用中极、三阴交、归来、太冲，且以中极、三阴交为主穴，手法多用泻法。中极有助于气化，通调冲任之功；归来有补气升提，调经止痛之效；三阴交为足太阴脾经、足厥阴肝经、足少阴肾经之会，能健脾化湿，疏肝益肾，调理肝、脾、肾三脏之功能；太冲疏肝解郁，理气调血。若为寒证，则加灸气海、关元，以温肾助阳，血得温则通，使之气血流畅。若为湿热证者，则泻三阴交、中极以清热利湿。若为寒湿证者，加灸气海，以助燥湿之力。若为气郁化热者，泻中极、归来。若并发恶心呕吐者，泻内关、上脘以调理气机，降逆和胃。若伴有腹泻便溏者，灸气海、关元加天枢。天枢为足阳明胃经腧穴，为大肠之募、腑气之街，功能为分理水谷，调理肠胃之气；与气海相配，能振奋下焦之元气，助肠胃腐熟水谷以利运化，从而达到健脾止泻之功效。

对于以上4例的治疗，完全体现了王老治疗痛经的经验。例1至例3为继发性痛经，例4为原发性痛经，均因情志不遂而诱发，证系肝郁气滞为主，但由于年龄、婚姻状况、病程长短，以及体质之不同，在治疗上同中有异。

例1正值产后又逢生气，情志郁怒，肝失条达，气机不疏，以致气滞血瘀，经行不畅，不通则痛，故经行少腹绞痛、经色暗红成块。肝经布胁肋，抵少腹，气机不畅，故两胁胀痛；肝木乘土，脾胃失健，故食欲不振、大便时稀。又因产后气血亏虚，化源不足，心无所养，故见失眠多梦；肝脾受损，则肾精不足，故见腰酸乏力；肾气不足，阳不化湿，则带下增多。治取任脉少腹部之腧穴气海、关元、中极，以补气调经，滋阴养血，行气化瘀；灸关元以温经行血，化瘀通经；取三阴交、太冲以滋阴疏肝；取背部俞穴以调和五脏，理气养血，健脾和胃。此外，加用上髎、次髎为膀胱经腧穴，是治疗泌尿生殖系疾病之要穴，且又主气，可疏导经气、祛瘀化滞。总观本例属于虚中夹滞，即虚中夹实之证，故采取补中有通之法，且以扶正为主，祛邪为辅，使之脏腑和调，气血流通，以期正复邪去之效。

例2于行经期间精神受刺激而月经中断，继发痛经诸症。系因肝气横逆，木郁乘土，属于气机致病。气为血帅，血为气母，气行则血行，气滞则血瘀，经血不通，故见腹痛、经色紫黑；肝气上逆，清窍受蒙，甚则发为昏厥；肝失条达，故见胁肋作胀、气急烦躁；肝气横逆，胃失和降，故食欲不振、时有恶心呕吐；脾胃化源不足，气血两亏，故经量减少、体瘦面黄无泽、舌质淡、脉沉细。治疗时，取任脉少腹部穴气海、关元、中极，加中脘和胃宽中；归来调经降逆；内关宽胸膈、舒气机，除心胸之郁闷。"五脏俞加膈俞方"调补气血，肝气条达，木疏土和则痛经诸症自除。

例3亦属肝气郁结，失于疏泄，经滞不畅，又因饮食不节，伤及脾胃，气血化源亏乏，以致经行腹痛、量少色淡、见有血块等症，故取"老十针"方加减，健脾和胃理气，欲通先充，气血旺盛，脉道充盛，经水得以流畅。灸关元以壮元阳，补元气，气行则血行；另加水道通利下焦气机。本例系青年未婚女子，因病而虚累及后天，故以"老十针"方加减而取效。

例4为原发痛经，渐次加重，证系先天不足，后天失养，胞宫虚寒，经脉空虚，寒性收引，以致血流稽迟，虚则滞涩，气血凝泣，经水被遏，欲行不能，不通则痛；阳气受阻，营卫不和，故见厥逆自汗。治以"老十针"方化裁。灸关元温肾固本，加用五脏俞加膈俞方，以调补阴阳，使之先天得养，后天得益，气血充盛，阴阳平和，虚寒得消，诸症自除。

总体来说，妇女以血为本，以气为用，二者相辅相成。血为经水之主要成分，而经血之生化、蓄溢有赖气机之调畅。气行则经血行，气滞则经血瘀，气寒则经血凝，气热则经血结，而痛经的发生关键在于经血不通，不通则痛。治以调理气血为主要法则。王老以"老十针"为主方，配合五脏俞加膈俞方，用补泻手法加以调整，并随证加减，灵活变通，疗效显著。

十六、闭经

例1：刘某，女，20岁。初诊日期：1973年10月31日。

患者14岁月经初潮，15岁到农村插队，经常接触凉水，此后经行不畅，量少有血块，约半年后开始闭经。纳少，疲乏，腹痛，带下量多，大便正常，小便清长，曾服中药未效。

舌苔薄白，脉象沉细。

辨证：下焦寒湿，冲任受阻。

治法：健脾化湿，温经散寒。

处方："老十针"方。关元加灸，气海加灸，每周3次。

手法：补法。

治疗经过：针治5次，食纳增加，腹痛发作一次，带下量减少，大便正常，小便清长。原方去上脘、下脘、天枢，加阴陵泉，连针10次。至12月1日就诊时，月经复潮已2天，经量增多，食纳正常，腰酸、体乏消失。12月25日继用前方治疗，每周2次。12月28日第2次行经，周期、经量如常，无不适感，停诊观察。

例2：夏某，女，24岁，未婚。初诊日期：1971年11月。

患者去山区"拉练"，天气虽冷，因急行奔走而汗出，中途休息，汗退后全身反觉寒冷战栗，以后开始闭经，迄今已1年半之久。每用黄体酮治疗，月经虽行，但量少色暗伴有血块，经行2日，停用黄体酮后又闭经。平时少腹发凉发胀，腰酸明显，食纳尚可，二便如常。舌苔薄白，脉象沉涩。

辨证：寒客胞宫，气血凝滞。

治法：温经散寒，暖宫调经。

处方：中脘、气海、关元、中极、天枢、水泉、合谷、足三里、三阴交、关元（灸）。

手法：补法。

治疗经过：针灸5次，少腹冷感消失；针灸8次，月经来潮，经血量少，腰酸减轻。继针灸2次停针，嘱患者自灸关元、气海，每日2次，直至再次月经来潮。经治后，月经周期正常，经血量适中，带经4日而净。

例3：王某，女，22岁，未婚。初诊日期：1978年7月3日。

患者以往月经正常，因生气劳累而致闭经4个月之久。每月定期出现烦躁，胸闷胁胀，睡眠不实，持续时间约1周。饮食一般，近1月来大便时溏，小便色黄。体质消瘦，面色黑，舌质稍暗，脉弦细涩。

辨证：肝郁脾虚，气滞经闭。

治法：疏肝健脾，理气通经。

处方：

方1：合谷、三阴交、太冲、中脘、关元、中极、血海。

方2：环跳、上次髎、三阴交。

两组处方交替使用，每周3次。

手法：补法。其中太冲用泻法。

治疗经过：经针治10次，于7月24日月经来潮，量少色淡，经行不畅，少腹作痛，有时口苦。仍按前方继续治疗，间隔1月，经水复潮，经量适中，诸症已除，停针观察，2月后追访，月经已恢复正常。

按语：闭经为妇科常见病、多发病之一。妇女应有月经而超过一定时限仍未来潮，且属于病理情况者称为闭经。闭经分原发性和继发性两类。凡年龄超过18岁仍未行经者，称为原发性闭经；月经周期已建立，又停止3个月以上者，称为继发性闭经。从中医观点来看，闭经又有虚证、实证之分。

闭经虚证有阴、阳，气、血虚亏之分，以致冲任空虚，胞宫失养，月经闭止不行。闭经实证，多因气郁、寒凝、血瘀、热结、痰湿阻滞冲任，胞脉不通，以致月经不行。治疗虚证，根据"虚者补之"的原则以调和阴阳，补益气血，以治肝脾肾为主；实者泻之，宜攻宜通，治以活血理气为主。王乐亭教授根据上述理论拟定的基本处方是：关元、中极、归来、三阴交、合谷。其中关元培肾固本，益气壮阳，具有强壮作用，为治病保健之要穴。而关元又为小肠之募穴，小肠与心相表里，心主神明（神明指精神意识活动），对月经生理也起主导作用。而心主血脉，其络脉与胞宫直接相连，正如《素问·评热病论》说："胞脉者，属心而络于胞中，今气上迫肺，心气不得下通，故月事不来也。"说明心气下通，胞宫得以荣养温煦，血液生化经水，月事才能来潮。中极能助气化，调理胞宫，二者为任脉之穴；任为阴脉之海，为足三阴、任脉之会。肝、脾、肾三脏对于妇女月经生理的调节起着重要的作用。肾藏精，司二阴，为先天之本；肝藏血，喜条达，司血海，为经血之本；脾统血，生化气血，为后天之本。三者经气会于任脉之关元、中极。然而，任脉主胞胎，与冲脉同起于胞宫，冲为十二经之海，任通冲盛则胞宫得养，经血蓄溢正常。正如《素问·上古天真论》所说："女子七岁，肾气盛……二七而天癸至，任脉通，太冲脉盛，月事以时下……"此外，再配合归来穴，此穴为足阳明胃经穴，胃经为多气多血之经，而冲脉隶属于阳明，故而刺之能使经血"归来"。三阴交为足太阴脾经、足厥阴肝经、足少阴肾经之会，能健脾化湿，疏肝益肾。合谷为手阳明大肠经所过为"原"，有调气和血之功能。本方"穴少力专"，能调理冲任，益气养血，活血调经。临床应用时，可根据证情之虚实，施以补泻手法。

例1 于14岁月经来潮，肾气盛，天癸虽至而不固。又因生活失于调护，寒邪侵犯，脾肾同病，生化亏乏，冲任失养，胞脉空虚。又因阳气不宣，湿邪内生，寒湿阻滞，以致经行不畅，开始月经量少有血块，而后闭经，伴有腹痛、带下增多、纳少乏力、小便清长。证系下焦寒湿，冲任受阻。治以健脾化湿，温经散寒。方用"老十针"方，关元、气海加灸，以调中健脾，理气和血，升清降浊，调理肠胃，温暖下元；加阴陵泉为足太阴之合穴利下焦，益阳燥湿，暖宫祛寒，补养气血，调理冲任。

例2 因汗出卫阳不固，寒客胞宫，血得寒则凝，以致经水不行，不通则痛；阳气被遏，失于温煦，故少腹发凉发胀、腰酸明显。方用"老十针"加减，其功效机理同上，唯加水泉，乃足少阴肾经之郄穴。郄为空隙之意，乃经气深集的部位，刺之能调补肾气，肾气充盛则天癸至，任脉通，太冲脉盛，胞宫得养，化生经水，月经才能复潮。合谷、三阴交通经活血，为王老治疗闭经的常用配穴。

例 3 证属肝郁脾虚，以致闭经。肝失条达，疏泄失常，气机不畅，血固气滞，经水不行，故见烦躁、胸闷、胁胀。劳累伤脾，失于健运，故见大便时溏。由于化源不足，冲任失养，血海空虚，以致血虚血滞，故见体瘦、面黑、舌暗、脉弦细涩。治以疏肝健脾，理气通经。针取合谷、三阴交，使气血下行以通经；太冲疏肝解郁；血海养血调经；中脘运化水谷，滋助化源；气海、关元、中极益气补肾，调经行气。此外，选用膀胱经之上髎、次髎邻近胞宫，使之前后相应，以理气通经。环跳为胆经与膀胱经之会穴，肝与胆相表里，从胆以调肝为其独特之体会。

王老对于针刺环跳有以下三种看法：①能使经气直达少腹。②能前后呼应并起"决断"之作用。其理论根据是《素问·灵兰秘典论》记载："胆者，中正之官，决断出焉。"与《素问·六节藏象论》说："凡十一脏取决于胆也。"③能调理肝血，因为肝胆相表里，肝为经血之本，比从胆以调肝功效直接。手法的运用系根据证情的虚实而行补泻之手法，并取轻、中、重刺法，力度灵活掌握。王老在刺环跳时，取穴的方法与众不同。病人侧卧，环跳穴位于大转子的后下缘，针刺时针尖斜向少腹刺入，使针感直达前阴部才属理想。

附：王乐亭手书处方

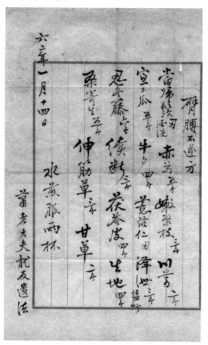

王乐亭记录的萧龙友治疗上肢不遂的中药处方

北京市中医医院门诊处方笺 《下次看病請帶此方》 取药号_____

姓名		年龄	男 女	住址	
处方 治下肢截瘫丸葯方					

治下肢截瘫丸葯方
乳香 没药 血竭 土虫 木耳
白花蛇 全蝎 蜈蚣 紫 麝香 天麻
汉三七 当归 红花 麻黄 牛膝
马前子 冬虫草 军炭 防己
自然铜
共二十味。

共为细末，炼蜜为丸，每丸重钱
真白开水送服，若服一丸无感
觉，再加一丸尚无感觉，再加一丸
至有感觉为度，即按此数而服
之。

医师	调剂	复核	药费	自费

王乐亭自创的治疗截瘫的处方

第四章 专题论文选

一、论督脉

督脉为奇经八脉之一，督者，都也。以其"都"一身之阳，是手足三阳七脉之会，督脉为"阳脉之海"，具有调节和振奋人体阳气的作用，故能统摄全身的阳气。又因其络肾入脑，故又能维系人身之元气，健脑醒神。本文重点讨论督脉的生理、病理，并通过督脉十三针的临床治验，来认识督脉的重要作用。督脉十三针是著名老中医王乐亭教授自拟的一组临床经验配方，它以疏通督脉为法，以循经取穴为特征，以通髓健脑、畅达阳气为其特有功效。大量实践证明，督脉十三针是一组具有重要临床价值的有效验方。

组方：百会、风府、大椎、陶道、身柱、神道、至阳、筋缩、脊中、悬枢、命门、腰阳关、长强。

功能：疏通督脉，调和阴阳；补脑益髓，镇惊安神。

主治：①癫病。②脑和脊髓病变或损伤引起的各种瘫痪。③各种惊风所致角弓反张。④脊柱强痛，背腰酸痛。

（一）督脉的功能、主治来源的探讨

《内经》指出："经脉所通，主治所及。"督脉十三针循经取穴，其功能、主治必由督脉的生理功能和病理变化所派生。

1. 督脉的循行

《素问·骨空论》说："督脉者，起于少腹以下骨中央，女子入系廷孔，其孔，溺孔之端也。其络，循阴器，合篡间，绕篡后，别绕臀，至少阴，与巨阳中络者合。少阴上股内后廉，

贯脊属肾。与太阳起于目内眦，上额交颠上，入络脑，还出别下项，循肩膊内。夹脊抵腰中，入循膂络肾。其男子循茎下至篡，与女子等。其少腹直上者，贯脐中央，上贯心，入喉，上颐，环唇，上系两目之下中央。"

《难经》指出："督脉者，起于下极之俞，并于脊里，上至风府，入属于脑，上颠循额至鼻柱。"

综其上述，督脉之循行可以概括为以下四点：

（1）督脉起于胞中，女子外出溺孔之端，男子外出自宗筋，至会阴向后，循脊柱正中上行，于风府处入脑，上达颠顶，沿头额下至鼻柱。

（2）督脉之络环绕阴器至篡后，于股内后廉少阴之分与巨阳中络者（足太阳中行者）合少阴之脉并行，由下及上，贯脊属肾。

（3）督脉之别络并足太阳，起于目内眦，上头下项，由上及下，夹脊抵腰，复络于肾。

（4）督脉之络叠于任脉，走少腹，上贯心。

2. 督脉的生理

（1）督帅阳脉

督脉循行于腰背正中，上达头颠，为全身阳脉之主干。手足三阳经均与之交会，全身阳经经气皆会于此脉，故督脉为阳脉之海。金代医家张洁古认为，督脉"为阳脉之都纲"，总督全身阳气。

阳气者主卫主表，督脉经气盛，则卫阳始旺，腠理致密，外邪得以防御，且督脉之络与足太阳同起于目内眦，两经又在风门交气，故督脉与足太阳能同主一身之表，为抵御外邪的重要门户。

阳气者为人体功能活动的体现，大抵外邪致病，由皮毛入于络脉，从经脉内传脏腑。邪气阻滞，经气错乱，表里寒热诸症由生。疏通督脉可畅达十二经之脉气，振奋经脉所属脏腑功能，祛邪外透。

故督脉十三针之效，首以畅达各经阳气，振奋脏腑机能，驱除外邪，固密肌表为要。

（2）统摄真元

肾为水脏而水中有火，为元阴元阳的根本所在，是人体先天之本，性命始生之源，元气之根。左肾属水藏真阴，右肾属火藏真阳，中间为命门——"诸精神之所舍，元气之所系也。"是以命门总乎两肾，两肾皆属于命门，总为水火之府、阴阳之宅，关系着人体生长、发育、生殖，是推动经络循行的根本力量所在。

督脉循行自下而上合少阴贯脊属肾；其别络自上而下并太阳夹脊抵腰，循膂络肾。肾脏及肾腑乃为督脉所络属。"命门者，在两肾间各一寸五分，当一身之中是安其宅也。"此命门之位乃督脉经气所发之穴，为督脉经主干必经之处，命门亦在督脉所系之中，故肾与命门的功能不仅在于"水火"间的相互既济，更赖于督脉经气的调节和统摄。督脉经气盛，肾精充盈，命火旺盛，全身十二正经经气方能获得和保持原动力。督脉经气维系着肾与命门的功能，统摄人体真元，与人体生长、发育、生殖息息相关。

督脉十三针疏通督脉之气，其效能益肾强腰，壮骨生髓，敷布命门之火而壮元阳，是其治疗诸多瘫痪之症的原委所在。

（3）督脉通于脑

程杏轩《医述》引《会心录》："夫六腑清阳之气，五脏精华之血，皆会于头，为至清至高之处，故谓之元首，至尊而不可犯也……盖脑为神脏，谓之泥丸宫，而精髓藏焉，人生精气实于下，则髓海满于上，精神内守，病安从来。"中医学认为，脑为元神之府，主神明，主运动，与人体精神、意识、思维及运动功能有关。脑为诸阳之首，"十二经脉，三百六十五络，其气血皆上于面而走空窍"。其中，督脉与脑关系最为密切。肾藏精，精生髓。"诸髓者皆属于脑，故上至脑，下至尾骶，皆精髓升降之道路也。"督脉起于尾骶端，通髓贯脊，上额交颠入络脑，其经脉络属两肾，沟通大脑与脊髓，故督脉是精髓生成、转输、上达输布的主要和必经途径也。《内经》讲督脉者"上贯心",督脉通于脑,在一定意义上可代君主而统领神明,其经气的畅行与否与人体的精神、思维、运动功能颇为相关。临床取督脉十三针以治疗精神系统疾患及髓海发育不良之症,即取其可畅达督脉、通髓达脑,使不少棘手病证获愈。

（4）督脉参与精血的生成与气化调节

任脉统领全身诸阴经之气,为阴脉之海。督脉与任脉同起于胞中,分行于身之前后,其络互有络通重叠,两脉循环往复维持着人身阴阳脉气的相对平衡。元代医家滑伯仁说:"人身之有任督,犹天地之有子午,可以分,可以合,分之以见阴阳之不离,合之以见浑沦之无间,一而二,二而一者也。"督脉统领一身之阳,又络一身之阴,以阴为基,以阳为用。且督摄真元,为阳脉之纲都而主气化,故阴经经气的盈亏,精血的生成、传输、气化,均与督脉经气的盛衰密切相关。临床采用督脉十三针可治疗虚损之疾,即取其"通督补任,益精养血,固肾充髓"之能。

3. 督脉的病理

督脉在人体生理活动中占有重要位置,其病理机制亦涉及相当广泛。督非正经,无"是动病""所生病"之记载,但古人却以虚实为纲,高度概括地提出了督脉之主病——"实则脊强,虚则头重,高摇之。"这说明了督脉病理的重要性,以及所涉病证的广泛性。督脉十三针的主治疾病亦由此而产生。

（1）经脉闭阻,角弓反张

督脉通主一身之阳气。若经脉为邪气闭阻,必致诸阳经经气闭遏,化热生风,经气错乱,且阳气闭阻,不达四末,筋脉失养,故惊悸、抽搐,诸病生焉。

《素问·风论》说:"风气循风府而上,则为脑风。"脑风为风邪侵袭督脉,由经入脑而致。表现为头痛难忍,项背怯寒,脑户穴冷之症。

在临床上,督脉十三针能疏通督脉,可用于中风、痉证、厥证。如脑血管痉挛、脑血栓形成、脑栓塞、脑出血等后遗症，以及小儿惊风、高热抽搐、妇人产后发痉、破伤风等症。

（2）督脉虚损，元气败伤，精血不荣

本型表现为痿痹之患，以肢体筋脉弛缓、软弱无力、痿废虚损为主症。痿证多由气血津液不足而致，以元气虚衰为本。"元气败伤，则精虚不能灌溉，血虚不能营养。"督脉主摄真元，调节气血，以通髓达脑，故督脉经气虚衰，或督脉受损，常发为痿痹。

临床上多发性神经炎、脊髓炎、脑和脊髓损伤、病理性或癔症性瘫痪、大脑发育不全等脑及脊髓病变，多以督脉十三针为首选。

（3）督脉通髓，主脑病

《灵枢·海论》说："髓海有余，则轻劲多力，自过其度；髓海不足，则脑转耳鸣，胫酸眩冒，目无所见，懈怠安卧。"所谓"有余"乃邪实，邪气盛，羁留髓海，则身体狂躁不安，力大倍增，举止狂妄，超过自身平素所能达到的限度，可见于狂证。言其"不足"，乃正虚，精气夺之，则体倦无力、骨酸肢软、目转耳鸣、如痴如呆，可见于癫证及衰弱性神志疾患。清代医家程杏轩说："脑脏病，则神志失守。"督脉通于脑，代君主而统领神明，与脑病密切相关。督脉经气错乱，"气血凝滞脑气"，则发生多种神志疾患。如《脉经》说："督脉为病……大人癫病，小儿风痫。"可见，多种脑、神志、精神方面疾患多与督脉经气的虚实盛衰相关。督脉十三针疏通督脉，通髓达脑，而常用于精神失常（癫狂）、发作性神志异常（痫）、神经衰弱、癔症（妇人脏躁）等症。

（4）泌尿生殖疾患

清初名医陈士铎指出："任督二脉为胞胎之主脉，无则女子不受妊，男子难作强以射精。"督脉起于胞中，环绕二阴，其别支由少腹上行，故督脉不和，则发为冲疝、癃闭、遗尿、痔疾、妇女不孕等疾患。

综其上述，可将督脉之主病概括为歌诀：

督脉通阳主脑病，癫狂痉瘘及脑风；

虚则头重高摇颠，实则脊强角反弓；

遗尿癃痔女不孕，邪走少腹病疝冲。

从督脉之病理即可看出督脉十三针临床应用的概貌。

（二）督脉十三针方解

本组配穴，始于长强，终于百会，上至颠顶，下达尾骶，沿身背正中均匀分布，其穴功效各异，且浑然组成一整体，为治疗脑和脊髓病变的重要配穴。

1. 穴解

（1）百会

为诸阳之会，头气之街。功能清脑醒神，平肝息风，升阳益气，治头部诸疾。《甲乙经》说："顶上痛，风头重，目如脱，不可左右顾，百会主之。""癫疾不呕沫，百会主之。"

（2）风府

为督脉、足太阳、阳维脉之交会穴。功能疏散风邪，清心宁神，通利机关。《行针指要》说："或针风，先向风府百会中。"《通玄指要赋》说："风伤项急，始求于风府。"《肘后歌》风府条说："狂言盗汗如见鬼，惺惺间使便下针。"

（3）大椎

为全身诸阳经汇聚之穴。功能解表清热，疏风散寒，通阳理气，清心宁神。《甲乙经》说："痉脊强互引，恶风时振栗，喉痹，大气满喘，胸中郁郁气热，项强寒热，僵仆不能久立，烦满里急，身不安席，大椎主之。"

（4）陶道

为督脉与足太阳交会穴，胸椎穴之始。功能镇痉安神，配大椎可通利胸椎，畅达阳气。《甲乙经》说："头重目瞑，凄厥寒热，汗不出，陶道主之。"

（5）身柱

为气俞。功能降逆止咳，疏通督脉气血，清心宁神。《甲乙经》说："身热狂走，谵语见鬼，瘛疭，身柱主之。"

（6）神道

为脏俞。功能镇痉息风，安神止痛；且可补髓海精气，通调五脏。《素问·刺热论》说："五椎下间主肝热。"《外台秘要》说："神道主疟恍惚悲愁。"

（7）至阳

为肺海。功能宣肺止咳，清利湿热，益气通络，调理中州。《甲乙经》说："寒热懈懒，淫泺胫酸，四肢重疼痛，少气难言，至阳主之。"

（8）筋缩、脊中、悬枢

三穴均可舒解筋急，止痉强腰，兼调理脾胃，通利三焦。《甲乙经》说："狂走癫疾，脊急强，目转上插，筋缩主之。""腹满不能食，刺脊中。"《外台秘要》说："悬枢主水谷不化，下利，腰脊强。"

（9）命门

此穴为督脉经气所发，能补相火而壮元阳。功能培元补肾，强健腰膝。《玉龙歌》说："肾败腰虚小便频，夜间起止苦劳神，命门若得金针助，肾俞艾灸起遭迍。"

（10）腰阳关

功能调血室，固精关，祛寒湿，强腰膝。《千金要方》说："魂门、阳关主呕吐不住，多涎。"《甲乙经》说："膝外廉痛，不可屈伸，胫痹不仁，阳关主之。"

（11）长强

为足少阴、少阳之会，是督脉之络别走任脉之穴，亦名营俞，经云"营在骶也"。功能补脊髓之虚损，壮督脉之经气，通利二便。《甲乙经》说："痉反折心痛，形气短，尻涩，小便黄闭，长强主之。""腰痛上寒，实则脊急强，长强主之。"

2. 配方剖析

百会：清脑息风，升阳益气。

风府：疏风散邪，通脑清眩。

大椎：通阳理气，清心宁神。

陶道：镇痉安神，疏通督脉。

身柱：清心宁神，缓痉息风。

神道：镇静息风，安神止痛。

至阳：宣肺止咳，清热利湿。

筋缩：强腰健脾，止痛安神。

脊中：益肾强脊，镇静固脱。

悬枢：补肾强腰，健脾和胃。

命门：培元补肾，固精止带。

阳关：调冲固精，强壮腰膝。

长强：镇痉固脱，益智健脑。

（三）督脉十三针刺法

1. 针刺深度

督脉循行与脑脊相并。《席弘赋》说："从来风府最难针，却用功夫度浅深。"乃言及督脉之穴的针功深浅很重要。若针刺过深，或采用大幅度提插，易造成脊髓实质的损伤、血肿而引起瘫痪；若刺入过浅，针不得气，反无疗效。所谓"浅深不得，反为大贼"。通过临床实践体会到，一般进针深度为1～1.5寸，使针刚以刺透棘间韧带为佳，不施提插手法。临床应用时，视患者年龄、体质、胖瘦及穴位分布部位不同而灵活掌握。

2. 补泻手法

采用捻转补泻手法，顺督脉循行方向，向右捻，大指向前，食指向后为补法。反之为泻法。

3. 针刺法

根据腧穴在身体的不同部位采用不同刺法。如风府、大椎及腰椎部穴位用立刺法；百会、长强穴用仰刺法；胸椎穴位根据椎骨棘突的生理角度斜刺，以达到正确的针刺位置。

4. 啊声取长强

长强穴在尾闾骨端，位置特殊。取穴时，患者俯卧，令其分开双腿，沿尾骨前缘刺入，进针 2~3 寸，针刺得气时，患者针感反应强烈，双腿突向后弓，不自主发出"啊"声，此为针感最佳表现，俗称"啊声取长强"，为验取长强法。

（四）典型病例

例 1：痫证——通督醒脑

刘某，女，15 岁，学生，初诊日期：1990 年 3 月 2 日。

主诉：癫痫发作 1 年半，3 个月来加重。

现病史：1 年半前因小事被父亲批评后，遂即彻夜不眠，白天头晕，神疲，两目直视发呆，喃喃自语，时而四肢抽搐，口吐白沫，不省人事，少刻则缓解；起初二三日发病 1 次，继则每日皆发，最近每天发作三五次，特别是在月经期发作严重，四肢抽动，他人按之不能制止，每次甚则因抽搐致肩关节脱臼，需经骨伤科医生给予复位。醒后神清如常人，纳谷甚多，大便秘结，经多种抗癫痫药和针灸治疗，效果不佳。

舌象：舌质红，苔薄黄。

脉象：弦滑。

诊断：癫痫。

辨证：肝郁气滞，痰阻风动。

立法：疏导督脉，平肝息风。

取穴：督脉十三针。

手法：补法，留针 30 分钟。

治疗经过：针 2 次时，夜寐安宁，未再发生癫痫，针 10 次时，逢月经期大发作 1 次，肩关节脱臼，经骨伤科整复。针 25 次后一直未发作，连续观察 3 个月，病情稳定，精神好，头不晕，纳食好，大便日解畅通，月经正常。继续观察 6 个月，总共治疗 72 次，未再发病。

按语："痫"是一种间歇性、阵发性神志昏迷、肢体抽搐，口吐涎沫的疾病。如《医碥》中说："痫者，发则昏不知人，卒倒无知，口噤牙紧，将醒时吐痰涎，甚则手足抽搐，口眼相引，目睛上视，口作六畜之声，醒后起居饮食皆若常人。"现代医学亦称"癫痫"。本病重点是脏腑失调，主要是惊恐伤及肝肾，肝肾阴亏，不能敛阳而生热，肝风内动，又灼津为痰。患者食量较多，饮食不节，损伤脾胃以致精微不布，痰浊内聚，这是发病的基础。每逢情志郁结，或劳累过度，或月经周期则触动积痰，易导致气逆或肝风夹痰上扰，壅闭经络，阻塞心窍，以致突然抽搐，发为癫痫。

例 2：风动——畅督缓痉

刘某，女，8 岁，学生，初诊日期：1982 年 12 月 13 日。

主诉：震颤抽搐 2 年，近 2 月加重。

现病史：2 年前出现阵发性双下肢微颤，窜痛，拒按，膝关节伸屈受限，发作时间长短不一。西医诊断为"神经性疾患"，内服镇静剂后症状渐消。半年前因生气引起耸肩，挤鼻弄眼，复发双腿窜痛。两月前患儿突然出现全身颤动伴大汗出，不能自主。发作时，上肢甚于下肢，发无定时，每次发作 40~60 分钟，每日发作四五次，以上午 9~10 时为甚。发作后气短乏力，周身困倦。患儿体胖，面色红赤，平素性情急躁，夜寐不实，嗜食肥甘，食量甚大，腹胀便秘，大便三五日不解，溲赤。

舌象：质红，苔薄黄。

脉象：滑数。

诊断：功能性多动症。

辨证：肠胃蕴热，火热积聚，肝阴暗耗，风从内生。

立法：通腑泻热务之急，疏通督脉治其本。

取穴：督脉十三针。

手法：平补平泻，留针 30 分钟。

治疗经过：经 5 次针治后，全身颤抖明显减轻，发作次数减少，发作时间小于半小时，且以其上肢颤动头摇为主。又经

17次针治，全身颤抖基本消失。又续针8次，巩固疗效。共针30次，病证基本痊愈，结束治疗，恢复上学。

按语：本症特点为抽搐，摇摆，震颤，此为肝风内动之征。患儿平素恣食肥甘，食量甚大，性情暴躁，易怒多动，体胖面赤。此乃食积蕴滞，湿热内生，热盛化火，火盛生风，风火相扇，则发摇摆震颤。肝本风木之脏，为燥金所克，内寄相火，主筋脉，赖肾水之滋养；小儿本肝常有余，又加火热内盛，必已伤阴，精血亏耗，水不涵木，筋脉失养，则肝风由内而发，旁走四肢，故患儿震颤、摇摆、抽搐频发达2年之久。小儿乃稚阴稚阳之体，本患儿病情较重，病程长久，每逢发作则大汗出、面色白、气短少、周身倦，此乃正气已虚之症。《素问·至真要大论》说："诸风掉眩，皆属于肝。"综观本症，因湿、火、风邪壅滞经络而发生气机逆乱，最终耗伤肝阴，损及气血，筋脉失养，而致拘急、震颤、抽搐，发为肝风。本证乃本虚标实。

督脉与足厥阴肝经交气于颠顶，肝风内动，风阳潜越，最易致督脉之气阻滞。故首选督脉十三针，以督为阳脉，畅达督脉之气可益肾生髓，安脑镇痉，补肝阴之不足以养筋润脉；又可疏散督脉之郁热，发越诸经之风火，宣泻亢越之阳气，平息内动之肝风。

例3：狂证——泻火镇惊

赵某，女，42岁，工人，初诊日期：1982年12月13日。

主诉：打骂哭闹无常已月余。

现病史：平素常生闷气，急躁易怒。因与夫吵架，遂如癫如狂。常发哭泣，骂詈打闹，躁动多语，语声高亢，体壮面赤，呼吸气粗，夜寐不宁，多恶梦，易惊恐，白昼喜寐易乏，不理家务，自述头痛欲劈，心憋欲死，上肢麻木伴抽动，口角抽动稍㖞斜。纳可，便秘溲赤，月经先后不定期，经色红暗有块，白带量稍多。

舌象：质红，苔黄稍腻。

脉象：弦滑有力。

诊断：精神分裂症（躁狂型）。

辨证：肝气郁结，化生火热，上攻于脑，神明失守。

立法：通督泻热，镇惊安神。

取穴：督脉十三针。

手法：泻法，留针30分钟。

治疗经过：针2次时，患者面色由红赤转为淡红，神态由躁动多语转为较为安稳，夜寐能安宁。针4次时，头痛心憋症状明显好转，上肢抽动、口角抽动症消失，打骂哭闹未发。针至6次，患者自述心中畅快，夜睡安，能正常操办家务。观患者舌质淡红，脉象弦缓，神态安静，属临床基本痊愈。共针6次而结束治疗。3年后随访病已痊愈，未再复发。

按语："百病皆由郁作祟"。本患者打骂哭闹发作无常，证属于"狂"。其因于恼怒、抑郁，肝气郁结，内伤心脾，故胸闷易怒、眠差、多恶梦。木郁火旺，气滞痰阻，上扰神明，神志失守，则头痛欲劈、心憋欲死、打骂哭闹、躁动多语、面红目赤、喜怒无常。火热内动肝风，则肢麻抽动，口角稍斜。凡此诸症皆由肝气郁结，化生火热，上攻于脑，神志失守而发。《景岳全书·癫狂痴呆》说："凡狂病多因于火，此或以谋为失志，或以思虑郁结，屈无所伸，怒无所泄，以致肝胆气逆。"

盖脑为元神之府，主运动，更主神明。程杏轩《医述》说："脑脏伤则神志失守。"督脉通髓达脑主脑病，与人体精神、运动密切相关。针刺督脉可调畅阴阳，补五脑，充髓海，镇惊狂，定神明，使正气存内而精神内守。督脉为阳纲，且与肝经交气于颠顶，针刺督脉可畅达全身阳气，宣泻诸经火热，畅解肝经郁邪，消木亢之风火。如此阴阳平和，神志得安，诸症悉解。故选用督脉十三针，疏泄督脉，畅达阳气，清泻火热，疏解肝郁，兼养脑益髓，安神定志。针治6次，而使病证获愈，随访3年未再复发。

（五）讨论与体会

1. 督脉是沟通大脑与脊髓的主要经脉，是总督全身三阳七脉的枢纽，督脉十三针的功能主治由督脉的生理及病理所派生，其治疗范围与脑、脊髓、肾脏及神志疾患密切相连。

2. 督脉十三针是腧穴配方，不同于一方一药，不可孤立地看待其补泻功能，而应四诊合参，辨证施治。通过督脉十三针的整体调节，以机体内在的机能状态为根本，畅通督脉而达到治疗目的。

3. 督通于脑，络属两肾，与冲任同源，体阴而用阳。督脉十三针畅通督脉，调节阴阳，可补脑充髓，益阴壮阳，治疗诸多虚损痿弱之证。

4. 督为阳纲，可布命门之火达十二正经，故督脉十三针既可畅达阳气，振奋机能；又可宣泻火热，驱除外邪，治疗诸般狂越风动之证。

5. 督脉十三针是循经取穴的典范，通过畅达督脉经气，可外摄诸阳，内通诸脏，调畅气血，振奋机能，为治疗全身性疑难杂症的有效配方。

二、华佗夹脊穴的临床应用

夹脊术是东汉末期著名医学家华佗所创。华佗又名敷，字元化，安徽亳县人。年轻时即"游学徐土，兼通数经、晓养性之术"。曾多次谢绝朝廷征召，长期行医民间，精晓内、外、妇、儿、针灸诸科，尤其擅长外科，发明麻沸散，首创开腹术，被后代医家誉为"外科始祖"，后因不从曹操之召而被杀。所著医书已佚，现传《中藏经》系伪作。

为了纪念华佗，故在夹脊术之前冠以华佗之名，俗称华佗夹脊，又称夹脊穴。

（一）华佗夹脊穴的功效

华佗夹脊穴属于经外奇穴，然而在功效上仍与经络系统有着不可分割的联系。这主要是它位于足太阳膀胱经之背俞与督脉之间，而这二者在经络上又有着密切的联系。因为十二经脉中手足三阳经皆与督脉相交会，尤其是足太阳膀胱经之背俞穴均在其两侧，其脏腑的经脉与督脉相互沟通，督脉又为"阳脉之海"，有调节脏腑诸阳经的功能。所以足太阳膀胱经的背俞穴与督脉在功效上具有一定的共同之处，即二者都可以调整脏腑的功能，温阳散寒，疏通经脉，治疗因脏腑功能失调或感受风寒，经脉不通而导致的一些病证。由于背俞穴与督脉在功效方面有如此密切的联系，华佗夹脊穴又位于二者中间，且各个穴位均与背俞穴、督脉上的穴位相平行，从而决定华佗夹脊穴既有资助督脉之力，调整和振奋人体阳气的功能，又有调整脏腑、疏通经脉的作用，因而兼有二者的共同作用。故凡一切脏腑虚损，气血不足，髓海空虚之证皆可治疗。

具体言之，胸1、3、5、7、9、11，腰1、3、5段具有强心补肺、疏肝健脾、调达气机、活血化瘀的作用，针之可以调节五脏功能，以达到补气养血、扶正祛邪的目的。胸2、4、6、8、10、12，及腰2、4段具有通调腑气，温肾壮阳的作用。针之可以温经通脉，疏风散寒，调和营卫。在治疗过程中，此两组穴位可以交替使用，或根据病情所需，选择与病证相符的穴位，从而使阴阳调和、气血渐复、营卫渐和、风寒得散，以促进疾病的痊愈。

由于华佗夹脊穴功效的特点，因此决定其主治范围也是比较广泛的。归纳起来主要有以下几种：咳嗽、喘息、胸胁痛、脊背酸痛、下肢麻痹及某些脏腑、躯干、四肢的病证。在临床上，将华佗夹脊穴多用于脊髓损害所致的瘫痪，颈、胸、腰椎疼痛证，类风湿关节炎，肺病咳喘，以及脏腑虚损、气血两亏之慢性疾患等病证的治疗。

（二）华佗夹脊穴的取穴与刺法

1. 华佗夹脊穴的取穴方法

华佗夹脊穴的取穴方法历代皆从第一胸椎下始，在其两侧各旁开 3~5 分，直至第 5 腰椎，共 17 对穴，34 针。由于针数较多，取之不便，因而著名老中医王乐亭教授将其简化，隔一椎一穴，左右共 16 针，虽然针减，而效不减。

2. 华佗夹脊穴的进针要求

华佗夹脊穴与脊柱之间的距离为 3~5 分，针刺时可以进针一寸。但在临床上仍需谨慎，以免出现危险。因而要求所取之穴与脊柱的距离不能超过 5 分，并且要做到取穴准，所扎之针要上、下、左、右在一条直线上，这样看起来不仅整齐，更主要的是保证疗效。

（三）华佗夹脊穴的主治证候

1. 华佗夹脊穴与邻近穴的对照（表 4-1）

表 4-1　　　　　华佗夹脊与邻近穴的对照

夹脊穴	督脉	足太阳膀胱经		共同具有的主治
		第一侧线	第二侧线	
胸 1（棘突下缘）	陶道	大杼	（　）	头痛、咳嗽、发热、项强
2	（　）	风门	附分	感冒、咳嗽、项强、胸背痛
3	身柱	肺俞	魄户	咳嗽、肺痨、肩背痛
4	（　）	厥阴俞	膏肓	心痛、咳嗽、气喘
5	神道	心俞	神堂	咳喘、胸闷、心悸、脊背强痛
6	灵台	督俞	譩譆	咳嗽、胸脘痛、肩背强痛
7	至阳	膈俞	膈关	胸闷、呕吐、咳喘、吐血、黄疸、背痛
8	（　）	（　）	（　）	（　）
9	筋缩	肝俞	魂门	胸胁背痛、胃痛呕吐、癫痫
10	中枢	胆俞	阳纲	黄疸、胁痛、腹胀痛
11	脊中	脾俞	意舍	呕吐、黄疸、泻痢、脱肛
12	（　）	胃俞	胃仓	胃脘痛、腹胀、呕吐
腰 1	悬枢	三焦俞	肓门	腰背强痛、腹胀痛、便秘泄泻
2	命门	肾俞	志室	腰骶痛、阳痿遗精遗尿、月经不调
3	（　）	气海俞	（　）	腰痛、肠鸣、腹胀、痛经
4	腰阳关	大肠俞	（　）	腹胀、腹泻、便秘、腰痛
5	（　）	关元俞	（　）	腰痛、泄泻

注：（　）是指无穴之空白。

2. 华佗夹脊的阶段治疗

据高等院校教材《针灸学》论述归纳如下：

（1）胸1~3，主治上肢疾患。

（2）胸1~8，主治胸部疾患。

（3）胸6~腰5，主治腹部疾患。

（4）腰1~5，主治下肢疾患。

3. 扶督脉之阳，助膀胱经之气

据著名老中医王乐亭教授之观点：

（1）胸2~8主治胸背上肢疾患、主脏主血。

（2）胸9~腰4主治腹部及下肢疾患，主腑主气。

（四）对华佗夹脊穴的发挥——分经说法

华佗夹脊穴在古代文献中称为经外奇穴，不包括在十二经与奇经八脉之内。国外有的学者将夹脊穴分为二经，即膈俞经通上肢，八俞经通下肢。其功能：膈俞经统帅手之三阳经，八俞经统帅足之三阴经。

1. 膈俞经

起于中指尖端外侧，与三焦经平行上至肩关节，行于胸椎第1椎入里，贯脊两侧下行，七椎下缘止。

2. 八俞经

起于足趾第3外侧尖端，与肾经平，上行绕过阴部，从尾骨处贯脊上行，止于第8胸椎上缘。

膈俞经、八俞经两经分别联系一上一下、一阴一阳，其功能主要是调理上下肢阴阳平衡，疏通脏腑气血，补督脉之阳，助膀胱经之气，畅通经络脉道，可以治疗各种脊髓和神经根之病变。

3. 补泻手法

根据膈俞经、八俞经之上下，阴经阳经的特点，拟定以下捻转补泻手法。

（1）膈俞经（七椎以上）

右侧补法，大指向前，反之为泻。

左侧补法，大指向后，反之为泻。

（2）八俞经（八椎以下）

右侧补法，大指向后，反之为泻。

左侧补法，大指向前，反之为泻。

（五）典型病例

例 1：产后痹证

戴某，女，35 岁，教师，初诊日期：1982 年 10 月 12 日。

主诉：产后全身关节疼痛 4 个月。

现病史：患者自今年 6 月顺产，产后受风，感觉全身关节疼痛，尤以肩、背、腰为甚，疼痛厉害时，如冰水刺骨，难以忍受，动则汗出，恶风畏寒，纳食不香，大便不畅，眠尚可。

舌象：质淡红，苔薄白。

脉象：沉细。

辨证：产后气血两亏，风寒乘虚袭入，经脉气血凝滞不通而发痹证。

立法：补益气血，温阳通脉，疏风散寒。

取穴：华佗夹脊穴。

手法：补法，留针 30 分钟。

治疗经过：针治 8 次后，疼痛明显减轻，无冰水刺骨之感，汗出减少，稍有恶风畏寒。针治 14 次后，仅腰部还有冷痛感，其他关节疼痛基本消失，唯在劳累后稍疼，微有汗出。针治 17 次后，疼痛全部消失，全身感觉有力，纳食香甜，二便正常，结束治疗。

例 2：痿证

张某，男，35 岁，工人，初诊日期：1982 年 5 月 12 日。

主诉：双手指麻木、右腿行走困难 7 个月。

现病史：患者于 1981 年 11 月感觉右手拇指、食指指端麻木、感觉障碍，曾在西医院做脑电图、肌电图、腰穿等检查，未发现异常，考虑可能为脊髓病变并进行治疗，病情未得到控制。现右手全麻，左手中、环、小指麻木，触物时有手套感，动作迟缓，右足麻木，右膝关节颤抖，走路跛行，针刺时似片状感，右肩部 3 个月前出现疼痛，逐渐加重，活动受限，全身疲乏无力，纳食不香，二便尚调。

舌象：质淡红，苔白。

脉象：沉细。

检查：双侧肌腱反射大致对称，右上肢肌张力偏高、肌力 4°，右下肢肌张力偏高、肌力 5°，左侧肌张力、肌力正常。右胸 3 以下及下肢感觉欠敏锐。

辨证：气血两亏，营卫失调，筋脉失养。

立法：补气养血，调和阴阳。

取穴：华佗夹脊穴。

手法：补法，留针 30 分钟。

治疗经过：针治 7 次后，右手麻木减轻，活动也较前灵活，右下肢活动明显有力，现麻木以右足尖明显，饮食、二便正常，舌淡红，苔薄白，脉沉弦。针治 19 次后，右腿感觉显著好转，脚趾和足心感觉敏锐，右胸 3 以下到腹部感觉恢复正常。右腿走路平稳，右手感觉较前敏锐，右上肢活动较前灵活。针治 32 次后，右腿感觉恢复正常，行走轻松自如，但行走过久则右膝关节无力，右手拇指及食指皮肤由凉转温。针治 40 次后，左右手麻木现象基本消失，力量增加，右腿感觉、活动功能恢复，右肩部疼痛减轻，活动灵活，已坚持全天工作，继续巩固治疗。

例 3：湿痰阻络

金某，女，69 岁，干部，初诊日期：1984 曰 8 月 1 日。

主诉：全身浮肿、痰盛已多年。

现病史：近年来全身浮肿，按之没指，周身乏力，精神不振，痰多色白而黏，可以咳出，纳少不香，经常腹泻，因服药甚多故求针治。

既往史：40多年前，因住潮湿窑洞和长期用冷水洗漱，致关节疼痛，腋部、腘窝部淋巴结肿大，当时曾经过中药及灸治。近5年多来，又多次服用大剂量的中西药，但疗效不明显，病人已丧失治疗信心。有吸烟史，并有少量饮酒及嗜浓茶的习惯。

舌象：质红，体胖大，有齿痕，苔黄厚。

脉象：滑数。

辨证：脾虚运化失职，痰湿内阻经络。

立法：益气化湿，利痰通络。

取穴：华佗夹脊穴。

手法：补法，留针30分钟。

治疗经过：针治10次后，浮肿逐渐消失，全身感觉稍有轻松，但是痰仍多，色白而黏易咳出，腋部、腘窝部淋巴结仍肿痛。针治20次后，活动自如，四肢有力量，纳香，二便调，舌质淡，苔微黄，脉滑。针治35次后，全身浮肿皆消，肢体活动良好，精神佳，可以登上景山最高处，腋、腘部淋巴结明显减小，已不疼痛，纳可，二便调，结束治疗后返回山西休养。

（六）讨论与体会

1. 痹是指闭阻不通之意，当机体遭受风、寒、湿邪的侵袭后，气血不能通畅，因而引起肢体、关节等处的疼痛、酸楚、麻木等症，都叫痹证。根据病邪的不同和病变部位、证候特点，又有行痹、痛痹、着痹之分。《素问·痹论》曰："风、寒、湿三气杂至，合而为痹也。其风气胜者为行痹，寒气胜者为痛痹，湿气胜者为着痹也。"痹证发生的主要病因是气血亏损，腠理疏豁，卫阳失密，虚邪乘之，壅塞经络，气血凝滞，发而为痹。正如《济生方·痹》所说："皆因体虚，腠理空虚，受风寒湿气而成痹也。"《类证治裁》也指出:"诸痹……良由营卫先虚，腠理不密，风、寒、湿乘虚内袭，正气为邪所阻，不能通行而留滞，气血凝滞，久而成痹。"

"产后痹证"与中医学内科杂病中之痹证从病因病机和证候表现来说是一致的，只是因人因时不同，故名"产后痹证"，它以痛痹、行痹为多见。产后所以发生痹证是由于产妇在生产时所带来的创伤和出血，以及产程的各种因素等，使气虚血少，经络空虚，腠理俱疏，皮毛不实，营卫不固，血道易塞，气道易滞，因此有产后百脉空虚的说法。如果此时稍有不慎，感受风寒之邪，最易导致经络阻塞、气血凝滞而发生痹证。基于产后痹证发生的原因，我们就以大补气血、温经通脉、疏风散寒为原则。针灸时，独取华佗夹脊穴，因此收到了较好疗效。从而证明华佗夹脊穴具有补益气血、鼓舞全身阳气，以扶正祛邪、疏通经气的作用。

2. 痿证是指肢体筋脉弛缓、软弱无力，日久不能随意运动而致肌肉萎缩的一种病证。中医学认为痿证发生的原因是:

（1）外感风热之邪，热邪袭肺，耗伤肺阴，致使筋脉失去濡润而成痿证。《素问·痿论》曾言:"肺热叶焦，则皮毛虚弱，急薄著则生痿躄也。"

（2）湿热蕴蒸，浸淫筋脉，影响气血的运行，致使肌肉纵弛不收而成痿。如《素问·生气通天论》中指出:"因于湿，首如裹，湿热不攘，大筋缓短，小筋弛长，缓短为拘，弛长为痿。"

（3）脾胃虚弱，津液气血化生之源不足，肌肉筋脉失养，渐而成痿的。《临证指南医案·痿·邹滋九按》中说:阳明为宗筋之长，阳明虚，则宗筋纵。宗筋纵，则不能束筋骨以流利于机关，因此不能步履，痿弱筋缩之症伴矣。"

（4）肾精肝血亏虚，筋脉失去营养，经脉失去濡润而致痿证。《临证指南医案·痿·邹滋九按》中载:"盖肝主筋，肝伤则四肢不为人用，而筋骨拘挛。肾藏精，精血不生，精虚则不能灌溉诸末，血虚则不能营养筋骨。"综上所述，痿证的形成与诸脏腑的功能失调均有关系。《临证指南医案·痿·邹滋九按》明确指出本病为"肝肾肺胃四经之病"，说明了肝肾肺胃、气血津液的不足，是形成痿证的主要因素。但无论哪方面原因造成，多数都影响到督脉、带脉，使督脉受损，带脉之气血运行失常。在《素问·痿论》中有"阴阳抱宗筋之会，会于气街……皆属于带脉，而络于督脉"之说，所以又言"带脉不行""足痿不用"。

3. 痰湿病的形成，文献中早有记载其病因根源在于运化。《内经》曰："饮入于胃，游溢精气，上输于脾，脾气散精，上归于肺，通调水道，下输膀胱，水精四布，五经并行。"精液来源于饮食水谷，通过胃的"游溢"，脾的"散精"而成。津液的输布靠脾的运化，肺的宣降以通调水道和肾的气化、升清降浊的作用，使体内的水液经肺、脾、三焦而发于皮毛的就成为汗；通过三焦水道下输于膀胱的水液，则通过肾与膀胱的气化作用，排泄于外而成为尿。因此，津液的生成输布和排泄是一个复杂的过程，许多脏腑相互协调配合，其中以肺、脾、肾三脏为主。肺、脾、肾三脏功能失调，就会出现痰饮、水肿。正如《内经》所云："诸湿肿满，皆属于脾……诸寒收引，皆属于肾。"也就是说，患者由于久居湿地，感受了风寒湿邪而致脾肾阳虚。脾阳虚，运化失职，津液得不到正常的代谢和输布，反而凝聚成为痰饮，即"脾为生痰之源"。肺失其宣降，则痰多色白而易于咳出，即"肺为贮痰之器"，或是溢于肌肤而成为水肿；肾阳虚，气化失常，就会引起水液代谢障碍而成为水肿，同时腰膝无力、怕冷、出汗。总之，本病主要是由于脾肾阳虚、水液输布和排泄发生障碍所致。

4. 本文所举的三个病例，前者为痹证，中者为痿证，后者为湿痰。一般说来，痹证从证候表现和病机分析属实者偏多，因为疼痛多是不通为痛，而痹证的不通则是由经脉气血凝滞所致。痿证从证候表现和病机来看属虚者多也，筋脉之弛缓、肌肉之萎软无力多与气血津液亏虚不足以濡养筋脉、肌肉有关。湿痰阻滞，邪困脾肾，阳气不达四末，以致浮肿、困倦、精神疲惫之候。然而这三种截然不同的病因、病证、病程却通过华佗夹脊穴的治疗都取得良好的疗效。原因何在？问题的关键在于本文之痹证是由于产后气血虚少，腠理空虚，外感风寒之邪致气血阻塞，经络不通而产生全身关节疼痛。其证病机虽然为实，但其本质却是因虚所致。因此，取华佗夹脊穴治疗也同样取得较好的疗效。进而可以看出华佗夹脊穴在临床上对于因诸虚劳损而产生的病证具有一定的疗效。

5. 华佗夹脊穴虽然属于经外奇穴，但由于它位于背俞穴与督脉之间，因而决定它有二者的主治功能。所以针刺华佗夹脊穴即可以起到背俞穴的作用——调整脏腑，补益气血，疏通经气，又能资助督脉，调整全身的阳气，补充背俞穴之不足。

6. 华佗夹脊穴这种独特的取穴方法，使它具有主治范围广泛的特点，无论是脏腑病证或是外感病证皆能治疗，然而在临床上最适合的还是由于脏腑虚损、气血不足、阳气不振所导致的各种慢性病证。

临床使用华佗夹脊穴治疗其他疾病时，还可根据具体病证、具体证候，选择数个夹脊穴，不可拘泥本文中的使用方法。如在治疗肺病咳喘时，除选用胸3段夹脊穴外，还可根据辨证，配合其他经络的穴位。只有辨证施治，灵活运用，方能收到事半功倍的效果。

三、背俞穴的临床探讨

背俞穴是临床上经常应用的腧穴，属足太阳膀胱经，由大杼至白环俞和由附分至秩边的34个穴位中，大部分都是以脏腑名称或脏腑功能而命名的，说明这些腧穴与脏腑有密切的联系。背俞穴不但有疏通经络的作用，而更重要的是具备调节脏腑的功能。早在《黄帝内经》一书对背俞穴即有详细的记载。本文拟结合脏腑对背俞穴的主要内容进行深入探讨。

（一）背俞篇的初步探讨

《灵枢·背俞》说："黄帝问于岐伯曰：愿闻五脏之腧，出于背者。岐伯曰：背中大腧，在杼骨之端，肺俞在三焦之间，心俞在五焦之间，膈俞在七焦之间，肝俞在九焦之间，脾俞在十一焦之间，肾俞在十四焦之间，皆夹脊相互三寸所，则欲得而验之，按其处应在中而痛解，乃其腧也。灸之则可，刺之则不可，气盛则泻之，虚则补之，以火补之，毋吹其火，须自灭也，以火泻者，疾吹其火，传其艾，须其火灭也。"这段经文主要论述的内容有以下几点：

1. 经文重点介绍特定俞穴的位置，五脏背俞都位于脊背正中线的两侧。

2. 经文阐述了用手指按压取穴的方法，可确定和检验取穴的准确与否。凡以手指按压该穴，病人感到胀痛酸沉，或者原来痛楚感反而得到缓解者，便是正确穴位之所在处，也就是确定穴位的手段和医者对病人进行经络检查的一种方法。

3. 经文明确指出，背俞穴在临床上应以灸法为宜，不可妄用针刺，但并未肯定地指出背俞穴只能用灸法，不能用刺法，而是告诫人们对于背俞穴的针刺应当慎重操作，既要取穴准确，又要针刺深浅适宜。如《素问》有"刺胸腹者必避五脏""刺中三日死，其动为咳""刺中膈皆为伤中，其病难愈，不过一岁必死"等记载。

4. 经文最后一部分详细介绍灸法有补有泻，其原则是"气盛则泻之，虚则补之"。具体操作在《太素》中有这样记载："言灸补泻，火烧其处，正气聚，故曰补也；吹令热入，以攻其病，故曰泻也。"

灸法的作用：艾灸有一般针刺方法所不能达到的特殊作用，尤其是对虚寒证有温经散寒、回阳固脱之功。灸法不但有补虚的作用，其泻实之法在临床也有应用。例如：伤风、感冒灸风池、风门、大椎；肝阳上亢灸涌泉；喉痹、鼻衄灸少商等都属于热证、实证之类。所以说，灸法只能补虚不能泻实的认识是不全面的。

（二）背俞的临床应用

背俞穴在临床使用的机会很多，早在明代杨继洲《针灸大成》中就提出治疗血证取五脏俞或六腑俞加血会治之。王乐亭教授在临床应用中对"五脏俞加膈俞""六腑俞加膈俞"又有所发挥，并创立"背部老十针"等，这些都是在背俞穴范围中组成的，临床应用疗效很好。现结合这三个配方，谈谈背俞穴在临床上的应用。

1. 五脏俞加膈俞

（1）取穴：肺俞、心俞、膈俞、肝俞、脾俞、肾俞。

（2）功用：益气固肺，补心健脾，育肾柔肝，养血安神。

（3）主治：五脏衰败，气血两亏，脑髓空虚，神志不宁，妇人脏躁等。

（4）操作：直刺 0.5 ~ 1.2 寸。

（5）配方剖析

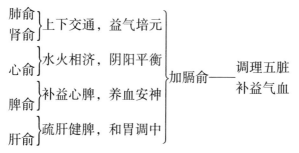

2. 六腑俞加膈俞

（1）取穴：胆俞、胃俞、三焦俞、大肠俞、小肠俞、膀胱俞、膈俞。

（2）功用：通调腑气，消食利水，疏导经脉，益气养血。

（3）主治：腑气不通，消化不良，腰骶疼痛，六腑热病（血热妄行，各种出血症）。

（4）操作：直刺 0.5 ~ 1.2 寸。

（5）配方剖析

三焦俞
胆　俞 ｝疏导少阳，理气利胆 ｜

胃　俞 ｝调和肝胃，消食化滞 ｜

大肠俞 ｝健胃宽肠，通调中气 ｜加膈俞——｜通调腑气
化滞行水

小肠俞 ｝疏通腑气，传导糟粕 ｜

膀胱俞 ｝分清利浊，化湿消肿 ｜

3. 背部老十针

（1）取穴：胆俞、肝俞、大肠俞、脾俞、胃俞。

（2）功能：健脾益胃，疏肝理气，通调腑气，宽中降逆。

（3）主治：慢性脾胃病，体虚久病。

（4）操作：直刺 0.5～1.2 寸。

（5）配方剖析

胆　俞
肝　俞 ｝疏肝利胆，行气解郁 ｜

脾　俞 ｝健脾调肝，和中顺气 ｜健脾疏肝
和胃调中

胃　俞 ｝健脾益胃，调理中焦 ｜

大肠俞 ｝疏导阳明，宽中降逆 ｜

（三）典型病例

例1：五脏俞加膈俞治疗颠顶疼

袁某，女，38岁，工人，初诊日期：1982年8月24日。

主诉：头顶痛3年余。

现病史：3年来头顶隐痛，晨起较重，下午渐轻，记忆减退，情绪不好时头痛加重，精神不能集中，头晕眼花，夜寐不实，神疲力乏，颈、胸、背、腰部酸痛沉重，重着难移，饮食

尚可，二便自调，不能坚持正常工作。

既往史：患者先天性心房间隔缺损，于1977年7月在某医院做心房间隔修补术，1970年曾患左侧偏头痛，已治愈。

舌象：舌质淡红，苔白。

脉象：沉细。

辨证：气阴两虚，督脉失养，阳气不能上达颠顶，以致头痛。

立法：益气养阴，通络止痛。

取穴：五脏俞加膈俞。

手法：补法，留针30分钟。

治疗经过：针治5次后，病情明显好转，头痛减轻，头晕基本消失，睡眠较好，唯劳累后腰背酸痛，其他均好。

针刺10次后，颠顶痛基本消失，仅劳累后颠顶微有隐痛，腰背酸痛明显减轻，停针观察。

一个月后复查，颠顶痛已愈，精力充沛，睡眠好，能胜任正常工作，临床治愈。

按语：头痛是临床上常见的自觉症状之一，可以出现于各种急慢性疾病，一般分为风寒头痛、风热头痛、肝阳头痛、肾虚头痛、气血亏虚之头痛、痰浊头痛、瘀血头痛等。本患者为先天禀赋薄弱而致"房间隔缺损"，1977年7月因劳累过度导致心阳不振，肝血暗耗，脾失健运，肾精亏损，出现心前区后背疼痛、气短乏力、心动过缓、胸闷不舒、动则心悸、头晕耳鸣、失眠多梦、不得不做"房间隔修补手术"。手术时间长达7个小时，输入1200mL血液，术后半个月出院，不久上班工作。

1978年3月又因工作劳累，情志抑郁不舒，诱发颠顶隐痛，疲劳则痛甚，失眠多梦，神疲乏力。服用刺五加、安定、谷维素等中西药效果不佳，特来针灸科治疗。

由于患者在术后没有休息好，复加劳累，情志不舒，使病后之体气血甚亏，脑髓失养，而发颠顶痛。根据"脑为髓海""头痛颠疾，下虚上实"的理论，结合患者颠顶痛晨起较重，下午渐轻，故辨此头痛为气阴两虚，督脉失养，阳气不能上达颠顶以致虚性头痛。《内经》记载有："头者精明之府。"五脏六腑精气皆上注于头，方能维持正常生理功能；反之，五脏六腑之精气亏虚，不能上注于头则发生疾病，因而出现头痛、耳鸣、失眠、神疲乏力等一系列虚损症状。所以调补五脏俞加膈俞，使其脏气恢复，脑髓充实，气血升发，治其根本，故颠顶痛则愈。

例2：五脏俞加膈俞治疗妇人脏躁

孙某，女，31岁，教师，初诊日期：1982年11月11日。

主诉：失眠多梦，心烦急躁7个月。

现病史：从1982年3月开始，出现烦躁哭泣，不饥不眠，虽经当地多方中西医治疗，但其症日益加重，遂来我科就诊。患者头晕头胀，胸闷不舒，善太息，心烦不安，时欲哭泣，恶心欲吐，口苦咽干不喜饮，虽每晚服大剂量安眠药，仍彻夜难眠或睡则恶梦纷纭，大便秘结，神情呆板，淡漠，难以思考、回答医生提出的问题。

既往史：素体健康。

舌象：质淡，舌体胖，苔白厚腻。

脉象：弦滑细。

诊断：精神分裂症。

辨证：肝郁气滞，湿邪中阻，心脾两虚，以致妇人脏躁。

立法：疏肝健脾，补心安神。

取穴：五脏俞加膈俞。

手法：补法，留针30分钟。

治疗经过：针刺3次后，可以安睡3小时，并能进少量饮食，治疗12次后，其病明显好转，头脑清醒，无昏睡感，精神开朗，欢言笑语，食欲良好，夜晚不服安眠药可以睡觉8～9个小时，能胜任一般家务劳动，并能思考和分析问题，再巩固治疗10次，病情稳定，结束治疗。

随访：病人回家后，精神好，睡眠安，纳谷香。一月余来信介绍，病已痊愈。

按语：脏躁多发于青壮年，以妇人为多。《金匮·妇人杂病脉证并治》云："妇人脏躁，喜悲伤欲哭，象如神灵所作，数欠伸。"其病机多由肝郁化火，灼伤阴津，五脏阴虚，心不主神而发脏躁。"脏"即病在五脏，为其功能失调也，"躁"失润而致。故治以养心阴、安神志、调理五脏为主，辅以疏肝解郁理气为治，选用"五脏俞加膈俞"以调五脏气血之平衡，证与治合，故仅针20多次而获临床痊愈。

例3：六腑俞加膈俞治疗腹胀

赵某，女，41岁，工人，初诊日期：1983年9月10日。

主诉：腹部胀满20余年。

现病史：多年来由于经常郁闷，情志不舒而致腹部胀满，喜太息，纳少不思饮食，每日排便1次，不成形，夹有不消化食物；伴有神疲乏力，怕冷，气短心悸，胸闷胁胀，腰脊酸痛，两手麻木作痒。诸症虽经多方投医求治，病情仍不见好转。

既往史：体弱多病，经常患感冒。

舌象：舌质淡红，苔白。

脉象：沉细弦。

辨证：肝郁脾虚，中焦寒滞，水谷不化，运化失常。

立法：疏肝健脾，温中散寒，行气化滞。

取穴：六腑俞加膈俞。

手法：补法，留针30分钟。

治疗经过：分三个疗程。

第一疗程：针刺六腑俞加膈俞，加艾灸。治疗3次后粪便中未见不消化食物。针治5次后，两手腕麻木等症明显减轻，面色稍有红润。针治8次后饮食香甜，食量增加，腹部胀满有所好转。

第二疗程：取穴同前。针治2次后，肠鸣音增强，自觉腹内脏器蠕动；针治6次后，腹部症状明显好转。

第三疗程：取穴六腑俞加膈俞与背部老十针交替使用，经针治 10 次后腹部症状完全消失，大便正常，临床痊愈。

按语：患者平素善郁且多怒，性情急躁，朱丹溪曰："气血冲和，万病不生，一有怫郁，诸病生焉。"肝属木，其气主升，喜条达，行其疏泄，今因郁怒而伤肝，气郁不舒，中焦阻滞，以致腹胀而满；胃为太仓，主受纳与腐熟水谷，胃病则纳少，脾主运化，为胃行其津液，脾病则食不化，腑气不通，脏腑失养，久病及肾，则疲乏无力、腰脊酸痛、面色晦暗无泽；肾虚不纳气，则气短懒言。经针刺六腑俞加膈俞三个疗程后，诸症告愈，而收全功。

例 4：背部老十针治疗纳呆

唐某，女，23 岁，学生，初诊日期：1982 年 11 月 15 日。

主诉：不思饮食已 3 年。

现病史：2 年来疲乏消瘦，四肢无力，纳谷不香，胸胁满闷，时时恶心，每日进食 2 ~ 4 两，食后腹胀，大便二三日一行，量少，便溏，排气不畅；伴有手足发凉，衣着稍少则恶寒感冒，月经量少，色淡。曾服中西药、针灸治疗未见明显疗效，遂来门诊求治。

既往史：12 岁曾患慢性痢疾，3 年前因饮食不洁诱发慢性肠炎，已治愈。

舌象：舌质淡红，苔白厚。

脉象：沉弦。

辨证：脾虚气弱，肝胃失和。

立法：健脾益气，疏肝和胃。

取穴：背部老十针，加灸。

手法：补法，留针 30 分钟。

治疗经过：针刺 3 次后，纳谷香甜，食量大增，每日可进食 8 两，治疗 12 次后，手足得暖，精神转佳，大便日解 1 次、成形。治疗 20 次后，诸症皆消失，纳食每日 1 斤左右，月经量、色、周期均正常，临床痊愈。

按语：该患者于 10 年前正值少年生长发育之重要阶段而患慢性痢疾，故而酿成脾虚之体，虽经治愈，但中气早伤，肠胃虚弱。奈何 3 年前青春之际又患慢性肠炎半年之久，更使脾胃虚损而伤阳气。两次后天之疾患，实难不遗留痼疾，曾经中西药相继治之，亦未奏效，今针背部老十针加灸 20 次，临床收功，可谓疗效卓著。

例 5：灸法治疗脾肾虚寒证

刘某，男，50 岁，工人，初诊日期：1982 年 12 月 2 日。

主诉：腰背部畏寒 2 年余。

现病史：近 2 年来，腰背部畏寒，虽添加衣被仍无济于事，并伴有四肢肌肉抽痛，右侧髋关节、膝关节、踝关节疼挛，屈伸不利，右脚趾时有麻木感，夜间为甚，诸症冬季明显，入夏则症状减轻。患者时常咯稀白痰，纳少便溏，四肢不温。

既往史：无特殊记载。

舌象：舌质淡，苔薄白。

脉象：沉细。

辨证：脾肾虚寒。

立法：温补脾肾。

取穴：脾俞、肾俞。

方法：艾灸，每次 30 分钟。

治疗经过：共行艾灸 20 次，腰背部无畏寒感，四肢转温，其他诸症明显好转。再取艾灸治疗，继续观察，巩固疗效。

按语：寒证分为内寒、外寒两大类。外寒多为感受阴寒之邪所致，内寒多为脾肾阳虚，阴邪内盛所致。因肾中藏有真阳，为一身阳气之本，故阳虚内寒之证多与肾有关。根据八纲辨证、脏腑辨证的原则，分析本例临床表现，认为脾肾虚寒证，脾肾虚寒阳气亏损，不能温煦周身，故见恶寒喜暖、肢冷蜷缩；又背为阳，所以阳虚时，腰背畏寒明显，阳虚不能温化水液，故患者经常咯稀白痰、便溏；阳虚不能达四末，故见四肢不温，舌质淡，苔薄白，脉沉细。根据《素问·至真要大论》说："诸病水液，澄澈清冷，皆属于寒。诸寒收引，皆属于肾。"《素问·举痛论》说："寒则气收"，故取脾俞、肾俞，灸之以达温补脾肾，祛湿散寒，温经通络，行气活血之目的，艾灸20次，已见明显疗效。

（四）讨论与体会

1. 背俞穴是脏腑经气输注于背部的腧穴，当脏腑发生疾病时，往往在其背部相应的俞穴上得到反应，所以取其相应的俞穴便能治疗该脏腑的疾病。背俞穴对调节内脏机能有可靠的良好作用。

2. 根据"五脏者藏精气而不泻也，藏而不实也"的理论，故五脏以补为主，在五脏俞之中，肺俞与心俞位于上焦，主神明，司呼吸；肝俞与脾俞置于中焦，共理中州；肾俞独居于下焦，统摄下元。由此水火相济，精血互生，气血调和，阴阳平衡，故治五脏衰惫之诸证。

3. 治疗消化系统的疾病为何用六腑俞而不用五脏俞呢？我们的体会是"五脏"主藏精气，以藏为责，"阴精宜充实，固密属阴"。腑属阳，主运化，以通为用，"中宜旋则运"，五脏之营养来源于六腑，故用六腑俞乃是"疏腑以养脏"的具体运用。

4. 在六腑俞中，小肠俞通于手太阳，膀胱俞通于足太阳，大肠俞通于手阳明，胃俞通于足阳明，三焦俞通于手少阳，胆俞通于足少阳。由此可见，针刺六腑俞可以通调手足三阳六条经脉，从而达到通调腑气，化滞行水之功用。

5. 根据古人所立"异病同治"之法，文中介绍颠顶痛，妇人脏躁，两例均取"五脏俞加膈俞"收效。这只是一斑，实际上背俞穴治疗的病种还有很多，只有通过实践探索，才能逐步了解背俞穴作用的全貌。

（五）小结

1. 背俞穴是五脏六腑经气输注于背部的腧穴，具有调理五脏六腑的生理功能，使阴阳平衡，气血经络畅通，并有防病治病的作用。

2. 在古人背俞篇的基础上总结出的"五脏俞加膈俞"配方，治疗五脏衰败，气血两亏，脑髓空虚，神志不宁，妇人脏躁等。"六腑俞加膈俞"配方，主治腑气不通，消化不良，腰骶疼痛，六腑热病。"背部老十针"配方，善治慢性脾胃病，体虚久病等。

3. 在针刺背俞穴的同时，加艾灸则其补虚作用更强大，善治五脏六腑阳虚阴盛之证，有温经散寒、回阳固脱之功能。

4. 针刺背俞穴时，取穴要准确，垂直进针，深浅应适度，以补法为主。

四、浅论"六腑俞加膈俞"在临床的应用

六腑俞加膈俞这组处方，早在明代杨继洲的《针灸大成》中就有记载："六腑结热，血妄行不已，取六腑俞穴并血会治之。"书中提出了治疗血证取六腑俞加膈俞的方法。王乐亭教授在多年的临床实践中进一步发挥了"六腑俞加膈俞"的治疗作用，临床常运用于多种急、慢性胃肠系统疾病，疗效甚佳。

（一）配方剖析

六腑俞（胆俞、胃俞、三焦俞、大肠俞、小肠俞、膀胱俞）和膈俞均是足太阳膀胱经循行于背部的腧穴，是与六腑的功能活动有着密切联系的腧穴。针刺该穴，可以通调六腑之气，有消食利水、疏导经脉、益气养血作用。主治腑气不通，消化不良，腰骶疼痛，六腑热病（血热妄行，各种出血症）。

三焦俞
胆　俞 ┃疏导少阳，理气利胆

胃　俞 ┃调和肝胃，消食化滞

大肠俞 ┃健胃宽肠，通调中气 ┃加膈俞 —— 通调腑气
化滞行水

小肠俞 ┃疏通腑气，传导糟粕

膀胱俞 ┃分清利浊，化湿消肿

目前临床中六腑俞的应用方法主要有以下几种，俞募相配、单取背俞穴、背俞穴与五输穴相配等。

然而，六腑俞加膈俞之处方与上述方法的思路不同，它是通过将胆、胃、小肠、大肠、三焦、膀胱六腑的俞穴全部同时应用，整体调节六腑的气机，而不是着眼于针对某一腑或几腑。由于针刺具有一定良性双向调节作用，因此六腑俞合用，可以使六腑气机趋于平衡，提高机体功能。膈俞，《难经·四十五难》称"血会膈俞"，是八会穴中的"血会"之穴，主治血分的诸多病证，有活血养血之功，它与六腑俞合用可以起到气血双调的作用。

（二）针刺手法

本方的取穴要定位准确，刺后针体在背部形成两排整齐对称的直线。方中背俞穴的刺法以直刺为主，膈俞穴的针刺深度为 0.5～0.8 寸，其他各穴的针刺深度为 1～1.2 寸。对体型瘦弱者，宜相应浅刺；对背腰肌肉丰厚者，可适当深刺。取穴时，可在相应的穴位处用指甲切出印记，不仅能提高针刺的精确度，而且可以缓和患者的术前紧张感，同时还能减轻施针时的疼痛感。针刺采用捻转补泻手法。如需补法时，左侧背部的针用拇指向前捻转，针体呈顺时针方向转动；右侧背部的针用拇指向后捻转，针体呈逆时针方向转动；手法宜轻，宜慢。如需泻法时，左侧背部的针用拇指向后捻转，针体呈逆时针方

转动；右侧背部的针用拇指向前捻转，针体呈顺时针方向转动；手法宜重，宜快。待针的周围皮肤出现红晕时，即为得气。得气后留针30分钟。

（三）应用举例

例1：痞满（胃肠神经官能症）

患者，女，42岁，初诊日期：2009年9月。

主诉：脘腹部胀满已半年余。

现病史：数月来，由于经常生闷气而致脘腹部有胀满感，纳少不思饮食，恶心欲呕，嗳气酸腐；伴神疲乏力，胸闷气短，两胁胀痛，口苦，腰脊酸痛，小便色黄，大便黏滞不爽，每日一二行；月经不调，量少，色暗有块。

舌象：舌质红，苔白厚。

脉象：脉弦滑。

辨证：肝郁气滞，脾虚不运。

立法：疏肝健脾，行气化滞。

取穴：六腑俞加膈俞。

治疗过程：分3个疗程，治疗6次为1疗程。

第一疗程：取六腑俞加膈俞，针刺用泻法。一诊后，脘腹胀感略减，自觉胃肠蠕动增强，矢气增多；三诊后，腰脊酸疼大减，大便每日一二行，可见黑褐色宿便，气味难闻。六诊后，脘腹胀满有明显改善，胸闷胁胀减轻，恶心及口苦好转，饮食香甜，食量增加，嗳气减少。

第二疗程：取穴同前。针治3次后，肠鸣音增强，自觉腹内肠体蠕动；针治6次后，脘腹胀明显减轻，大便每日1次。

第三疗程：取穴不变，再针治6次后，脘腹部胀感完全消失，精神饱满，心情愉快，饮食及大便正常，临床痊愈。

按语：朱丹溪说："气血冲和，万病不生，一有怫郁，诸病生焉。""肝属木，其气主升，喜条达，行其疏泄。"本症患者因郁怒日久而伤肝，肝气郁滞则胸闷气短、两胁胀痛；"肝木克于脾土"，脾气亏虚则神疲乏力；脾失运化，食物经宿不消，停积于胃肠，腑气不通，则生胀满；"胃为水谷之海，主受纳与腐熟水谷"，肝气犯胃，胃失和降，则呕恶、纳少、嗳气酸腐；肝郁胆热，则口苦；气滞血瘀，则月经量少，夹有血块；气血瘀滞，血不荣筋则腰脊酸痛。

《灵枢·本脏》说："六腑者，所以化水谷而行津液者也。"六腑宜通而不宜滞，故针刺六腑俞加膈俞，消食利水，行气化滞，以通为用。经三个疗程治疗后，诸症告愈，而收全功。

例2：腰痛

患者，男，40岁，初诊日期：2010年1月。

主诉：腰部疼痛1年。

现病史：患者工作劳累，近1年来腰部酸痛，发凉，伴两大腿后侧拘紧疼痛。自述有受凉史，不耐久坐或久站，伴睡眠不佳，夜尿频多，性功能减退；时有乏力，神疲，健忘，纳呆食少，小便频急，大便不爽。

舌象：舌质淡红，苔白。

脉象：脉沉弦尺弱。

检查：腰椎X线摄片未见明显异常。

辨证：脾肾两虚，寒凝经脉。

立法：健脾补肾，温经通络。

取穴：六腑俞加膈俞。

治疗过程：分3个疗程。

第一疗程：取六腑俞加膈俞，针刺用补法，隔日治疗1次，经3次针治后，患者腰痛有所减轻，发凉也较前轻微，腿部拘紧感消失，纳增，二便同前，夜尿减至2次。

第二疗程：处方加刺志室、委中穴，针用补法，继续治疗10次后，患者腰痛明显减轻，基本不再发凉，食欲正常，睡眠渐佳，夜尿1次，性功能有所增强，精力较前充沛，记忆力改善，小便清长，大便通畅。

第三疗程：继续治疗10次后，腰痛完全消失，无发凉，眠安，夜尿 1 次或无夜尿，性功能增强，精力充沛，饮食及大便正常，临床痊愈。

按语：患者工作劳累，睡眠不足，久则耗伤气血。因腰为肾之府，腰背内属于肾，外络诸经。腰痛症与肾脏功能失调息息相关。肾气不足，气血虚弱，筋脉失养，故腰脊疼痛。肾虚而寒邪外侵，闭阻经脉，则腰部发凉、下肢拘紧不适；肾精亏虚，肾气不固则性功能下降、夜尿频；患者饮食不节，久伤脾胃，脾虚胃弱则纳呆食少；脾失健运则小便不利，大便不畅；脾虚则生化乏源，致气血亏虚、筋脉失其荣养，则发疼痛。

此症脾肾阳虚为本，寒邪外袭为标，治以标本同治。选六腑俞意在通调腑气、温阳补虚，配上"血之会"膈俞来活血通脉，再加上温肾填精的志室穴、补肾强腰的委中穴，共同达到益气活血、温经通络、强健腰脊的作用。

例 3：泄泻（慢性非特异性结肠炎）

患者，男，54 岁，初诊日期：2009 年 11 月。

主诉：腹泻，大便一日数行。

现病史：患者 3 个月前无明显诱因出现腹痛、腹泻，大便一日三四行，便下糊状，甚则水样。西医乙状结肠镜检查：肠黏膜中度充血，水肿，黏液较多，诊为中度慢性结肠炎、直肠炎。大便常规检查：稀糊便，余阴性。经西药治疗未获良效。现症见腹胀腹泻，一日三四行，大便呈稀糊状，食生冷油腻后大便呈水样；伴乏力神疲，胃脘怕凉，纳差，口干不欲饮，小便短少。

舌象：舌质淡，苔白厚腻。

脉象：脉细滑。

辨证：脾气亏虚，寒湿中阻。

立法：益气健脾，燥湿和中。

取穴：六腑俞加膈俞。

治疗过程：分 2 个疗程。

第一疗程：取六腑俞加膈俞，针用补法，隔日治疗 1 次。

一诊后，腹胀减轻，自觉胃脘渐舒，略有暖意；三诊后，腹胀大减，小便量多，大便时而成形，一日二三行；六诊后，腹胀不显，胃脘无不适，纳食渐增，乏力改善，小便清长，大便成形，日二行，但仍不敢食用生冷食物。

第二疗程：取穴同前，继续治疗10次后，腹泻完全消失，大便成形，每日一二行。乏力不显，精神良好，纳食香甜，食用水果后再无腹泻现象，临床痊愈。

按语：《卫生宝鉴·泄痢门》指出："《内经》云：湿胜则濡泄……夫脾为五脏之至阴，其性恶寒湿。今寒湿之气内客于脾，故不能裨助胃气，腐熟水谷，致清浊不分，水入肠间，虚莫能制，故洞泄如水，随气而下，谓之濡泄。法当除湿利小便也。"脾主运化水湿，若湿邪过盛伤及脾脏，使其运化失常，体内的水液潴留，若小肠中的水分过多，造成小肠失其"分清泌浊"作用，则导致泄泻。《素问·灵兰秘典论》说："大肠者，传导之官，变化出焉。"若大肠失其传导变化作用，不能吸收肠内多余的水分，则糟粕不能转化为粪便，则无形排出。

本症脾胃气虚为本，湿浊内阻为标，虽应标本兼治，但以治本为主。故以益气健脾，燥湿和中为法。取六腑俞健胃利胆，助水谷运化；调整小肠、大肠的功能，增强化物传导作用；疏理三焦，通调水道，利小便而实大便；再配膈俞，起到温通经络、行气活血、通腑利水之用。

（四）临床体会

1. "六腑俞加膈俞"配方是王乐亭教授的临床代表方之一。在治疗腑气不通，消化不良，腰骶疼痛，六腑热病方面运用较多。

2. 本方穴位都是位于足太阳膀胱经的背俞穴，背俞穴是脏腑经气输注于背部的俞穴，当脏腑发生疾病时，往往在其背部相应的俞穴上得到反应，所以取其相应的背俞穴便能治疗该脏腑的疾病。

3. 在六腑俞中，小肠俞通于手太阳，膀胱俞通于足太阳，大肠俞通于手阳明，胃俞通于足阳明，三焦俞通于手少阳，胆俞通于足少阳。由此可见，针刺六腑俞可以通调手足三阳六条经脉，从而达到通调腑气，化滞行水之功用。

4. 本方在临床运用中，若加艾灸则其补虚作用更强，善治六腑阳虚之证，有温经散寒、回阳固脱之功。

5. 治疗消化系统的疾病因何应用六腑俞而不用五脏俞呢？我们的体会是"五脏主藏精气，以藏为贵"，"六腑者，传化物而不藏，故实而不能满也"，"阴精宜充实，固密属阳，腑属阳，主运化，以通为用"。选用六腑俞，其意义与五脏俞加膈俞相似。六腑属阳，以下降为顺，泻而不藏，功主受纳，腐熟运化，输转水谷之精微，传送糟粕，通调三焦气化，通利二便。六腑不通则腑气郁滞，轻者上逆作呕，重则痛、呕、胀、闭四症俱悉，而上下不通矣。"中宜旋则运"，五脏之营养来源于六腑，故用六腑俞乃是"疏腑以养脏"的具体运用。

五、安神定志法的临床应用

安神定志法是临床上治疗神志病变的常用法则。具体来说，此法主要是治疗因情志因素即惊恐而致的神不守舍，精神活动紊乱，进而气机逆乱，脏腑功能失调的一种方法。其目的在于：调整脏腑功能，使神安守舍，恢复人体正常精神活动。在内科中，不乏安神定志之方药，本文是从针灸治疗的角度来谈安神定志法的选经配穴及临床应用。针灸治疗同药物治疗一样，只有在辨证、辨经、辨病的基础上灵活选经配穴，才能在治疗神志病变中取得满意疗效。

（一）情志活动与脏腑的关系

1. 情志活动以脏腑为本

情志活动泛指喜、怒、忧、思、悲、恐、惊七种情志变化，简称七情。一般情况下，七情是人体对客观外界事物的不同反映，属正常的精神活动范围。七情变化与脏腑功能活动有着密切关系，这已在《内经》中就有所论述。《内经》以"五脏中心论"为指导，将情志活动分属于五脏，曰：喜、怒、思、忧、恐，简称五志。《素问·阴阳应象大论》说："人有五脏化五气，以生喜怒悲忧恐。"又云肝"在志为怒"，心"在志为喜"，脾"在志为思"，肺"在志为忧"，肾"在志为恐"，明确指出了五脏与五志的内在联系。五脏为人体精气津血生化之所，藏精气而不泄也，五脏调和，水谷精气充足，才能使情志活动正常。《灵枢·本脏》说："五脏者，所以藏精神血气魂魄者也。"然五脏之所以同情志活动关系密切，主要同五脏所藏之神的作用分不开。神是人体生命活动现象的总称，包括神、魂、魄、意、志、思、虑、智等精神意识活动，而意和志的活动是人类特有的功能，是大脑分析综合思维的结果，只有在神的生机旺盛时，人体才能对客观外界事物产生反应，而出现各种不同的情志变化。由此可见，情志活动是五脏所藏之神的外在表现，并且受其主宰和调节。盖五脏之中，以心与神关系紧密，古人认为"心藏神""心主神明"。《素问·灵兰秘典论》说："心者，君主之官也，神明出焉。"《灵枢·邪客》说："心者，五脏六腑之大主也，精神之所舍也。"可见，心藏神，主宰着魂、魄、意、志、思、虑、智等精神意识活动，是以心在情志活动的产生与调节上起主导作用。除此之外，其他脏腑在同情志活动的关系上，虽不如心重要，但也必不可少。从肾而论：肾主藏精与志，肾精可分为先天之精与后天之精，先天之精是神的物质基础，《内经》中说："故生之来谓之精，两精相搏谓之神。"也就是说，神在生命之初就形成了。而后天之精可化气生血，促进脏腑功能，维持精神活动之正常。肾主骨、生髓、上通于脑，而脑为髓海，又为元神之府，是以肾精足则髓海充，灵机记性随之出焉，所以肾对人的情志活动也起到了一定作用。从肝而论，肝藏血、主疏泄，肝血充足，疏泄调畅，则心血得养，神明得安。从脾而论，脾为后天之本，气血生化之源，脾胃运化正常，气血充足，则神机旺盛；而肺主一身之气，与其他脏腑共同参与人之气机升降……总之，只有脏腑功能正常，气机升降有序，气血调和，才能使人之情志活动维持正常。

2. 七情太过伤及脏腑

所谓"太过"，是指突然过度的精神创伤和长期情志刺激，超过了人体生理调节范围而言。正常的情志活动产生于脏腑，二者密切相关，一旦情志活动异常，七情太过则必伤及人之脏腑，产生一系列的病理变化。《素问·阴阳应象大论》说"怒伤肝""思伤脾""忧伤肺""恐伤肾"，可见不同的情志变化，对内脏有不同的影响。情志的异常变化伤及内脏，主要是影响内脏的气机，使气机升降失常，气血功能紊乱，即《疏五过论》所说："离绝菀结，忧恐喜怒，五脏空虚，气血离守。"五脏气机失常的具体表现又如《素问·举痛论》所述："怒则气上，喜则气缓，悲则气消，恐则气下……惊则气乱……思则气结。"所谓"怒则气上"，是指过于愤怒，可使肝气的疏泄功能失常，横逆而上冲，甚至血随气逆，并走于上，蒙蔽清窍，引起昏厥。过度地喜笑，以致心气缓散，精神不能集中，是谓喜则气缓。过度悲哀，以致意志消沉，肺气耗伤，是谓悲则气消。过于恐怖，以致肾气不固，气陷于下，二便失禁，是谓恐则气下。突然受惊，以致心无所依，神无所附，慌乱失措，是谓惊则气乱。思虑过度，以致气机阻滞，脾胃运化无力，是谓思则气结。常见的情志病证以心、肝、脾三脏证候为多。

（1）影响于心

因心为"五脏六腑之大主"，"精神之所舍"，故情志的异常变化，首先影响心脏的功能，然后分别影响其他脏腑，出现种种不同的功能失调。故《灵枢·口问》说："心者，五脏六腑之主也……故悲哀愁忧则心动，心动则五脏六腑皆摇。"七情伤于心，则神不守舍而失眠健忘，心烦怔忡，哭笑无常，癫狂神昏等。

（2）伤及肝脏

因肝喜条达，恶抑郁，一旦情志变化，则肝失疏泄，气机失畅，可出现抑郁烦躁、胸闷胁胀、太息哽噎等症；气血不畅，可见少腹乳房胀痛或结块、月经不调等症。

（3）害于脾胃

因脾主运化，胃主降浊，七情害于脾胃，则脾胃升降失序，运化失常。害于脾则见食少腹胀，纳少便溏，血虚闭经或崩漏等症；害于胃则出现噫气呕恶，脘痞胀痛等胃气上逆之症。

概而言之，七情太过必致脏腑功能失常，出现气机升降失序，气血功能紊乱等一系列病理变化。

（二）神志病的病因、病机及证治

1. 病因病机

神志病产生的原因，主要由七情内伤所引起。此外，也可见于外感病因误治、失治伤及内脏而形成。七情致病为主要原因，但本文所谈安神定志法则主要针对七情之中的惊恐，故在此只谈惊恐二因。上文已谈到人在突然间感受惊骇，超过了自己适应的范围，从而导致神失所主，出现心神恍惚、恐惧不安等症状，即"惊则心无所依，神无所归""惊则气乱"。《尤在泾医案》有"骤尔触惊，神出于舍，舍空痰入，神不得归，是以有恍惚昏乱等症"之说，可见，感受惊骇主要伤及心神，临床以心失所主症状为特点。然恐惧者，亦可使神荡惮而不收，过于恐怖可伤及肾而致气陷于下，临床以肾虚气陷为特点。不过，在临床不能将惊恐截然分开，二因多相兼致病。《灵枢·本神》说："怵惕思虑者则伤神，神伤则恐惧流淫而不止。"是以惊恐可引起神志活动异常，以致脏腑功能失调，气血紊乱，而发生病变。恰如《灵枢·口问》中所说："大惊卒恐，则血气分离，阴阳破败，经络厥绝，脉道不通，阴阳相逆，卫气稽留，经脉虚空，血气不次，乃失其常。"

2. 辨证施治

早在张仲景《伤寒论》和《金匮要略》中已记载了情志病的重症（如热病谵妄、癫狂痫）、轻症（如百合病、奔豚气、脏躁、梅核气、不寐及嗜卧），以及与神志有关的症状，如眩晕、心悸、惊悸、郑声、邪哭等。现代医学则将神志病分为神经官能症和精神病。前者包括神经衰弱和癔症两种：神经衰弱属于中医学"惊悸""不寐""健忘""眩晕""头痛""虚损"等病证范畴；癔症则属中医学"郁证""脏躁"等病证范围。精神病即指中医学所谓之"癫狂痫"。癫狂痫不属本文所论范围，故下文将其省略。此外，神志病变中所涉及的中医病证较多，限于篇幅，不能一一给予论述，故将其冠以西医之病名，而进行综合阐述。

（1）神经衰弱

① 肝火上炎，灼伤心阴

主症：心悸而烦，急躁易怒，眠少梦多，头晕耳鸣，面色潮红，小便黄赤，舌红苔少，脉象弦数。

立法：清泻肝火，养心安神。

选经：泻足厥阴，补手少阴。

② 心脾不足，气血两亏

主症：心悸失眠，多梦易醒，胆怯不安，头晕健忘，食欲不振，食少腹胀，面色㿠白，身体消瘦，神疲体倦，舌淡边有齿痕，脉沉细弱。

立法：健脾益气，补血养心。

选经：补足太阴，调手少阴。

（3）阴虚火旺，心肾不交

主症：心悸不宁，虚烦不眠，寐梦惊恐，夜间盗汗，健忘脱发，腰酸腿软，或有遗精，舌质红，脉细数。

立法：育阴清热，交通心肾。

选经：通调手、足少阴。

（2）癔症

① 心脾受损，阴液不足（又名"脏躁"）

主症：悲伤欲哭，频作呵欠，心中烦乱，睡眠不安，饮食无味，舌质嫩红，脉象细弱。

立法：补气养血，润燥缓急。

选经：调手少阴，补足太阴。

② 肝气抑郁，痰气交阻（又名"梅核气"）

主症：神情抑郁，胸闷太息，常觉咽中如有物阻塞，吞之不下，吐之不出，舌质淡红，苔薄滑腻，脉象弦滑。

立法：解郁化痰，顺气降逆。

选经：泻足厥阴。

（三）安神定志法的选经配穴

1. 穴位组成及功用

取穴：神庭、本神、神门、三阴交、中脘、气海、天枢。

功用：滋阴益气，交通心肾；镇惊定志，和中安神。

主治：因惊恐所致失眠、惊悸、神志不宁。

加减：肝郁气滞：加内关；肝肾阴虚：加太溪；肝阳上亢：加太冲。

2. 处方剖析

神庭
本神 } 宁心安神
神　门：补心
三阴交：益肾 } 交通心肾 } 镇惊定志
中脘：调中和胃 } 安神定志
天枢：健脾化湿 } 和中安神
气海：升阳补气，益肾固精

3. 穴解

（1）神庭（督脉）

其作用为宁心安神，平肝镇惊。主治头痛、目眩、癫痫、惊悸、不眠。《甲乙经》说："风眩善呕烦满，神庭主之。"

（2）本神（足少阳胆经）

其作用为泄胆火，清头目，宁神志。主治惊痫、呕吐、颈项强急痛、目眩。《甲乙经》说："头痛目眩，颈项强急，胸胁相引不得倾侧，本神主之。"

（3）中脘（任脉）

此为胃之募穴和腑之会穴。其作用为调理中焦，健脾利湿，和胃降逆。主治腑病，谷不运化，不嗜食，反胃，腹痛腹胀，头痛，脏躁，虚劳等。《灵光赋》说："中脘、下脘治腹坚。"《甲乙经》说："伤忧恇思气积，中脘主之。"

（4）气海（任脉）

其作用为升阳补气，益肾固精。主治腹胀，气喘，心下痛冷，脏虚气惫，真气不足，一切气疾，四肢无力。《胜玉歌》说："诸般气症从何治，气海针之灸亦宜。"《经脉图考》说："此气海也，凡脏气虚惫，一切真气不足，久疾不瘥者，悉皆灸之。"《图翼》昔柳公度说："凡脏气虚惫及一切真气不足，久疾不瘥，皆宜灸之。"

（5）天枢（足阳明胃经）

此为大肠之募穴，足少阴肾经、冲脉之会。其作用为调中和胃，健脾化湿，调经理气。主治食不下，腹胀肠鸣泄泻，上气冲胸，不能久立，烦满呕吐，妇人月事不调。《标幽赋》说："虚损天枢而可取。"

（6）神门（手少阴心经）

此为原穴。其作用为清心和营，安神定志。主治一切神志病变，如失眠、健忘、心悸、怔忡、心痛、癫狂痫等。《千金》说："神门主数噫恐悸不足。"《图翼》说："神门主治心烦欲得冷饮，恶寒则欲就温，咽干不嗜食，惊悸心痛，少气身热。"

（7）三阴交（足太阴脾经）

此为足太阴脾、足厥阴肝及足少阴肾三阴经交会穴。具有疏肝健脾，调补肝肾，调气血，通经络之功。主治脾胃虚弱，饮食不化，脘腹胀满，不思饮食，胆虚等症。《天星秘诀》

说:"脾病血气先合谷,后刺三阴交莫迟。"《针灸大成》说:"盖三阴交,肾肝脾三脉之交会,主阴血,血当补不当泻。"

三阴交补益肝脾肾,神门补益心血,二者相配,交通心肾,使水火既济,神安志强。

(8)内关(手厥阴心包经)

络穴。具有宽胸安神,清热除烦,和胃止痛,降逆止呕之作用。主治心痛、胸闷、心悸虚烦、气短、胃脘痛、头痛、失眠、健忘等。《百症赋》说:"建里、内关扫尽胸中之苦闷。"《标幽赋》说:"胸腹满痛刺内关。"《兰江赋》说:"胸中之病内关担。"《甲乙经》说:"心澹澹憺憺而善惊恐心悲,内关主之。"《杂病穴法歌》说:"一切内伤内关穴,痰火积块退烦潮。"

(9)太冲(足厥阴肝经)

此为原穴。具有泻肝火,清头目,行气血,化湿热之功。主治胸胁支满,肝心痛,头痛,目眩,失喑等。《通玄指要赋》说:"且如行步难移,太冲最奇。"

(10)太溪(足少阴肾经)

此为原穴。具有滋补下焦,调理冲任,清肺止咳之功。主治腰痛,耳鸣,咳嗽,齿痛,月经不调,遗精,阳痿,小便频数等。《杂病穴法歌》说:"两足酸麻补太溪。"《十二经治症主客原络诀》说:"腰痛足疼步难履,若人捕获难躲藏,心胆战兢气不足,更兼胸结与身黄,若欲除之无更法,太溪、飞扬取最良。"《甲乙经》说:"消瘅善喘,气塞喉咽而不能言,手足清……唾如腰,太溪主之。"

(四)典型病例

例1:张某,女,45岁,店员,初诊日期:1988年3月1日。

主诉:夜寐多梦,情绪多变近半月加重。

现病史:1年前因夜间被歹徒袭击而受惊吓,始有哭泣伤感,夜寐少眠,急躁易怒,心烦善悲,言语声怯而不清。曾在某医院对症治疗并做针灸、气功，病情时好时坏，遂来门诊部求治。

现症：情绪波动，思维较乱，说话逻辑性差，伤感易怒，多悲善喜，头疼且晕，经常摇头，手指抽搐，四肢发凉，胸闷善太息，纳少，便秘结二日解，月经前后不定，白带多。

既往史：无传染性、慢性疾病。

舌象：质淡红，苔白。

脉象：细弦。

检查（包括经络检查）：血压 140/76mmHg；手少阴心经（一）；足厥阴肝经（一）；足太阴脾经之三阴交按之酸胀感。

辨证：惊恐伤肾，心肾不交，肝郁气滞，气血逆乱。

立法：理气疏肝，安神定志。

取穴：安神定志法加内关。

手法：取平补平泻之法，手法轻巧，留针 30 分钟。

治疗经过：针治 1 次后，夜寐明显见好；针治 2 次后，食欲好转，情绪稳定；针治 10 次后已不再哭泣，睡眠安稳，头已不痛，纳佳，便调，心情舒畅，语言清楚，四肢温暖有力。继以前法针治共 30 次后，前述症状完全消失，并恢复正常工作，结束治疗。

按语：该案为中年女患者因夜间休息时，卒然受到歹徒袭击而惊吓，严重刺激了心脑的正常功能，故使心无所主，神无所附，不守其舍而出现恐惧和悲伤，以至出现时常哭泣、思维紊乱、言语无序、眠少梦多等情志方面的异常。《素问·调经论》说："神有余则笑不休，神不足则悲。"受惊者必恐惧不安，从患者证候群进一步分析不难看出：由于惊恐伤及肾，肾气损伤不能上助于心，使水火不能相济因而出现神志不宁、神不藏舍之象，所以治疗时注意到交通心肾之必要。七情伤人，造成气机逆乱，脾胃运化失常，则纳少，大便二日一行，故取四门穴（中脘、气海、天枢）健脾和胃，调理中焦，行气通便。脾胃功能受损，必影响气血之生化，而造成气虚血亏，肢体失其濡养则疲乏无力，甚则抽搐；气虚则经脉循行不畅，阳气痹阻，以致四肢发凉。此外，肝在气机升降中起重要作用，一旦气机紊乱，必影响肝之疏泄，以致肝郁气滞而见胸闷善太息，所以配以内关行气疏肝。诸穴配伍，共针治 30 次，而临床获得痊愈。

例2：刘某，女，19 岁，学生，初诊日期：1983 年 4 月 13 日。

主诉：神志不安宁，失眠，情绪波动 1 月余。

现病史：患者于 1 个月之前，因惊吓而出现神志不安宁，语言错乱，哭笑无常。曾在某医院住院治疗，疗效不佳，故来针灸科求治。

现症：情绪波动，哭笑无常，夜寐多梦常被恶梦惊醒，纳少呕恶，体倦无力，头痛肢酸，心烦急躁，月经提前，时有错后，二便正常。

既往史：以往身体健康，无慢性疾病。

舌象：质淡红，苔黄。

脉象：弦细数。

辨证：惊恐伤及心肾，水火不济，神志不宁。

立法：交通心肾，安神定志。

取穴：安神定志法加内关、太溪。

手法：取平补平泻之法，手法轻巧，留针 30 分钟。

治疗经过：取针治 4 次后，患者的精神状态好转，但仍时有恶心，夜寐多梦，继续治疗 4 次后，患者精神状态良好，恶心、头痛等症状减轻，惟感夜寐多梦。第 10 次治疗时，患者自述咽喉不利，夜不能寐，当针治第 18 次后，夜能入寐，但梦多，咽中仍觉如有物阻，憋气，咳痰，口泛痰涎，故又继续治疗。经一个半月，针治 22 次之后，患者神志清楚，言语行为如常人，精神状态良好，纳食尚可，咽喉阻塞感消失，睡眠基本正常（每晚能睡 7～8 小时），月经正常，舌质淡红，苔薄白，脉弦细，结束治疗。

按语：此患者因路遇流氓持刀胁迫，以致过分惊恐伤及心肾而致病。心惊则神摇，不能自主，恐则肾有所伤，志无以藏，而出现神志不宁、易哭泣、言语不清、恶梦纷纭常被惊醒等情志异常，是以心失所养，不能下交于肾，而肾之精气损伤，不能上济于心，而致心肾不交、水火不济为其主要病理机制，故欲安其神定其志，必交通心肾。神门助心、三阴交补肾，二者共奏交通心肾、安神定志之功效。情志活动异常必致气机逆乱，影响于肝则疏泄失常，冲任失调，以致月事不定期；肝郁气滞，痰气交阻则咽喉如有物阻，气郁化火，心神被扰，则心烦急躁；影响脾胃，运化失司，则纳少呕恶；气血失于濡养则体倦乏力。配合内关宽胸安神，清热除烦；太溪滋补下焦，调理冲任。可见诸穴配伍，使肝得疏，气得行，痰得化，热得清，冲任得调，悉症得除。

（五）讨论与体会

1. 文中所举两例医案，皆因七情之惊恐而导致神志异常，从而引起脏腑功能失调，并出现虚实并见之证。然例 1 以心慌、四肢抽搐等气血两虚为主。例 2 则以痰气交阻，心烦躁扰等虚中兼实之候为主。治疗时，选经配穴基本相同，而皆获痊愈，可见安神定志法加减既能补虚又可泻实。而在补虚方面，本组取穴涉及六条经（其中包括两条阴经和两条阳经及督、任二脉），所以既补阴又补阳，全面调整五脏功能，起到异病同治的作用。

2. 《灵枢·经脉》说："盛则泻之，虚则补之，热则疾之，寒则留之，陷下则灸之，不盛不虚，以经取之。"此组穴位的补虚泻实，主要是通过手法而实现的，如内关、三阴交、气海、天枢等穴位用补法，太冲用泻法，从而达到益气养阴、清热平肝之功。

3. 治疗时，我们采用留针 30 分钟的方法，这是根据《内经》理论而制定的。《灵枢·营卫生会第十八》说："营在脉中，卫在脉外，营周不休，五十而复大会。"这是说营卫之气在一昼夜中，在人体运行 50 周次而相互会合。既然营卫各运行 50 周次需一昼夜（24 小时），那么，营卫各运行一周则需要 28 分 48 秒，所以 30 分钟的留针时间符合营卫之气运行的规律，从而起到更好的治疗效果。

4. 除上述针灸治疗方法外，注意精神上的调理也很重要。这首先需要医务人员对病人热情，积极为患者服务，不能将其拒之门外，要详细询问发病原因，给予安慰和同情，争取从思想上消除恐惧感。此外，嘱其家属，细心护理好患者，避免再予其他的情志刺激，只有这样，才能达到治疗目的，此即《灵枢·本脏》所说："志意和则精神专直，魂魄不散，悔怒不起，五脏不受邪矣"之意。

（六）小结

1. 情志活动产生于脏腑，受脏腑所藏之神的主宰和调节，为神的外在表现，而心主神明，故心在情志活动中起主导作用。

2. 七情过极必伤及脏腑，其害甚于六淫，且七情致病最先影响心之功能；其次影响其他脏腑，尤以肝、脾、肾失调为多见。

3. 气机升降失序，气血逆乱，脏腑功能失调为七情致病的病理机制。

4. 安神定志法是通过调整五脏六腑的功能，恢复人体阴阳平衡，而使人之精神活动趋于正常，其中交通心肾在治疗神志病变中占有首要地位。

六、"根结法"的实用效应

"根结法"是配穴的一种，它是以《灵枢·根结第五》提出经脉的"根""结"穴作为配穴原则，而应用于临床治疗的方法。

何谓"根结"？根，根本也，脉气所起为根；结，终结也，脉气所归为结。明代张介宾所著《类经》说："下者为根，上者为结。"清代张志聪《黄帝内经灵枢集注》曰:"根结者,六气合六经之本标也……根者,经气相合而始生;结者,经气相将而归。"《简明中医辞典》解释根结为"经脉以四肢末端为根,头面胸腹为结"来说明四肢与头面躯干之间的联系。

(一)文献中对根结的论述

"根结"一词出于《灵枢·根结第五》,"奇邪离经,不可胜数,不知根结,五脏六腑,折关败枢,开阖而走,阴阳大失,不可复取。"这段原文意思说:邪气侵入经脉,传变多端,如果不明确经脉根结及其与脏腑内外的生理关系,就不能做到正确的治疗,导致被邪气扰乱,三阴三阳的"开""合""枢"之作用败坏,阴阳相离,精气走失,其症则不可治疗矣。具体根结的位置,《灵枢·根结第五》明确指出:"太阳根于至阴,结于命门。命门者,目也。阳明根于厉兑,结于颡大。颡大者,钳耳也。少阳根于窍阴,结于窗笼。窗笼者,耳中也……太阴根于隐白,结于太仓。少阴根于涌泉,结于廉泉。厥阴根于大敦,结于玉英,络于膻中。"就是说:足太阳膀胱经的脉气起于至阴穴,归结于睛明穴;足阳明胃经的脉气起于厉兑,归结于头维穴;足少阳胆经的脉气起于足窍阴,归结于听宫穴;足太阴脾经的脉气起于隐白,归结于中脘穴;足厥阴肝经的脉气起于大敦穴,归结于玉堂穴;足少阴肾经的脉气起于涌泉穴,归结于廉泉穴(详见表4-2)。

表4-2　　　　　足六经根结表

经脉	根	结	结穴
太阳	至阴	命门(目)	睛明
阳明	厉兑	颡大(钳耳)	头维
少阳	窍阴	窗笼(耳中)	听宫
太阴	隐白	太仓	中脘
少阴	涌泉	廉泉	廉泉
厥阴	大敦	玉英	玉堂

根结穴是按照上述所提的起穴、结穴作为一组配穴，运用于临床治疗脏腑及其经络循行所出现的虚寒性病变。其法为：属气虚（或轻者）的用针刺，属阳虚（或重者）的用灸法。经临床应用，根结法不仅取穴少而精，而且疗效亦佳。

　　（二）典型病例

　　例1：少阴经病

　　王某，男，65岁，干部，初诊日期：1983年4月25日。

　　主诉：右腿疼痛1月余。

　　现病史：右腿疼痛、酸楚，并伴沉重疲乏感，曾针灸、中西药治疗均未见效。

　　现症：右腿内侧酸痛，伴沉胀乏力，按之则舒，疼痛与气候变化无关。劳累则疼痛加重，晨起疼痛减轻，午后尤甚，纳可，便调，夜寐多梦，记忆力较差。

　　既往史：曾患腰痛已治愈。

　　舌象：舌质淡红，苔白。

　　脉象：沉细尺弱。

　　辨证：肾气虚惫，少阴脉阻。

　　立法：疏导少阴经脉。

　　取穴：涌泉、廉泉。

　　手法：补法，留针30分钟。

　　治疗经过：针治1次后，疼痛明显好转，隔日再针治腿痛，经过3次治疗临床痊愈。1个月后随访，未再复发。

　　按语：《素问·上古天真论》说："（男子）丈夫七八肝气衰，筋不能动，天癸竭，精少，肾脏衰，形体皆极；八八则齿发去。肾者主水，受五脏六腑之精而藏之，故五脏盛，乃能泻。今五脏皆衰，筋骨解堕，天癸尽矣。"患者年过花甲，肾气已衰，而肾生髓，脑为髓之海，肾虚髓少，脑海空虚，故失眠多梦，记忆力减退。右腿内侧酸痛沉重，少阴肾经有压痛，说明病在少阴肾经，动则气耗，劳累后疼痛加重，晨起轻，午后重，均为虚之候。

例2：少阳经病

张某，女，23岁，会计，初诊日期：1983年7月5日。

主诉：右侧偏头痛3年。

现病史：3年前因参加高考而劳累，出现右侧偏头痛，时作时止，头痛牵引额部，痛甚时伴右侧牙痛，其头痛每因情绪变化或用脑过度而诱发，严重时伴有眩晕。近1年来，头痛持续发作，夜寐多梦，曾服中药治疗，但效果不明显，今要求针灸治疗。

现症：右侧偏头痛，痛及牙齿，持续发作，疼痛时牵及前额部，甚时伴头晕，夜寐多梦，纳可，月经正常，二便调。

既往史：体质基本健康。

舌象：舌质淡红，苔薄白。

脉象：沉弦。

辨证：阴虚肝热，少阳脉阻。

立法：滋阴清热，疏通少阳。

取穴：足窍阴、听宫、列缺。

手法：平补平泻，留针30分钟。

治疗经过：患者经4次针治后，头疼症状消失，睡眠好，仅感有时头晕、头胀。后由于劳累又出现偏头痛，但较前减轻。再针10余次临床痊愈。

按语：头为诸阳之会，少阳胆经分布头侧面，故偏头痛多属少阳经；劳则伤气，气虚则血脉推动无力，血脉瘀阻，故头痛、头晕、夜寐多梦；少阳胆经有压痛，说明足少阳胆经脉气不通，病属虚中兼实。

例3：太阴经病

郝某，女，54岁，职员，初诊日期：1983年7月20日。

主诉：腹泻1年余。

现病史：1年前无明显诱因，出现晨起腹泻，日二三行，时轻时重，最多日五行，大便稀，有时呈水样便。每因劳累或精神紧张时，上述症状加重，曾服土霉素、黄连素，效果不明显。

现症：食欲不振，口干不欲饮，神疲乏力，大便稀，日二三行，有时感觉头晕，胸闷，口黏，眠可，小便调。

既往史：15岁曾患"伤寒"已治愈。1969年，曾一度肝功异常（转氨酶280单位），服人参健脾丸，痊愈。

舌象：舌质淡，舌体胖，苔黄腻。

脉象：沉缓。

辨证：脾失健运，湿邪停留。

立法：健脾利湿。

取穴：隐白、中脘。

手法：补法，留针30分钟。

治疗经过：针1次后，大便次数减少，但大便仍稀。针治4次后，诸症消失，临床痊愈。

按语：脾主运化，胃主受纳，脾胃气虚，运化受纳功能失调，故食欲不振、便溏；脾主湿，脾失健运，湿邪停留，津液不能上承，故口干不欲饮；脾胃气虚，气血生化之源不足，故神疲乏力。

例4：少阳经病

周某，女，39岁，工人，初诊日期：1983年5月30日。

主诉：左腿疼痛伴麻木半年余。

现病史：患者自述居住潮湿而受寒，于去年12月，忽然左腿出现麻木，日渐加重，天阴更剧。数月后，左腿痛作，遂卧床不起，曾到某医院就诊，未作明确诊断。经针灸、穴位注射、服用天麻丸等方法治疗，病情有所好转，近日左腿疼痛又剧，故要求针灸治疗。

现症：左腿外侧疼痛麻木、怕冷，天阴加重，行走不便，周身无力，眠差多梦，饮食尚可，大便干，数日一行，小便调，月经提前。

既往史：平素体健。

舌象：质暗红，苔黄。

脉象：沉紧。

辨证：寒湿闭阻，少阳血瘀，以致痛痹。

立法：疏通少阳经气。

取穴：足窍阴、听宫。

手法：补法，留针30分钟。

治疗经过：经针治3次后，疼痛明显减轻，走路颇为轻捷。针5次后，诸症皆消失，临床基本痊愈，结束治疗。

按语：《灵枢·经脉》说："（胆经）是动则病口苦，善太息……是主骨所生病者……胸胁肋髀膝外至胫绝骨外踝前及诸节皆痛。"患者感受寒湿之邪，邪气侵袭少阳经络，气血瘀阻，脉气不通，不通则痛，故左腿外侧疼痛麻木。

（三）根结法穴解

1. 足太阳膀胱经，根于至阴，结于睛明

（1）至阴

《席弘赋》："脚膝肿时寻至阴。"

《百症赋》："至阴、屋翳，疗痒疾之疼多。"

《甲乙经》："头重，鼻衄及瘛疭，汗不出，烦心，足下热，不欲近衣，项痛，目翳，鼻及小便皆不利，至阴主之。"

（2）睛明

《玉龙赋》："两眼红肿痛难熬，怕日羞明心自焦，只刺睛明、鱼尾穴，太阳出血自然消。"

《针灸大成》："主目远视不明，恶风泪出，憎寒头痛，目眩内眦赤痛，眊眊无见，眦痒，淫肤白翳，大眦攀睛胬肉，侵睛雀目，瞳子生瘴，小儿疳眼，大人气眼冷泪。"

2. 足阳明胃经，根于厉兑，结于头维

（1）厉兑

《外台秘要》："厉兑主尸厥口噤气绝，脉动如故，其形无

知，如中恶状。"

（2）头维

《玉龙赋》："眉间疼痛苦难当，攒竹沿皮刺不妨，若是眼昏皆可治，更针头维即安康。"

《甲乙经》："寒热，头痛如破，目痛如脱，喘逆烦满，呕吐，流汗，难言，头维主之。"

3. 足少阳胆经，根于足窍阴，结于听宫

（1）足窍阴

《甲乙经》："手足清，烦热汗不出，手肢转筋，头痛如锥刺之，循循然不可以动，动益烦心，喉痹，舌卷干，臂内廉不可及头，耳聋鸣，窍阴皆主之。"

《铜人》："窍阴，治痈疽头痛心烦，喉痹舌强口干。"

《丹溪心法》："妇人月经不调，刺窍阴三分。"

《医学纲目》："胆寒不得卧，窍阴一分补之灸。"

（2）听宫

《灵枢·刺节真邪》："夫发蒙者，耳无所闻，目无所见……刺此者，必于日中，刺其听宫。"

《百症赋》："听宫、脾俞，祛残心下之悲凄。"

《甲乙经》："癫疾狂，瘛疭眩仆癫疾，痦不能言，羊鸣沫出，听宫主之。"

4. 足太阴脾经，根于隐白，结于中脘

（1）隐白

《保命集》："血不止，鼻衄，大小便皆血，血崩，当刺足太阴井隐白。"

《神农经》："隐白，妇人月事过时不止，刺之立愈。"

《针灸大成》："隐白，主小儿客忤，慢惊风。"

（2）中脘

《玉龙赋》："脾家之症有多般，致成翻胃吐食难，黄疸亦须寻腕骨，金针必定夺中脘。"

《杂病穴法歌》："霍乱中脘可入深。"

《扁鹊心书》："黄帝灸法，气厥尸厥，灸中脘五百壮，急慢惊风灸中脘四百壮。"

5. 足厥阴肝经，根于大敦，结于玉堂

（1）大敦

《外台秘要》："集验疗卒疝暴痛方，灸大敦。"

《席弘赋》："大便秘涩大敦烧。"

《百症赋》："大敦、照海，患寒疝而善蠲。"

《铜人》："大敦，治妇人血崩不止。"

（2）玉堂

《甲乙经》："胸中满不得息，胁痛骨疼，喘逆上气，呕吐烦心，玉堂主之。"

《百症赋》："烦心呕吐，幽门开彻玉堂明。"

《铜人》："玉堂，治胸满不得喘息，胸膺骨疼，呕吐寒痰，上气烦心。"

6. 足少阴肾经，根于涌泉，结于廉泉

（1）涌泉

《扁鹊心书》："涌泉二穴，治远年脚气肿痛，或脚心连胫骨痛，或下粗腿肿，沉重少力……脚气少力，或顽麻疼痛。"

《肘后歌》："顶心头痛眼不开，涌泉下针足安泰。"

《寿世保元》："治自溢气已脱，极重者只灸涌泉穴。"

《席弘赋》："鸠尾能治五般痫，若下涌泉人不死。"

《通玄指要赋》："胸结身黄，取涌泉而即可。"

《天星秘诀》："如是小肠连脐痛，先刺阴陵泉后涌泉。"

（2）廉泉

《甲乙经》："咳上气穷诎胸痛者，取之廉泉，血变而止……舌下肿难以言，舌纵涎出，廉泉主之。"

《百症赋》："廉泉、中冲，舌下肿疼堪取。"

《汉药神效方》："重舌秘方，于颔下正中廉泉穴，灸四五壮，则小舌缩而愈。"

（四）讨论与体会

1. 手经无"根结"

《内经·手足阴阳流注论》指出："凡人两手足，各有三阴脉、三阳脉……"那么，为何手经没有根结？

（1）用比类取象解释：大自然中，植物的根都生在植物的底部，扎在土地里，没有生在植物的上面，扎在空中的。而人类的脚在下，与大地相连，好比植物的底部，故足经有根结。而人的手，在人体的上面，不与大地相连，故手经没有根结。

（2）根据经气的流注，《内经·手足阴阳流注论》说："经脉流注，周流不息，故经脉者，行血气，通阴阳，以荣于身者也。其始从中焦，注手太阴、阳明，阳明注足阳明，太阴、太阴注手少阴、太阳、太阳注足太阳，少阴、少阴注手厥阴，少阳、少阳注足少阳、厥阴，厥阴复还注手太阴。"由此看出，手三阳经脉都流注于足三阳经脉，足三阴经脉都流注于手三阴经脉。

《内经·手足阴阳流注论》说："手之三阴，从胸走至手，手之三阳，从手走至头，足之三阳，从头下走至足，足之三阴，从足上走入腹。"而足三阴的"根"穴均在足，"结"穴在胸（腹），手三阴经，经脉的起穴在胸（腹），止穴在手；足三阳的"根"穴在足，"结"穴在头（面），手三阳的经脉起穴在手，止穴在头（面）。中医理论认为：阴主升，阳主降。阴经以升为主，足三阴在升到胸（腹）遇到手三阴的经脉起穴继续向上升；阳经以降为主，足三阳经在降的过程中（在头面部）遇到手三阳的止穴继续往下降。

通过以上分析，可得出下述结论：手三阴是足三阴升的延续，手三阳是足三阳降的经过，故手之三阴、三阳没有根结。

2. 根结法适用于气虚、阳虚病人

临床症见面色苍白，语声低微，精神萎靡，身疲乏力，心悸气短，形寒肢冷，自汗出，疼痛喜温、喜按，按之痛减，大

便滑脱或五更泻，小便清长或失禁，舌质淡，舌体胖大，舌苔白，脉虚无力，病程久。

3. 针刺根结法的作用

以针刺或艾灸"根""结"两穴，来疏通和调动脉气，并通过经络的功能作用调节脏腑机能活动，从而达到祛邪扶正以治疗疾病的目的。

它不仅可以治疗经络的疾病，而且还可用于治疗脏腑病。但要取得比较理想的效果，就必须符合根结法的客观规律，才能发挥"选穴少，疗效快"的特点。

4. 运用根结法必须辨虚实，辨脏腑，辨经络

（1）根结法适用于治疗脏腑经络虚性的疾病，而虚实是分析辨别邪正盛衰的两个纲领。虚指正气不足，虚证便是由正气不足所表现的证候；实指邪气过盛，实证便是由邪气过盛所表现的证候，正如《素问·通评虚实论》所说："邪气盛则实，精气夺则虚。"

只有抓住辨虚实这个纲，明确疾病的性质，才能发挥根结法治病的特点。

（2）辨脏腑，辨经络，这里先谈一下脏腑与经络的关系。中医理论认为，经络系统中存在经气，它的循环传注，昼夜不息的活动，对全身所有器官的功能活动又可起到调节作用，从而使机体保持互相协调与相对平衡，而经络中的脉气，来源于脏腑之气，所以经气的虚实，决定于脏腑的盛衰，由此可以说明经络和脏腑之间有"标""本"的关系。就是说，经络病变可以影响脏腑，脏腑病变又可以反映到经络上来。

根结法调补经气后，不仅治疗经络方面的疾病，而且能治疗脏腑疾病，也正是这个道理。

人体的一切活动都离不开脏腑和经络，由于各个脏腑经络的生理功能不同，其病理变化及所反映的证候亦各具一定的规律性，这样根据"脏腑辨证"及《灵枢·经脉》中提到的"是动病……是主病"就不难作出明确诊断。

这里有个问题需提一下：假如病在手经，将如何运用根结法？我们知道，手经没有根结，但是可以根据前边谈到的手经与足经的关系，并依据"同气相求"的理论，选用同名足经，以治疗手经的疾病。

5. 根结法的选穴与操作

（1）根结法是否能单独使用"根"穴或"结"穴？不行，其道理在于，根为脉气所起，根穴就好比大自然中植物的根，植物无根将无法生存；结为脉气所归，结穴就好比植物的果实，植物无果实将无收获。故使用根结法时，必须同时选用"根""结"两穴，才能起到扎根、开花、结果以调动脉气之作用。

（2）使用根结法是否选用其他配穴？我们体会，当用"根""结"两穴不够时，可选一到两穴作为配穴。总之，选穴要少而精，因根结法是用于临床的虚证，而针多易伤气，使患者更虚，犯"虚虚实实"之误。

（3）操作：《灵枢·官能》说："先得其道，稀而疏之，稍深以留，故能徐入之。"《灵枢·经脉》说："实者泻之，虚则补之。"故在针刺"根"穴或"结"穴时均使用补的手法，这样才能补经气、通经络。

此外，在使用根结法时，要记住先刺"根"穴，后刺"结"穴。尤其运用根结法治疗脏腑疾病时，要注意阴经有两个"根"穴、一个"结"穴，所以一定要先刺完两个"根"穴，再刺"结"穴。

（五）小结

1. 本文根结法是以《灵枢·根结第五》中提到的"根""结"穴为根据，作为配穴运用于临床，治疗脏腑及经络循行所出现的虚寒性病变。

2. 本文运用比类取象的方法及一些粗浅的中医理论解释了《灵枢·根结第五》为什么手三阳与手三阴没有根结。

3. 根结法运用于临床，只要真正做到辨清疾病的性质，辨准疾病在脏腑经络所在位置，正确地选穴与操作，就能收到"选穴少，疗效快"的临床效果。

七、升阳益气法的临床探讨

升阳益气法简称升提法，是中医学辨证论治中治疗脾虚下陷的法则。它不仅是内、外、妇、儿等科的内治法之一，且在外治法的针灸科也具有重要的临床治疗意义。

升提法最早源于《素问·至真要大论》"下者举之"，即指中气下陷的疾病，应当用升提方法治疗。后人对此法的发展主要表现在药物和针灸两种治疗手段上。在药物方面，金元四大家之一的李东垣在《脾胃论》中首创补中益气汤，用升麻、柴胡等升浮之性来升发脾之阳气，从而使升提法在理、法、方、药上有了进一步补充发展。后世医家亦多用此法治疗多种疾病，如张景岳之举元煎、张锡纯之升陷汤两方，都从补中益气汤化裁而出，作用相仿。在针灸方面，后世许多医家根据中医辨证施治的原则，对气虚下陷一类疾病，通过选经配穴，并施行一定的手法，从而达到益气升提的作用，用以治疗内脏下垂疾病。本文主要论述气的生理作用、病理现象，并结合益气升阳法治疗脾虚下陷所致胃下垂、脱肛、子宫脱垂等疾病。

（一）气的生理作用

1. 气是人体生命活动的基本物质

《医方考》说："气者，万物之所资始也，天非此气不足以长养万物，人非此气不足以有生。"即是说，气是人体生命活动之源，有温养全身各个组织、器官的功能。根据气的来源和生理功能可分为宗气、元气、营气、卫气。

（1）宗气：宗气是由肺吸入的天地之清气和由脾运化摄取的水谷之精气相合而成的。宗气是一种微细的物质，是人体气化的物质基础。气化过程中产生温煦脏腑肌腠，推动各脏腑的活动和充养形体的作用。有行呼吸（推动肺脏以司呼吸）、贯心脉（推动心脏的跳动和脉道的活动，使血气运行）的功能。《内经》说："出于左乳下，其动应手，脉宗气也"，是人体视、听、言、动的根本动力。

（2）元气：元气即真气，真气是禀受于先天之精气，又得后天之精气的滋养和补充化生而成的。《内经》说："真气者，所受于天，与谷气并而充身者也。"真气是人体生命活动的原动力，各脏腑的活动和全身的气化皆赖以推动，正如《素问·上古天真论》说："恬淡虚无，真气从之，精神内守，病安从来。"

（3）营气：营气是由脾胃摄取水谷之精微化生而成的。营气具有丰富的营养物质，贯注于血中，与血成为一体，循行于脉中，随血布达全身，对五脏六腑、四肢百骸、筋骨肌肉产生营养作用。所以，营气虚就会有肌肤不仁的病证。

（4）卫气：卫气也是由水谷之精气所化生。其性质不易被血脉约束，运行流利慓悍，循行于脉外，内而脏腑、胸腹腔隙，外而皮肤肌腠。卫气有温分肉，充皮肤，肥腠理，司开阖，固摄卫外作用；卫气还有支持脏器活动的作用，如卫气虚则有些脏腑组织的功能就会丧失。

2. 气是生命的动力和源泉

气在生命活动中具有十分重要的作用，人体的生长、发育、衰老、死亡和疾病的发生、发展都与气的盛衰、运动变化有关。《难经·八难》说："气者，人之根本也，根绝则茎叶枯矣。"概括气的生理作用，可以包括以下五个方面。

（1）推动作用：各脏腑的活动，肢节的屈伸，气血的流动，津液的输布环流，玄府的开合，语言声音等都是由气而推动和由气化而产生的。因此，气虚则各脏腑之气虚弱，肢体倦怠无力，声音低微，气血津液环流缓慢郁滞。

（2）温煦作用：人体内温热来源于气的转化，从宗气化为无形的阳气则产生温煦作用。人体温热的来源决定于宗气是否充足和气化功能是否旺盛两个因素。气化太过，则成为病理上的发热；气化不及，则温热不足甚则畏寒，或四肢清冷，或腰膝怕冷，肌肤湿冷。宗气不足，气化也不及。如宗气不足，气化太过，则成为气虚发热或阴虚发热。

（3）防御作用：气有防卫外邪侵害和驱除邪气的作用，是人体预防疾病，战胜病邪的自然疗能，可见精气有防病于未然的作用。

（4）固摄作用：气有固摄皮毛汗孔，二阴便溺，调理气血循行的作用。气虚则皮毛不固，自汗漏汗；肾气虚，则二便不固，精不封藏；脾气虚，则脾不统血，血溢于脉外。

（5）气化作用：人体内从有形的物质变化为无形的功能，或从一种物质变化为另一种物质，叫做气化。气化是在元气的激发作用下进行的，也是在各脏腑之气的配合下完成的，总的来说是气的作用。如果气虚，则气化功能不足。如脾气虚，一方面水湿不化、生痰、水肿；另一方面虽然饮食充足，富有营养，但也逐日消瘦、焦枯。这是因为气虚不能生精，不能充身泽毛之故。此外，气的活动还有升降的性能，使人体精血津液升降环流。气化时，一部分精气对脏腑肌腠有濡养、充实的作用。

（二）升提法的核心——益气升阳

升提法的确立，主要是针对脾气主升这一特性而设的。《内经》说："脾主五脏之气，肾主五脏之精，皆上奉于天，二者俱主生化以奉升浮也。"说明脾主升清对整体气机的升降出入至关重要。这是因为脾为后天之本，居中焦，通连上下，是升降运动的枢纽。脾主升清，功能正常则将水谷精微上输于肺，再通过心肺作用而化生气血，营养全身，各脏器亦得到充养而机能旺盛。若脾气虚，清阳之气不能敷布，甚则气虚下陷而致内脏下垂，治疗需益气健脾，脾气旺而不下陷，升清功能正常，则诸症自愈。临床上治疗内脏下垂疾病，多以治脾为重点，以益气升阳为其治疗核心。

（三）气的病理现象

1. 脾虚胃弱，中气下陷

脾胃为中气之本，脾主肌肉而司运化。脾虚则运化失常，中气升举无力，导致胃体下垂。

凡胃下垂的患者，多属身体虚弱，面黄肌瘦，胸廓狭长，可见胃纳减少、乏力、胸脘胀闷不舒、腹内牵引感、进食后腹胀重坠，或见呕吐、嗳气、大便溏或便秘；平卧时症状减轻，舌苔薄白，脉沉细无力。治宜补益中气，健脾和胃。

例1：胃下垂医案

李某，女，24岁，农民，初诊日期：1975年1月4日。

主诉：胃下垂症已2年。

现病史：胃脘坠痛，纳少不香，胸满胁胀，食后脘胀痛，曾服中西药不效。

舌象：舌质淡红，苔薄白。

脉象：沉细。

检查：经X线钡餐造影检查，胃下垂7cm。

诊断：胃下垂。

辨证：脾虚胃弱，中气不足，土虚木旺，气郁不舒，升降失和，以致胃体下垂。

立法：健脾升阳，和胃疏肝。

取穴：梁门（左）、天枢、中脘、下脘、气海、足三里、内关。

手法：补法，留针30分钟。

治疗经过：经针治15次后，诸症明显好转，纳可，便调，胃部无坠胀感。一个月后，经X线钡餐造影检查：胃已恢复到正常生理位置，证实胃下垂临床痊愈。

按语：本病属脾虚肝郁证，乃虚中兼实之候。其体多劳碌，加之早婚多产，24岁时已生五胎，致中气不足；因而脾虚中气下陷而致木旺而肝郁。以针刺"举胃术"为宗旨，取足阳明胃经、任脉及募穴等为主，调达冲和，促进脾胃运化功能，增强冲任气血，使胃恢复其位。中脘为胃之募穴，善调中，乃为手太阳、手少阳、足阳明经及任脉交会；与下脘同用，对于促进脾胃运化，提升中气有关键之功。取左梁门有温胃引气，疏理中焦的作用，直接对胃刺激，促使胃体收缩。气海有益气补中之效。天枢为胃之经穴，大肠之募穴，具有和胃调中健脾，善能消化水谷之用。内关和肝理气宽中。足三里健脾和胃，助消化能力最强。诸穴配伍，有升阳益胃，健脾强中，疏肝助消之效。

2. 脾肾虚寒，阴挺下脱

阴挺即"子宫脱垂"。本病多由于分娩时用力太过或产后过早体力劳动，致使中气不足而气虚下陷；或因产育过多，肾气耗损，冲任不固，不能维系胞宫，而致子宫脱垂。

患者自觉有肿块自阴道脱出，下腹重坠，劳累或站立过久后可加重，腰部酸楚；多伴有面色萎黄，精神疲倦，心悸气短，小便频数而清长，大便溏薄，白带增多，舌淡白，脉浮虚。治宜补气升提，健脾益肾，固摄胞宫。

例2：子宫脱垂医案

翟某，女，36岁，农民，初诊日期：1974年10月23日。

主诉：子宫脱垂12年。

现病史：生育4胎，于12年前头胎产后子宫脱垂，屡治无效。曾做"悬吊术"，亦未起作用，经常浮肿，心悸气短。几年来日益加重，影响走路，摩擦脱出物而疼痛，纳可便调，神疲无力，月经量多，转针灸治疗。

舌象：质淡红，苔白。

脉象：沉细无力。

诊断：子宫脱垂Ⅲ°。

辨证：妇人分娩用力太过，胞络损伤，复加产后调护失宜，病久中气下陷，不能收摄胞宫。体虚冲任不固而致阴挺。

立法：健脾益肾，升阳提宫。

取穴：气海、维胞、关元、中脘。

手法：每日针1次，采用补法，留针30分钟，加灸15分钟。

治疗经过：第 1 次针灸后，子宫脱垂即复位，次日感阴道憋胀感，未再脱出阴道口，连续针灸 5 次后，走长路亦不脱出。心跳气短明显减轻，纳增，肿消，精神转佳。查苔白，脉沉弦。经妇科检查，子宫确已复位。针灸 20 余次后，患者精神佳，纳可便调，子宫未见脱出，能参加轻体力劳动，临床痊愈。11 月 24 日（访视）患者精神佳，诸症平，子宫完全复位，疗效尚能巩固。

按语：患者已发病 12 年，得病之初，年方 24 岁，乃生头胎，当时身强体壮，焉能气虚下陷。故推论确系分娩时努责过力，伤及胞宫；复加调摄失宜，病久体虚，中气下陷，肾失固摄而患痼疾。脾胃为后天之本，气血生化之源，所以欲补气者，当先实脾。取任脉之气海、关元培补"丹田"之气以固脱；任脉、中脘益中气，补后天；维胞是经外奇穴，穴下是子宫阔韧带所在，针之可使韧带收缩而上提子宫。本案针后加灸，可达温下元、健脾阳之功效。

3. 脾肺虚寒，肛松肠脱

脱肛，即直肠末端脱出肛门不收。《医学入门》中说："肺主魄门，肺热则肛门闭，肺寒则肛门脱。"实质上，肛门下脱是因肛门肌肉弛缓之故，与中气下陷、下焦虚寒皆有关。多见于久病之后或产后、痢后及禀赋素弱之人，且以老人、妇女、小儿多见。

脱肛主要证候为肠管由肛门脱出，轻者仅在大便时出现，肛门有轻度坠胀感，可自行还纳；重者稍加用力即发，如咳嗽、喷嚏、走路、劳动时均可脱出，不能自行还纳，须用手托回。常伴有少气懒言，神疲肢倦，面色萎黄，纳食减少，头晕，心悸等症状；舌淡苔白，脉沉细无力。治宜补气举陷。

例 3：脱肛医案

时某，男，2 岁，出诊日期：1983 年 4 月 29 日。

主诉（家长代诉）：脱肛 3 天。

现病史：患儿 1 周岁时曾因腹泻引起脱肛，曾施针灸治疗，病情好转，但未痊愈，以后反复发作多次。1周前复因腹泻，3天后引起脱肛，现纳佳、盗汗、眠安。

舌象：质淡红，苔薄白。

脉象：细弱，指纹色淡青。

检查：发育尚好，营养一般，面色萎黄，肛门外现红色脱出物，括约肌松弛。

诊断：脱肛Ⅱ°。

辨证：小儿气血未充，久泻则中气不足，肺虚肠寒，气虚下陷，固摄失司而致脱肛。

立法：益气升阳。

取穴：长强、百会、中脘、气海、承山。

手法：点刺，不留针。肛周用胶布作"井"字固定。

治疗经过：针刺10次后，大便正常，直肠回收，诸症皆消失，临床痊愈。患儿家长对疗效甚为满意，4个月后随访，未再复发。

按语：该患者为小儿，先天禀赋不足，且大便常泻，泻久则肛门失摄而脱出于外。此证虽见于下，实与中焦脾胃气虚下陷有关，亦与肺虚肠寒有关。肺与大肠相表里，肺气虚，清降太过，上虚不能制下而致脱肛。治宜益气升提，施用针灸补法。穴取百会是诸阳之会，人身之气属阳，统于督脉，故针百会，使阳气旺盛，升举有力。长强为督脉之别络，又位于肛门部，刺之可增强肛门的约束机能。承山为足太阳经腧穴，足太阳经别入肛，可调理肛门气机，以加强肛门括约肌的机能。气海、中脘固肾健脾壮阳。诸穴相配，共同起到调整阴阳、益气升提之效。

（四）讨论与体会

1. 升可去降

《本草疏经》"升可去降"，即下降之病可用升法治疗。从以上三个病案可看出，胃下垂、阴挺、脱肛各有其不同的临床表现，但从发病机制上均为脾虚气陷所致。脾属中焦，为气机升降出入之枢纽。在病理情况下，脾有病必然影响到其他脏腑甚至整个机体，根据治病求本理论，抓住脾的生理特点（主运、主化、主升）和病理特点（脾弱、气虚、气陷），用补气升提的方法，恢复脾主升清的功能，使内脏下垂随之而愈。因此，气机升降既是生理功能，又是病理变化，同时也是治病的一种手段。

2. 梁门的刺法

针灸治疗胃下垂，梁门取左侧穴，在胃中有少量食物时最宜，若脾脏不大，则可行手法。其方法为：取 2 寸针刺入后，大指向前捻转，得气后徐徐向上提针，则病人可体会有抽提胃之感，出现这种感应则为有效针感，亦为得气。此穴靠近胃大弯，针之能直接对胃起刺激作用，实行有效手法后，可以疏通经络，调和气血，升举中气，调整脏腑功能，提高胃和腹肌张力，增加腹压，从而使下垂的胃逐渐回升到正常位置。

3. "井"字固定

治疗脱肛，除针治外，还采用了"井"字固定法。即待脱出的直肠复位后，用胶布在肛周作"井"字形固定，以增加肛门括约肌张力，对直肠周围组织起支持固定作用。"井"字固定不影响排便，简便易行，可作为脱肛的辅助疗法。

4. 治疗过程中的饮食调护

内脏下垂疾病的患者不宜食用萝卜，因萝卜主要作用通腑下气，故不可食用，以免降之太过，加重病情。患者饮食宜清淡，易消化，不可过饱，少吃刺激性食物。便秘患者，适当多食含纤维素成分较高的蔬菜、水果，以保持大便通畅。鼓励患者加强体育锻炼，增强体质。脱肛患者可做提肛运动，辅助治疗。

（五）小结

1. "气"是人体生命活动的基本物质，又是人体生命活动的动力和源泉。人体脏腑、经络，以及各器官组织的机能是否旺盛，与"气"的盛衰密切相关。

2. 升提法主要是治疗脾虚中气下陷所致疾病的一种方法，包括药物及针灸两种治疗手段。升提法的核心是益气升阳。

3. 根据"异病同治"的理论，胃下垂、子宫脱垂、脱肛均可用升提法治疗，并取得理想的临床疗效。

八、温通法的临床应用

温通法即温阳通络法，属于八法之中的温法。而温法包括温中散寒法、温阳救逆法和温经散寒法等三个具体治法。温通法属于最后一种，适用于寒痹证。我们在临床实践中，应用温针、火针治疗寒性病，取得了较为满意的疗效。本文通过几例寒性经络病的治疗来介绍温通法的临床应用体会。

（一）中医文献对温针、火针的记载

温针和火针由来已久，是针灸学的一部分，至今仍被许多医家有效地应用于临床，治疗寒性病确有立竿见影之功。

1. 温针

温针或称"热针"，因在施术期间，虽然借助艾火的热力，患者却没有烧灼的痛苦，仅觉针下温热而得名。温针之名最早见于东汉张仲景的《伤寒论》，其中有五处谈到温针，但没有详谈温针的操作方法及适应证等。后世医家的见解各有不同，有人认为就是今日的温针，有人认为是火针，没有定论。《针灸大成》中多处谈到温针，大致归纳为两类：一类系以口或体温先将针加温方刺，即暖针；一类即王节斋所述的"近有为温针者，乃楚人之法，其法，针穴上以香白芷作为圆饼套针上，以艾灸之，多以取效"。杨继洲谈到"近见衰弱之人，针灸并用亦无妨"，对温针疗法表示肯定。其实早在唐代孙思邈《千金方》中已明确提出："若针而不灸，灸而不针，皆非良医也。"可见针灸并用的温针疗法，并不缺乏根据，在古代

不同医学派别的争鸣中，温针疗法的实践经验不断积累，到明代已为某些针灸家所接受，流传于后世。

现在我们所用的温针疗法是针刺与艾灸结合使用的一种方法，适用于既要留针又必须施灸的疾病。

2. 火针

火针古称"燔针""烧针""焠针"，是一种特殊的针刺法。早在《内经》中就有记载。如《素问·调经论》指出："病在骨，调之骨，燔针劫刺其下，及与急者。"在《灵枢·官针》有"焠刺者，刺燔针则取痹也"的记载。这些都说明，当时火针仅用于治疗寒痹证。汉代火针疗法有了很大发展，从张仲景《伤寒论》的火逆证条可以看出，火针已达到了一定的水平。当时医家并不局限于用它温里祛痹，而用其发汗，可见火针疗法还有助阳祛表邪的作用。到了明代，对火针的记述更为详尽。例如《针灸大成》载有："火针即焠针，频以麻油蘸其针，灯上烧，令其通红。用方有功。若不红不能祛病，反损于人。"火针具有温经散寒、软坚散结、祛腐等作用，对于某些疾病有独特的疗效，今天火针疗法又有了新的发展。

（二）对寒痹的认识

寒痹，又称"痛痹"，是痹证类型之一。在《济生方·痹》中有"皆因体虚，腠理空疏，受风寒湿气而成痹也"的论述。《素问·痹论》说："风寒湿三气杂至，合而为痹也。其风气胜者为行痹，寒气胜者为痛痹，湿气胜者为着痹也。"指出了由于素体虚弱，卫阳不固，感受风寒湿邪，流注经络关节，气血运行不畅而为痹证。然而机体感受外邪的程度各有不同，其风气重的，疼痛游走不定，是因风邪善行数变；其寒气重的，疼痛剧甚如锥刺，是寒邪凝而不散之故；其湿气重的，四肢麻木不仁、重着不移，是湿邪黏滞不去，流注肌肉关节所致。对寒痹的认识归纳如下：

病因：素体卫阳不足，外受寒邪为主，兼夹风湿之邪。

病机：寒邪凝滞气血，经脉痹而不通。

临床表现：肢体关节疼痛较为剧烈，痛有定处，怕冷喜热，得热则痛减，遇寒则痛增，不可屈伸，痛处皮色不红，触之不热，苔薄白，脉弦紧。

（三）温通法的临床应用

临诊时，我们遵《内经》中"寒者热之""治寒以热"的原则，对各种寒性经络病以温通为治疗大法，有针对性地选用温针、火针治疗而获效。

1. 温经通络法

例1：温针治疗寒性肩凝

刘某，男，61岁，工人，初诊日期：1983年11月8日。

主诉：左肩臂疼重2月余。

现病史：去年10月开始左肩臂疼，怕冷喜暖，到医院诊断为肩周炎。最近两个月左肩臂痛加重，痛剧难忍，日轻夜重，甚则夜不能寐，患侧怕风，常敷盖毛巾于患肩取暖。发病前曾在仓库工作，并居住两个月，有受寒史。曾经多方治疗无效，故来针灸科就医。

现症：左肩臂疼痛剧烈，夜间尤甚，怕冷喜热，得热则痛减，遇寒加重。

既往史：去年曾患肩周炎，有背腰痛病史。

舌象：质淡红，苔白厚。

脉象：沉弦。

检查：左肩及左上肢无红肿，未变形，局部有压痛，后旋及外展时肩关节痛。

辨证：寒邪侵袭，经络阻滞。

立法：温经散寒，通络止痛。

取穴：风池、肩髃、肩贞、条口透承山。

手法：取温针30分钟，每日1次，10次为1个疗程。

治疗经过：温针3次之后，疼痛大减；9次后，仅有夜间偶痛。为巩固疗效，又坚持治疗 1 个疗程，疼痛消失，饮食睡眠如常，病告痊愈。

按语：此病人年已六旬，体内元阳之气不足，又在阴冷潮湿的库房内工作和居住较长时间，故寒湿之邪乘虚入络，阻滞经脉，气血运行不畅，日久发为寒痹。因寒邪凝滞肩部较重，故生肩凝证。其痛剧难忍，因以受寒为主，得温则寒凝稍缓，故喜于患部敷盖毛巾。在治疗中，审因论治，法以温经散寒、通络止痛，选用温针、艾灸治疗以收功。

穴解：风池是手少阳三焦经、足少阳胆经和阳维脉之交会穴，可通经活络。肩髃、肩贞能疏风解表，通络止痛。条口为足阳明胃经之穴，而承山为足太阳膀胱经穴，二穴相逢可引邪外出而达表，且临床实践证明条口透承山为治疗肩周炎的经验穴。

每日于肩部加用温针灸，使热宜达病所，起到温经通络、行气活血、散寒祛湿的作用，故用来治疗寒性肩凝证，并运用始终。采取上述疗法，针 3 次痛大减，针 9 次痛偶见，唯恐寒湿之邪久留难以速去，故又巩固治疗 10 次以求彻底驱邪，温通阳气。全疗程共针刺 22 次。现患者痛除，眠安，肩关节内旋、外展均自如，症消病愈。

2. 逐寒通痹法

例 2：火针治疗寒痹

田某，男，48 岁，工人，初诊日期：1983 年 12 月 10 日。

主诉：双下肢发凉 20 余年。

现病史：20 年前因在外施工受寒，遂感双下肢发凉，曾住某医院进行针灸治疗两月，症无好转，且近来又加重，双下肢后部发凉，以足跟部尤甚，并波及双腿前部，但无痛感，只是有拘紧感，活动或得温后诸症减轻，纳可，二便调，故来针灸科治疗。

舌象：质淡红，苔薄白。

脉象：沉细。

辨证：风寒袭络，痹阻足太阳膀胱经。

立法：祛风散寒，疏通足太阳之经脉。

取穴：环跳、昆仑。

手法：补法，留针 30 分钟。取火针点刺双下肢发凉部位。

治疗经过：针刺加火针 3 次后，腿部发凉明显减轻。针治 6 次后，发凉症状消失。以后再巩固治疗 4 次，临床痊愈。

按语：患者双下肢发凉 20 余年痼疾，曾在外院治疗不效才来我科就诊，经过 10 次火针治疗而获痊愈，可见火针之功甚妙！明代《针灸大成》论火针时说："盖火针大开其孔穴，不塞其门，风邪从此而出……若风湿寒三者，在于经络不出者，宜用火针，以外发其邪，针假火力。"此患者发病有明显的外因，即感受风寒之邪，长久客于经络不出，属于陈寒痼冷，只有使用火针才能逐寒通痹，"治病求本"得效。

穴解：（1）环跳：此穴为足少阳胆经、足太阳膀胱经之会。主治冷风湿痹不仁，腰胯痛，膝不得转侧伸缩。《玉龙歌》说："环跳能治腿股风。"《天星秘诀》说："冷风湿痹针何处，先取环跳次阳陵泉。"《肘后歌》说："腰腿疼痛十年春，应针环跳便惺惺。"《甲乙经》说："腰胁相引痛急，髀筋瘈胫痛，不可屈伸，痹不仁，环跳主之。"《穴名浅解》说："人患痹证腿不能跳跃，针此穴疾去，可使其人跳跃如常，因名环跳。"

（2）昆仑：此穴为足太阳膀胱经穴，主治足肿不能覆地。《玉龙赋》说："腿足肿红草鞋风，须把昆仑二穴攻。"取此穴一是"疼痛取阿是"，二是因其是足太阳膀胱经之经穴，故能疏通足太阳膀胱经之经气，所以治疗后灵验。

3. 温经散寒法

例 3：火针治疗寒性面瘫

曲某，男，24 岁，职员，初诊日期：1984 年 1 月 15 日。

主诉：右侧面瘫 4 月余。

现病史：4 个月前，因赴农村工作较劳累，回来后晨起即感右侧面部麻木，就医后被诊断为周围型面神经麻痹。曾用中药内服、外治及针刺、火罐等多种方法治疗不效，方来就诊。

现症：右面部麻木，右眼不能闭合，流泪目干涩，右侧抬头纹消失，右鼻唇沟变浅，右嘴角向左歪斜。

既往史：多年来不论春、夏、秋、冬都是用凉水洗脸。

舌象：质淡红，体胖，苔薄白。

脉象：沉弦。

辨证：风寒中络。

立法：温经散寒，牵正和营。

取穴：①颜面患侧火针点刺，每日1次。②颜面六透穴针刺：阳白透鱼腰，攒竹透丝竹空，迎香透睛明，颧髎透大迎，地仓透颊车，丝竹空透翳风。双侧合谷，对侧太冲，同侧内庭。

手法：重刺激，留针30分钟。

治疗经过：火针点刺与针刺5次后，症状明显改善，右目闭合如常。7次后，患侧额纹恢复，双侧口角基本对称。又巩固治疗5次痊愈。

按语：此病人在用火针治疗前，曾经针刺治疗4月余，病情几乎没有变化。采用颜面六透穴针刺治疗周围型面瘫是较为普遍而有效的方法。我们用此法治愈了许多病人，有的1个疗程就痊愈了，而此病例可以说是较为特殊和疑难的一例。由于患者赴农村工作较劳累，过劳则耗伤人体正气，风寒之邪乘虚伤络，法以祛风散寒、牵正和营法。治疗无效后又详细询问病史，方知病人发病以来一直用凉水洗脸，故受寒较重，寒凝气血，面部失于濡养。所以一方面用火针温经散寒为主，同时仍针刺颜面六透穴，另一方面嘱病人生活中避风寒。5次火针后症状明显改善，7次基本痊愈。2周后复诊，各项检查全部正常。

（四）讨论与体会

1. 温通法为什么能治疗寒痹

温通法之所以能治疗寒痹，是由于寒痹的病机所决定的。

寒邪凝滞经脉，气血闭阻不通是寒痹的病理机制。"不通则痛"，故寒痹以疼痛较剧烈，且痛有定处为特点，所以又称其为痛痹。《素问·举痛论》指出："寒气客于脉外，则脉寒，脉寒则缩蜷，缩蜷则脉绌急，绌急则外引小络，故卒然而痛，得炅则痛立止。"炅为热的意思，也就是说寒性痛得到温热可以缓解。这是因为热属阳，阳为用，若阳热之气充盛则阴寒之气可以驱除，寒祛凝散，血脉经络畅达，气血调和，诸症自愈。

因为气血喜温而恶寒，寒则凝聚不通，温则流而通之，温阳通络法恰能达到温经散寒，通络止痛的这一治疗机制，故能治疗寒痹证。

2. 温通法为什么对夜间疼痛疗效好

问题的关键在于夜间疼痛的性质为何？夜间为阳气潜藏于里，人体阴气最盛，又加之感受阴寒之邪，故夜间气血涩滞，经脉不通更重于白天，痛亦更著，所以说夜间疼痛属于阴寒重。欲解其寒凝而止痛，只用散寒法恐力不够，必须温阳方有效。因为气血得寒则凝而不散，得热则畅行，只有温阳才能通络止痛，故温通法治疗夜间疼痛效佳。

3. 寒性面瘫的演变及其在面瘫中的特殊性、疑难性

我们平时所谈的面瘫多是风寒之邪中络所引起的。这里所说的寒性面瘫是指外感寒邪较重，气血为寒邪痹阻较甚的一类面瘫，治疗起来颇为棘手，故在面瘫病中有其特殊性和疑难性。

上面第三个病案就属此类病证。患者平日素有用冷水洗脸的习惯，因过劳而伤正，卫气虚弱，风寒之邪侵袭面部阳明、少阳之经，使经气流行失畅，气血不和，筋脉肌肉失养，纵缓不收而发病。发病后仍用凉水洗脸，寒邪又乘络脉空虚而入，涩滞经脉，阻滞气血更为严重，演变为寒性面瘫。言其特殊和疑难，是因为患者发病后，先后经过面部浅刺、透刺、拔火罐、内服药及外敷药等多种方法治疗均无效。由于求医心切，先后经过四五个地方投医，曾用普通疗法和民间疗法坚持治疗达 4 个月之久，徒劳无获。直到发现病人每日用凉水洗脸，我们才考虑其以受寒因素为主后，采用温通法，火针点刺5次就显效，7次基本痊愈，疗效甚为满意。通过此例病人的治疗，我们体会到：

（1）临证一定要审因论治，人与自然是统一的整体，不能忽视生活习惯的致病因素。

（2）头为诸阳之首，颜面部经络丰富，遇寒则气血涩滞较重，治疗时应注意其生理、病理特点。

（3）火针治疗寒性面瘫见效快，疗效巩固，操作简单，病人无痛苦。

（4）面瘫病人的休息调理很重要，发病后要避风寒，情绪乐观地配合治疗，有利于病情早日痊愈。

4. 温针灸、火针的操作方法和注意事项

（1）温针灸

操作方法是针刺得气后，将毫针留在适当深度，再将1~2cm长的艾条穿在针柄上施灸。点燃的头向下，使热力通过针身传入体内达到治疗目的。

注意事项：灸时注意不要灼伤皮肤，针柄下艾绒要搓紧（艾条端头的艾绒也要按实），防止艾绒脱落。为防止艾绒脱落灼伤皮肤，可先在针上套一不燃烧的纸片保护皮肤。

（2）火针

操作方法：要备酒精灯一盏，粗细不同的特制针具数枚，一般是钨丝制作的（若是不锈钢的针，用一次后报废，不能继续使用）。在烧针时，针头低下，针尖及针身烧红。在烧针加热的同时，除了注意烧针情况，还要兼顾要刺的穴位或部位，以免针刺不准，未达病所，影响疗效。将针烧红后，迅速刺至人体已作常规消毒部分的皮下组织，并即刻敏捷地拔出。一般进出针时间0.5~1秒。出针后，用干棉球轻轻揉按针眼，可减少不适之后遗症。

关于施术部位，古人早有记载：人体诸处均可行针，唯面上忌之。我们在临床实践中体会到，面部也可以用火针，但凡接近五官部位的穴位要注意，一般采用细针，浅刺为宜。此

外，因火针刺入后，留下很小的烧伤痕，有时需数天才消退。所以在面部应用火针治疗时，必须取得患者的同意。

在穴位选择方面，据病人的病情、病位，循经选择适当的穴位或阿是穴。阳经循行部位可用粗针，刺入稍深；阴经循行部位尽量少用火针，必须用时，应用细针浅刺，并注意避开血管（因其血管分布丰富）。若遇血管出血时，应立即压迫止血。

火针针刺的深浅问题，主要根据病情施术，一般新病浅刺，久病深刺。

每次针刺后，局部皮肤会留一小疤痕，第二次行针时应避开原针孔，另刺原针孔周围处。

注意事项：①当患者对火针有恐惧心理时，应充分做好解释工作，避免病人紧张。②烧针必须通红，操作时应胆大心细。胆怯时常使针刺达不到一定的深度或者针体胶着皮肉不易拔出。③靠近内脏、五官、大血管及肌肉比较薄的部位，应慎重而浅刺。④行火针时，嘱患者保护针眼清洁，当日不洗澡（至少 12 小时之内不洗），勤换衣裤，以防感染。

5. 艾绒在温通法中的作用

《本草经》指出："艾叶，能通十二经……善于温中逐冷、除湿，行血中之气，气中之滞。"艾灸具有温经通络，行气活血，祛湿散寒的作用。临床应用范围较广，尤其对慢性虚弱性疾病及风寒湿邪为患的病证更为适宜。现代药理学研究表明，艾叶中含有多种化学成分，能够扩张血管，抑制血小板聚集，增加动脉血流量，加快血液流速，改善营养，有利于病变组织修复和再生，促使炎症吸收和局限化，有利于消炎，增强新陈代谢，从而达到"祛瘀生新，通则不痛"之目的。这一研究成果有力地证实了艾绒的温通作用。

6. 火针在温通法中的作用

天地杀厉之气，寒邪最甚，由表入里，侵袭肌肤、经络，阳气先损，宜用温散之法治之。火针治病唯借火力，无邪则温补，有邪则胜寒，所以说火针疗法是祛除寒邪、补益阳气的一种疗法。火主升、主动，具有生化之机，古人说："火有拔山之力"。盖寒病得火而散者，犹烈日消冰，有寒随温解之义。若年深日久，寒病痼疾，非药物所能除，非艾灸、温针所能速逐邪，需火力迅猛以攻拔之。火针刺激较强，逐寒力大，故在温通法中起着很重要的作用。

（五）小结

1. 艾灸、温针与火针疗法是温通法中三个程度不同的治疗手段。

艾灸：火力温和，作用于皮肤表层，具有缓和的温通逐冷、行气活血作用，是温通法中刺激程度较轻柔的一种治疗手段。适用于慢性虚弱性疾病及风寒湿证，患者病位较为表浅的病证更为适宜。

温针：仅使针下温热。热为无形之气，蒸腾而不可燃烧，力量和缓，作用部位在肌肉间，是温通法中刺激程度较重的一种治疗手段。具有温阳通络的作用。适用于治疗病程短、病情重、病位在表里之间的寒性病证。

火针："假火力"以攻拔。火为有形之体，着物即可燎原，力量迅猛，病位在筋骨，是温通法中刺激程度最强烈的一种治疗手段。具有逐寒通痹的作用。适用于病程长、病情重、病位深的寒性痼疾。

2. 本文所介绍的三个病例都是较为难治的寒性经络病，虽然临床表现不同，但都是使用温通法治愈的，充分体现出"异病同治"这一治则。三个病例的病理机制都是寒凝气血，经脉闭阻。只是邪气客阻的部位不同，故临床症状有别。我们审因辨证，据证立法，均使用温通法而见功。

3. 我们体会到，温通法治疗寒性病具有直达病所、疗效好、疗程短的优点，应推广应用。

4. 艾灸、温针、火针的作用和特点、适应证之相互比较，详见表4-3。

表 4 - 3　　　　　　艾灸、温针、火针比较表

	艾灸	温针	火针
治疗特点	艾火温和	针下温热	火力迅猛
具体作用	温通散寒	温阳通络	逐寒通痹
作用部位	皮表	肌肉	筋骨
刺激程度	较轻	较重	强烈
病变部位	表浅	表里之间	深层
适应证候	慢性虚弱证	病程短、证轻	病程久、证重

九、论"菀陈则除之"

"菀陈则除之"为针灸治疗法则之一,原文始见于《内经》。《灵枢·九针十二原》中说:"凡用针者,虚则实之,满则泻之,菀陈则除之,邪盛则虚之。"《灵枢·小针解》中也有"菀陈则除之者,去血脉也"的论述。菀,读郁,作堆积讲。"菀"同"郁",又与"蕴"同。陈,陈腐。菀陈即指经脉中的瘀血及其他阻滞了经脉运行的实邪。菀陈则除之,就是指瘀血、湿邪等阻滞经络,引起病变时,应该泄去瘀血,以达到活血化瘀、疏通经脉、调理气血的作用。

现结合临床实践讨论对"菀陈则除之"的体会。

(一)菀陈则除之属泻法

"菀陈则除之"针对实邪所设,属泻法的一种,是指放血疗法说的。《中华针灸学》说:"放血之法,为针灸治疗中之一种。用于充血、瘀血等之疾患,其病能轻者立愈,重者顿减,为针医者,莫不知之。"在针灸科适合放血治疗的疾病很多。内科病主要是指急性热性病,例如中暑、高烧惊厥、头疼头晕(属肝阳上亢者)、急性扁桃体炎、急性胃肠炎、肢端麻木、小儿疳积等。此外,对外科病也有很好的疗效,例如丹毒、疮疖、缠腰火丹、红丝疔、部分皮肤病、腱鞘囊肿,以及外伤性瘀血肿痛等病证。

"菀陈则除之"是针灸治疗疾病的法则之一,但它与针刺

补泻手法中的泻法不同。后者是使用长针、毫针等，采用不同的进针和捻转提插手法，达到调经泻实的目的。而前者是用锋针或加火罐刺络脉、理气血，直达病所，使瘀血、湿邪由体表而出，从而控制了病势的蔓延，截断了病情的发展，起到了釜底抽薪的作用，达到泻热、祛瘀之目的。如果两者结合使用，则可取得更好的疗效。

（二）泻热祛毒，截病蔓延

中医治疗外科病，首先分清阴证和阳证，泻热祛毒主要适用于阳证，其特点是红、肿、热、痛。例如民间流传"针挑红线"，即是用三棱针治疗红丝疗的方法。红丝疗多发于四肢，因其有红线向上走窜，西医称为急性淋巴管炎。该病多因手指、足趾感染生疮，而使其毒流于经脉，继则沿前臂或小腿内侧皮肤上出现一条红线并迅速向躯干方向发展，上肢可停于肘部或腋部，下肢可停于腘窝或胯间，甚至更向上蔓延。轻者红线较细，无全身症状；重者红线较粗，并伴有恶寒发热、头痛、食欲不振、周身无力、脉数、苔黄等全身症状，更重者可并发走黄。若出现走黄时，此属危象。正如《疡科心得集》说："外症虽有一定之形，而毒气之流行，亦无定位，故毒攻于心则昏迷，入于肝则痉厥，入于脾则腹疼胀，入于肺则喘嗽，入于肾则目暗、手足冷，入于六腑亦皆各有变症。"应用三棱针沿红线走行路径，寸寸挑断，并用拇食二指微捏针孔周围皮肤，微令出血，截断蔓延，使毒邪随血外泄而出，菀陈排除后，红丝疗得消，危候乃平。

例1：程某，男，24岁，工人，初诊日期：1988年3月2日。

主诉：昨天左前臂内侧起一红线。

现病史：患者3天前，左手环指在工作时不慎被碰伤，皮肤破溃感染，局部红肿、发热，触之疼痛，经外科处理，用药膏包扎，疼痛稍减，但红肿更甚，昨天左侧前臂内侧起一条红线至肘部，不疼不痒。今天上午外科处理后，建议针灸科协助治疗。

现症：左手环指感染已上药包扎，左前臂红线较宽，体温37.8℃，头疼，心烦，恶寒发热，不思饮食，便秘尿赤。

既往史：既往体健，患者平日喜食辛辣。

舌象：舌尖红，苔黄。

脉象：弦滑数。

诊断：红丝疔。

辨证：毒热炽盛，流于经脉。

立法：泻热祛毒。

取穴：三棱针刺络放血（沿红线）。

治疗经过：针刺放血1次后，5小时红线消退，病人自服牛黄清心丸2丸，热退脉缓，诸症皆平。

按语：本例患者平素喜食辛辣，已酿成内热炽盛之体，因手指外伤感染毒邪，诱动内火，内外合邪，病发恶疔兼生红线。"诸痛痒疮，皆属于心""心主血脉"，心火炽盛，毒邪瘀滞伤及血络，流于经脉，毒邪内闭上攻，以致疔疮恶势。经针挑红线后，毒热瘀滞之邪随血尽出，达到泻热祛毒之功，致使诸症皆平。不难看出，放血是手段，祛邪是目的。当然，外科的局部用药和口服牛黄清心丸2丸分别亦起到消炎解毒和清热护心之作用，内外合治方求功效。

（三）清热解毒，放血祛瘀

丹毒是外科病，但针灸科经常见到，说明在人们心目中针灸治疗丹毒有效。近年来，用针术确实治疗了不少的丹毒病。临床资料表明，疗效肯定，疗程较其他治疗方法时间稍短。

丹毒总的病因为心火妄动、三焦风热乘之而成。其发病开始为身体皮肤忽然变赤，如丹涂脂染的形状，故名丹毒。此症起病很快，初起有红色云片、浮肿作痛，往往游行无定，或红云片之上发生黄水泡，破烂流水，痒痛并作，毒重者溃烂流出脓血，形成疽类。丹毒往往伴有全身症状，形寒身热，头痛脉数，轻者约7天后红退肿消，重者红肿向四周扩大，疼痛更剧，身热增高，甚至胸闷呕吐，神昏谵语，时有痉厥，出现毒邪内攻之象，恐有生命危险。应用针治采用泻法，并在适当部位放血或拔血罐，以达到清心经、三焦经之风热，解血分中之毒邪。

例2：吕某，男，31岁，干部，初诊日期：1984年12月28日。

主诉：畏寒，全身不适3天。

现病史：患者发冷、头疼、全身不适已3天，状如感冒，服药不见好转。昨天晨起发现左足背红肿热痛，且伴作痒，行走困难；今晨红肿由足背蔓延至小腿内侧，有灼热感。经医务室介绍来门诊治疗。

现症：左小腿至足背部红肿，自觉烧灼，疼痛严重，体温38.1℃，兼有头痛、烦躁，四肢乏力，纳少时有恶心，大便秘结二日未行，尿黄。

既往史：2年来经常腰痛。

舌象：质红，苔黄厚。

脉象：浮滑而数。

诊断：丹毒。

辨证：风热相搏，毒瘀血分。

立法：清风热，解血毒。

取穴：①大椎、膈俞放血，拔血罐。②左侧委中放血。③环跳、阳陵泉、血海、三阴交（左侧），针刺用泻法，留针30分钟。

治疗经过：针治1次后，丹毒未再发展，已经控制了病情；针治2次后，疼痛明显见轻；针治4次后，全身症状完全恢复，体温正常，丹毒肿势平，范围缩小，红色已基本消退。继续巩固针刺（不再放血）2次后，临床痊愈，结束治疗。3个月后追访，未再复发。

按语：所谓"外科表证"是指病人的自觉症状完全和感

冒相同，但是服感冒药无效，医生即应重新考虑病人的发病原因。一旦有外科病证，即应从外科辨证施治的角度治疗，如此外科病引起的类似感冒症状，临床习称为"外科表证"。大椎拔血罐可治疗外科表证；膈俞为血之会，拔血罐可清热凉血，祛瘀活血；委中放血，解毒祛瘀，消肿止痛；针刺环跳、血海、阳陵泉、三阴交，有通经络、化瘀滞之功。以上共奏清风热、解血毒之功效，从而治愈疔疾。

（四）祛积除湿，疏通经络

临床治疗中发现，除了放血疗法外，拔火罐同样可以达到除莞陈的目的，这主要是指体表的湿邪所说。拔罐疗法是比较常用的疗法，适用于风湿痹证、肺部疾患、胃肠疾病、急性扭伤、疮疹和部分皮肤病等。拔罐的时间一般在 15 分钟以内，时间太长容易出现水泡。但本例患者只拔了 5 分钟，就出现水泡，并且获得了很好的疗效，故我们认为拔火罐有祛积除湿、疏通经络的作用。

例3：王某，男，55 岁，司机，初诊日期：1982 年 9 月 10 日。

主诉：右腿麻木 4 个月。

现病史：4 个月前右侧大腿前外侧疼痛，半月后转为麻木，发凉，局部无冷热感，经针灸、中药治疗未见好转。

现症：右侧大腿前外侧麻木，感觉迟钝，局部发凉，阴天尤重，整个大腿沉重无力，行走缓慢，眠纳可，二便调。

既往史：素体健康，个人有嗜酒、饮浓茶史。

舌象：质淡红，苔白滑厚腻，边有齿痕。

脉象：滑。

诊断：著痹。

辨证：湿邪内聚，经脉阻滞，荣卫失调。

立法：除湿通络。

取穴：①伏兔、风市、阳陵泉（右侧）。②局部拔火罐 3

个。

治疗经过：针刺后拔罐，约 5 分钟即出现大量水泡，10 分钟后起罐，并将水泡挑破，放出很多血水，当即麻木大减。次日稍易位再拔罐，仍有很多小水泡出现，遵前法治疗，诸症已十去其八。依上法共治疗 4 次，症状完全消失，获临床治愈，结束治疗。嘱患者忌饮酒及浓茶，随访半年，麻木未再复发。

按语：患者嗜酒，喜饮浓茶，故体内湿盛，湿浊之气郁于体内留而不去；又因寒暖不调，致外邪入内，引动素湿，寒湿相搏，聚而为患。寒湿之邪阻滞络脉，经气不通，气血流行不畅，湿邪黏滞不去，重着不移，流注肌肉，而见麻木、感觉迟钝、发凉、右腿沉重无力、行走缓慢。本病属著痹的范畴。"著"通"着"，故也称着痹。《素问·痹论》说："风寒湿三气杂至，合而为痹也。其风气胜者为行痹，寒气胜者为痛痹，湿气胜者为著痹也。"本病是因湿痰内阻，营卫之气滞涩不行而成。根据其发生的部位又可称之为肌痹。一般治疗方法是除湿通络、祛风散寒，常用方药是薏苡仁汤、蠲痹汤等。本患者与其他患者所不同的是疼痛集中在右下肢前外侧，局部望诊无异常，而扪之发凉，说明患者为寒湿痹，阻滞经脉，只在肌表，未侵犯关节。

（五）讨论与体会

1. 放血祛瘀滞

点刺放血早在《内经》中就有了比较详细的论述，"菀陈则除之"的治疗原则就是指放血疗法说的。《素问·血气形志》说："今知手足阴阳所苦，凡治病必先去其血，乃去其所苦，伺之所欲，然后泻有余，补不足。"《灵枢·脉度》："盛而血者疾诛之"，就是说络脉有瘀血滞留，应赶快放其瘀血。《灵枢·九针论》说："四者，时也。时者，四时八风之客于经络中，为痼病者也，故为之治针，必筩其身，而锋其末，令可以泻热出血，而痼病竭。"锋针就是现在的三棱针，用三棱针点刺放血的治疗作用，可概括为以下 10 个方面：①退热作用；②止痛作用；③解毒作用；④泻火作用；⑤止痒作用；⑥消肿作用；⑦治麻作用；⑧镇吐作用；⑨止泻作用；⑩急救作用。这些作用的共同机理就是通过调血理气，疏通经络，使脏腑气血调和，以恢复人体的正常生理功能。以上 10 种作用都是针对实热证所说，故此法多用于高热、咽喉肿痛、目赤流泪及各种关节不利等实热证者。

点刺放血疗法是一种有效的治疗方法，也需要辨证施治，确属实证、热证者用之方可奏效，如龙眼穴治缠腰火丹、十宣治外感发热、金津玉液治疗舌强不语等。放血疗法虽然疗效较好，但体弱者及孕妇应慎用，以免损伤正气。

2. 拔罐除风湿，排恶血

关于拔火罐疗法，晋代葛洪所著《肘后方》中就有记载，当时叫做角法，唐代王焘所著的《外台秘要》中也有竹筒治病的记载。初起多采用牛角，用于外科手术后吸毒排脓，以后逐步发展到治疗风寒痹痛、虚劳喘息等外感、内伤杂病。其质料也由牛角逐步改为竹罐、陶罐、玻璃罐等。它的主要作用是温通经络，祛湿逐寒，行气活血及消肿止痛。一般拔火罐的时间不超过 15 分钟，因为时间太长容易起水泡。我们在临床观察了一些病人，凡属身体较肥胖者及平素喜饮浓茶、嗜酒者，体内湿气较盛，拔罐时常在较短的时间内出现水泡，并且症状随之减轻；凡身体较瘦的患者，一般不易出现水泡。我们认为，湿盛者，湿邪溢于肌肤，流注肌腠之间，当用火罐吸拔后，水气外溢，结于皮下，而成水泡。而寒邪盛者，使用火罐后，使寒邪与血液相结合一起外越，无形之寒邪随气而出，使有形之血瘀于皮下，而呈紫红色。

现在临床上所用拔罐与三棱针点刺放血配合使用，主要是取它行气活血之功，使瘀血毒邪出尽，以期取得更好的疗效。这种治疗方法完全符合"菀陈则除之"的治疗原则。通过病例也说明用拔罐治疗瘀血和湿邪郁于肌肤，阻滞经络的病证可以取得效果，从而治愈了痼疾。

3. "菀陈则除之"是针灸治疗的大法之一，其应用是相当普遍而广泛的，当然也不仅只是放血和拔罐所能概括的，本文只是略举一二进行临床探讨。在临床中，用截法治疗缠腰火丹（即带状疱疹）是典型的除菀陈之法，另文专题讨论。

4. 在"菀陈则除之"的治疗原则指导下，应用三棱针、火罐等方法可以治疗不少的疾病，如果在临床上能配合应用妥当，肯定较单纯的内服药、外用药、针灸要好得多，可有疗效好、疗程短、费用少等诸多的优越性。

十、血络与疼痛

血络是指瘀血的络脉。络脉是由经脉分出的网络全身的分支，其循行和分布与经脉大相径庭。《灵枢·经脉》说："诸脉之浮而常见者，皆络脉也。"《灵枢·脉度》说："经脉为里，支而横者为络，络之别者为孙。"明确指出了经脉为里，多深而不可见。络为表，多浅而常见。《灵枢·经脉》说："诸络脉皆不能经大节之间，必行绝道而出，入复合于皮中，其会皆见于外。"说明了络脉不经大节，多循行于经脉不到之处，出入联络，以为流通之用。络脉的作用，为运行气血，渗濡灌注，沟通表里，贯通营卫。络脉有瘀血，其上述功能丧失，必变生诸病。

（一）文献中对血络的记载

《灵枢·血络论》说："黄帝曰：愿闻其奇邪而不在经者。岐伯曰：血络是也。"黄帝说想听你讲一下那种未侵入经脉的奇邪所引起的疾病。岐伯说病邪留滞在络脉，引起络脉瘀血，就是这种病。又说："血脉盛者，坚横以赤，上下无常处，小者如针，大者如筋，则泻之万全也。"指出如何观察血络。血脉中邪气盛的，血络坚硬，充盈而色红，或上或下，没有固定部位，小的像针，大的像筷子。见到这种情况，就在该处针刺出血，万无一失。清代名医张隐庵说："血络者，外之络脉，孙络见于皮肤之间，血气有留积，则失其外内出入之机。"络脉有瘀血，气血运行不畅，故变生诸病。

血络出现的原因是多方面的，但寒邪侵袭为其主要原因，寒凝气滞，络脉不通，故发生疼痛。《素问·举痛论》说："寒气入经而稽迟，泣而不行，客于脉外则血少，客于脉中则气不通，故卒然而痛。"寒邪侵袭于脉外，则气病影响及血，致使血脉流行不畅而血少；寒邪侵入脉中，则血病影响及气，则脉气不能畅通，所以突然发生疼痛。从证候和病机上讲，血络与疼痛的关系密切。古人讲"不通则痛"，络脉瘀血，不通而痛，但从临床上看血络与疼痛的关系却不是相辅相成的。有血络者大部分有疼痛的表现，而疼痛出现的时间不同，有先疼痛而后出现血络者，也有先有血络而后出现疼痛者，还有一部分人有血络而从未出现疼痛者。关于这方面的文献资料报道甚少，本文从古代文献中对血络的认识、血络出现的原因、血络的发病特点、血络与疼痛的关系、血络的治疗、血络与静脉曲张的关系等六个方面对血络与疼痛加以探讨。

（二）血络出现的原因

血络出现的原因，根据临床所见大致有感受寒凉、劳碌、妊娠、外伤等方面，现分别加以说明。

1. 寒凉

有血络的患者，大部分起因为感受寒邪，寒为阴邪，易伤阳气，阳气不足，血脉运行鼓动无力，故血液易瘀阻于脉络。寒性凝滞，寒性收引，寒邪侵袭，气机收敛，牵引作痛。《素问·举痛论》说："寒气客于脉外则脉寒，脉寒则蜷缩，蜷缩则脉绌急，绌急则外引小络，故卒然而痛。"寒邪侵犯脉外，可使经脉受寒，脉寒则血行凝滞，经脉收缩，脉则拘急，与在外的络脉相互牵引，所以突然疼痛。《灵枢·经脉》说："凡诊络脉，脉色青则寒且痛，赤则有热……"寒邪侵袭，络脉气血瘀阻，故色青且疼痛。从临床所见，出现血络且疼痛者多为感寒，每遇冬季病情加重，故寒凉为血络出现的主要原因。

2. 劳碌

据临床分析，有血络者大部分为体力劳动者，包括家庭妇女在内，以长久站立的职业患者为多，也有一部分脑力劳动者。过度劳累，耗伤气血，如《素问·举痛论》说："劳则气耗。"气虚致血脉瘀阻而出现血络者，多伴有少气倦怠、神疲乏力、食欲不振等症。

不论是脑力劳动者，还是体力劳动者，过度劳碌都可造成劳心过度，阴血暗耗，心气不足，引起血虚经脉失养，血运不畅而出现血络。常伴有头晕健忘、失眠多梦等症。其中又以体力劳动者占多数。

3. 妊娠

有的病人是由于妊娠后期出现血络，其中一部分为分娩后血络自行消失，也有不能消失的。其原因为妊娠期体内一部分血液供养胎儿，加上一些妇女妊娠反应重，呕吐纳差，以致血的生化之源不足，使体内血液供不应求而成血虚。再因随着胎儿的逐渐增大，压迫一些脉络，使气血运行受阻而出现血络。

4. 其他原因

血络出现的原因，除感寒凉和劳累、妊娠以外，还有外伤、感受湿邪等因素。跌打损伤，气血瘀阻；久居潮湿之处或食生冷肥甘，伤及脾胃，湿邪困阻，气机不利，气滞血瘀而出现血络。以上这些致病因素，在临床上是可以见到的。

（三）血络的发病特点

1. 发病年龄

患者出现血络，大多在 40 岁以上，年轻者较少见。《素问·阴阳应象大论》说："年四十而阴气自半也，起居衰矣……"随年龄的增长，人的体质会相对变弱，出现阴阳不调，气血不足；加之劳累过度、耗伤气血，所以易感受外邪，引起血运不畅而出现血络。

2. 血络与四时的关系

《素问·经络》说："经有常色，而络无常变也。"是说经脉有固定之色，而络脉是随四时变化的。又说："阴络之色应其经，阳络之色变无常，随四时而行也。"说明了络脉的颜色是随四季气候的寒暖而变化的，没有常色，并把络脉分为阴络及阳络。随四时气候变化颜色的为阳络，阳脉位置表浅，容易见到，比阴络更靠近表皮部位。

《素问·经脉》说："寒多则凝泣，凝泣则青黑；热多则淖泽，淖泽则黄赤。此皆常色，谓之无病。"说明天气寒凉时，则血液容易凝滞，凝滞就微现青黑色；多热之时，则比较润泽，润泽就成了黄赤色。这些都是正常之色。从血络出现情况看，冬天出现的较多，疼痛也较重，故冬季络脉本身就易凝滞，加之感冬凉之气就更易发病，疼痛较天暖时重，这是冬季血络患者病情加重的原因之一。

3. 血络与痹证的关系

痹证是由于人体正气虚弱，感受风寒湿等外邪而形成的。以筋骨、肌肉、关节等处的疼痛、酸楚、麻木为主要特征，常与气候变化有关，以气血运行不畅为主要病理机制。临床上以游走性疼痛为主的痹证称为风痹或行痹，以疼痛为主的称寒痹或痛痹，以沉重、黏滞为显著的称为着痹或湿痹，病久化热的称为热痹。

清代名医张隐庵说"痹者，闭也"，为闭阻不通之意。出现血络为气滞血瘀，血络为一种证候表现，它为痹证的一个体征，在痹证的分类中，以寒痹出现血络者最常见，多数病人为久痹后出现血络。《灵枢·寿夭刚柔》说："久痹不去身者，视其血络，尽出其血。"说明久痹病人，其络脉有瘀血，治疗应利其血出，方可祛邪，达病愈之目的；也说明了血络是痹证的一种反应，也是治疗痹证的一个途径。

（四）血络与疼痛

血络者出现的疼痛，多为刺痛、冷痛。因血络是指气血运行不畅，络脉瘀阻所致。而刺痛为瘀血疼痛的特点。瘀血为有形之邪，其致病多为实证，故因瘀血所致疼痛的性质多为实证。但以临床所见，患者年龄多四旬以上，多因劳倦体虚，气血不足，又感寒凉、外伤等所致，伴随的其他体征往往虚证多，实证少。如有血络而出现身倦乏力、少气懒言、头晕眼花、失眠健忘、腹胀纳差等气血不足之表现，其证候属性多为虚实夹杂，本虚标实。

如中风后半身不遂的患者，其病机为气虚不能运血，气不能行，血不能荣，气血凝滞，血脉痹阻。其症可见偏枯不用、肢软无力、面色萎黄，下肢可见血络并疼痛、舌胖质暗，脉虚弱兼涩，证属本虚标实。所以，凡看见有血络者，不能一律论为实证。

血络与疼痛之间有着密切的关系，因血络为瘀阻之脉络，血浓不通，气机不利，不通则痛。血络为痹证的一个体征，又以痹证中寒痹者多见。《灵枢·寿夭刚柔》说："寒痹之为病也，留而不去，时痛而皮不仁。"《灵枢·血络论》说："黄帝曰：愿闻奇邪而不在经者。岐伯曰：血络是也。"病邪留滞在络脉引起络脉瘀血，《内经》讲是奇邪。从理论上讲邪阻络脉，气血瘀阻，理应疼痛，但从临床上分析有血络而疼痛者占多数，也有一部分患者从未出现过疼痛，血络与疼痛出现的时间先后不同，有的出现疼痛而未见血络，现以下列四个方面分析讨论。

1. 先疼痛而后出现血络

一部分患者为先出现疼痛的症状，一年或十几年后出现血络；也有一些患者，血络与疼痛同时出现。先出现疼痛症状的患者，往往开始疼痛不严重，每到冬季病情较重、疼痛明显，以后疼痛逐渐加重，四季皆可发病，下面举例说明之。

例1：冀某，女，60岁，干部，初诊日期：1983年7月

19日。

主诉：双下肢疼痛间断发作7年，血络出现4年，加重半个月。

现病史：患者7年前因受寒出现双下肢疼痛。未做系统治疗，每遇冷疼痛加重，针灸治疗疼痛缓解。4年前因不慎扭伤，双下肢内侧及后侧出现血络，血络粗细不等，自觉血络逐渐增多，近半个月双膝关节内侧及后侧疼痛，膝关节拘紧，故前来治疗。

现症：双下肢膝关节内侧及后侧疼痛，未见红肿，走路时双膝关节拘紧，双下肢怕冷、恶风，天气变化时疼痛加重，眠可，饮食好，小便调，大便二日一行。

既往史：素日身体较好。

舌象：质淡红，体稍胖，苔薄白。

脉象：弦滑。

检查（经络检查）：足阳明胃经的犊鼻穴压痛，足太阴脾经的阴陵泉、血海穴压痛，足太阳膀胱经的委中穴压痛、双下肢内侧及后侧有血络，"小者如针，大者如筋"。细者色为紫红，较粗者为青紫。

辨证：感受寒邪，血运不畅，跌打损伤，络脉瘀阻。

立法：活血祛瘀，疏通经脉。

取穴：局部血络点刺放血。针阴陵泉、血海、犊鼻。

手法：取小三棱针用轻巧手法放血，其他留针30分钟，使用补法。

治疗经过：经2次血络放血，疼痛明显好转，加之针灸治疗，1个疗程后疼痛基本消失，放血部位血络变浅。

按语：清代名医叶天士在《临证指南医案》中明确指出"久痛入络"，而谓病"初气结在经，久则血伤入络"（《卷四·积聚》）。痹证痛久，由气及血，营卫运行涩滞，络道不通，故出现血络且疼痛。

该患者因感寒邪而出现双下肢疼痛，3年后又因外伤而出现血络，疼痛症状也渐加重。仍为寒邪侵袭，气血不通，跌打损伤，络脉瘀血，故出现疼痛和血络。《灵枢·寿夭刚柔》说："久痹不去身者，视其血络，尽出其血。"该患者经 2 次刺络放血，疼痛明显减轻，放出之血为紫黑色，为血瘀之证，可谓"菀陈以除之"。祛其瘀血，疏通经络，加之用针灸调其气机，气机通畅，则血脉流通，故疼痛减轻，血络减少。

2. 先有血络而后出现疼痛

一部分病人血络先出现而后发生疼痛。这些人大多为较年轻时出现血络，一二十年后出现疼痛，其出现血络的原因多为病后体虚、妊娠劳累、感受寒邪等原因，举一病例说明。

例 2：李某，女，60 岁，干部，初诊日期：1983 年 7 月 12 日。

主诉：双下肢出现血络已 30 年，双下肢疼痛间断发作有 7 年。

现病史：患者 30 年前高烧卧床不起 1 个月（未明确诊断），病愈后双下肢发现血络，无疼痛，以后血络增多。17 年前因下放劳动，过度劳累，故双下肢疼痛，为拘紧痛，遇寒加重，未做系统治疗。近 1 个月来，腿痛加重，故前来治疗。

现症：双下肢内侧及后侧拘紧痛，无红肿，遇劳或寒则加重，眠好，纳差，二便调。

既往史：无肝炎、结核等病史。

舌象：质淡红，苔薄白。

脉象：沉紧。

检查：经络检查未见异常，双下肢血络较多，分布不均，以膝关节后侧腘窝处及下肢内侧较多，按之有压痛（血络多的部位），细小血络呈红色，较粗的血络为青紫色，皮肤未见溃烂。

辨证：病后体虚，气血不足，劳累感寒，络脉瘀阻。

立法：益气养血，祛瘀通络。

取穴：局部血络点刺放血。针太溪、血海、足三里。

手法：取小三棱针用轻巧手法放血，其他留针 30 分钟，使用补法。

治疗经过：经 4 次刺络放血，针后腿疼好转；针治 10 次后，诸症显效，但血络未见变化。

按语：《素问·皮部论》说："邪客于皮则腠理开，开则邪入客于络脉，络脉满则注于经脉，经脉满则入舍于腑脏也。"说明了外邪循经传入的路线为：浮络→络脉→经脉→脏腑。先有血络的患者往往为外邪侵袭，卫表不固，络脉受阻。因年青体健，正气旺盛，所以只引起表浅的浮络瘀血，而未传入络脉。经脉、络脉之气血运行仍为疏通，加之年青气血旺盛，故表现不出疼痛。但随着年龄的增长，体质相对减弱，加上感受寒邪、劳累过度、妊娠、外伤等因素的刺激而发病，为新感引动痼疾，故发生疼痛。

该患者为重病后体质虚弱，气虚血运不畅而出现小的络脉瘀阻，因其出现血络时年方 30 岁，为年轻体健，气血旺盛，故邪未循经入里而痛。但随年龄增长，到 52 岁时又因劳累过度而致疼痛。此为气血不足，劳累过度，又感外寒而引起气滞血瘀，络脉瘀阻而痛。

《素问·血气形志》说："凡治病必先去其血，乃去其所苦，伺之所欲，然后泻有余，补不足。"这种治疗，对于邪客络脉而经不病的患者，刺之有急泻邪气，杜绝传变的作用。该患者出现血络的时间长达 30 年，所以针刺 1 次不能明显见效，刺络放血，以除瘀积，气血运行通畅，故疼痛有所缓解。因血络较多，且时间长，故放 4 次血，其血络变化不显，针治 10 次后临床症状消失，但血络如故。

3. 有血络而无疼痛

血络与疼痛之间关系密切，有血络者多数出现疼痛，只是疼痛出现的时间不同，但也有一部分患者，有血络十年至几十年未发现疼痛，举例说明之。

例 3：朱某，女，51 岁，会计，初诊日期：1983 年 7 月 7 日。

主诉：双下肢出现血络 25 年，从未发生过疼痛、麻木等感觉。

现病史：患者 25 年前双下肢出现血络，并自觉血络逐年增多，但从未出现过双下肢疼痛。患者一直不分季节坚持长跑锻炼，从未有过任何不适感。

既往史：平素身体良好。

舌象：质淡红，苔薄白。

脉象：沉滑。

检查：双下肢后侧血络很多，大小粗细不等，分布不均，粗者为青色，中粗者为青紫色，较细者呈紫红色，有的部分联成片，无压痛，双下肢不浮肿。

辨证：湿阻经络，瘀血充脉。

立法：化湿通经，活血祛瘀。

取穴：暂不做治疗，观察对照。因为病人虽然血络严重，但无疼痛故未刺络放血。

按语：《素问·痹论》指出："其不痛不仁者病久入深，荣卫之行涩，经络时疏，故不通。""不通"，当从《甲乙经》作"不痛"。痹证不痛而肌肤麻木，是日久病邪深入，营卫运行不流利，以致经络有时空虚而不痛；皮肤失去营养而麻木不仁。《黄帝内经素问白话解》认为，由于邪气久留体内不去，则损伤营卫，营卫的运行虽然迟涩，但因经络之脉依旧疏通，所以不痛。从以上解释可以理解为病久伤营卫，也就是只引起体表浮络的瘀血，但经络之脉依然通畅，所以不发生疼痛。但随着时间的推移和人体质的变化，是否最终也会出现疼痛还有待于进一步观察。

对于这种有血络而不疼痛的病人是否应该给予治疗，还要进一步研究。《灵枢·经脉》说："故诸刺络脉者，必刺其结上，其血者虽无结，急取之以泻其邪而出其血，留之发为痹也。"可以设想对于这种有血络而不治疗的病人，最终都会出现疼痛，只是时间的长短不同而已。如及早地刺络放血，去除络脉中瘀积的血液，祛其邪气，杜绝传变，可防止痹证出现。

该患者下肢血络很多，又一直坚持长跑而未发生疼痛，说明其深部的经脉是通畅的。但其血络也有逐渐增多的趋势，所以将来是否会发生疼痛还是个未知数，需时间来证实。

4. 有疼痛而无血络

有疼痛而未见血络的患者临床也是不少见的。引起下肢疼痛的原因很多，可因感受寒湿、感受湿热、气滞血瘀、肾亏体虚等引起，老年人以肾亏体虚者多见，年轻人则以跌打闪挫、感受寒湿者多见。临床以腰痛连及下肢多见。如《杂病源流犀烛·腰脐病源流》说："腰痛，精气虚而邪客病也……肾虚其本也，风寒湿热痰饮、气滞血瘀闪挫其标也，或从标，或从本，贵无失其宜而已。"指出肾虚是发病之本。肾虚精亏，骨髓不充，筋脉失养而出现下肢疼痛，其为虚性的疼痛。寒邪直中经脉，未引起体表络脉的变化，故疼痛而未出现血络。举例说明之。

例4：王某，女，55岁，会计，初诊日期：1983年6月10日。

主诉：左腿疼痛3月余。

现病史：患者于今年3月感受寒凉，左下肢出现胀痛且有沉重感，遇寒加重，得热则减，曾在某医院给予局部痛点封闭及口服西药治疗，症状一时缓解，未彻底好转，故来我院针灸治疗。

现症：左小腿胀痛加重，屈曲不利，下蹲后站起困难，纳可，眠好，二便调。

既往史：无特殊记载。

舌象：质淡红，苔薄黄。

脉象：沉缓。

检查（经络检查）：膝关节周围的阴陵泉、阳陵泉、犊鼻均有明显压痛，未见血络。

辨证：风寒痹阻，气血不通。

立法：祛风散寒，宣痹通络。

取穴：足太阳膀胱经穴及足阳明胃经穴交替使用。

手法：均取平补平泻法，留针30分钟。

治疗经过：经5次针治后，腿胀明显减轻，但仍然屈曲不利。继续治疗 20 次后，腿疼胀均已消失，膝关节活动已恢复正常，但遇有天气变化时仍有反复。无血络者以调气机为主，气机通畅则祛邪有力，故疼痛可以消失。

按语：足太阳膀胱经、足阳明胃经皆为治疗下肢疾病的常用配方，该经的扶正驱邪作用甚为突出。胃经多气多血，为气血生化之源，膀胱经驱寒胜湿尤为显著。两经交替针刺，共奏益气养血、散寒宣痹之功。

（五）血络的治疗

《灵枢·九针十二原》说："凡用针者，虚则实之，满则泄之，菀陈则除之，邪胜则虚之。"指出了用针灸治疗之法则。对于有疼痛而出现血络的患者，可根据病情加以治疗。

1. 疏通经络，气行则血行

对于病情较轻者，其出现血络的时间不长；疼痛不重者，可用针灸治疗，调其气机，疏通经络，气行则血行，以恢复经络的正常机能，血运通畅，故疼痛亦减轻。如患者田某，女，63 岁，患者下肢出现血络 6 年，间断疼痛 4 年。此次双下肢疼痛半个月，故来诊治。经针足阳明胃经、足太阳膀胱经 3 次后，自觉疼痛明显减轻，并发现双下肢血络减少、变浅变细，说明不是所有出现血络的患者，都要刺络放血，以针刺调理气机，使血脉通畅，气行则血行，故血络可以减少、变浅，疼痛亦可减轻。

2. 刺络泻血，菀陈则除之

《素问·调经论》说："视其血络，刺其出血。"《素问·三部九候论》说："孙络病者，治其孙络血……上实下虚，切而从之，索其结络脉，刺出其血，以见通之。"通过刺络泻血，可使郁结之气血得以疏通，恢复经气的运行，调整阴阳气血，达到治疗目的。

通过刺络放血，使瘀阻于络脉的血得以流通，是谓"菀陈则除之"。经过刺络泻血的患者，其疼痛普遍减轻，放血部位的血络变浅变细，说明其瘀邪已去，络脉流通，故症状减轻。但在刺络泻血时，也要注意人体阴阳气血盛衰的不同、形体强弱的差异、针刺手法等问题，才能不致误治。《灵枢·脉度》说："孙络之盛而有血者，疾诛之，盛者泻之，虚者饮药以补之。"说明治疗时应分虚实，不可滥用刺络法。从临床治疗看，刺络泻血与针灸同时并用疗效更好。

（六）血络与静脉曲张并非相同

血络相当于西医所说的小血管和毛细血管，血络出现疼痛与下肢静脉曲张症状有相同的地方，但两者不属于同一种疾病。

下肢静脉曲张为因长时间的负重或站立所致的下肢浅表静脉扩张、弯曲、伸长，以中年男性发病为多。患者常感下肢沉重，紧张，易疲倦，小腿有隐痛，踝部和背部往往有水肿。晚期小腿皮肤呈营养性障碍、萎缩、色素沉着、脱屑、发痒，且常并发下肢慢性溃疡、慢性湿疹、曲张静脉结节破裂或血栓性静脉炎等症。

血络出现疼痛常为刺痛，瘀血的络脉较曲张的静脉细，以毛细血管为多。其症状较静脉曲张轻，无水肿出现，无静脉曲张所出现的并发症，两者之间无关联。如患者傅某，男，70岁，在30年前行大隐静脉切除术，术后20年后两下肢出现血络，说明了静脉曲张与血络之间无内在的联系，临床可以区分。

（七）讨论与体会

1. 《内经》中首次提出血络的论点，其病因为感寒、劳碌、妊娠等。其病机为络脉不通，气血阻滞。其发病年龄多为40岁以上的患者。

2. 血络与疼痛的关系密切，血络与疼痛出现的先后时间不同，也有两者只居其一的情况，血络为痹证的一个体征，以寒痹出现血络者多见。

3. 血络的治疗应根据病情及人体正气的盛衰而给予不同的治法。分疏通络脉、调理气机和刺络泻血、除瘀祛邪两方面。

十一、麻木与疼痛

麻木与疼痛既是两个症状亦是两个证名，常常同时出现或者交替出现。然何谓麻木与疼痛？麻，即是非痛非痒，肌肉如有虫行，按之不止，搔之愈甚；木，不痛不痒，按之不知，掐之不觉，如有木厚之感。其主要病机为气血两虚，经脉失于营养，或气血凝滞，或寒湿痰瘀留于脉络所致。所谓痛，即为身体内外发生一种难于忍受的苦楚；所谓疼，即痛之兼酸者。"不通则痛"作为痛证的基本病理之一由来已久，早在《内经》就有这方面的论述，如"寒气入经而稽迟，泣而不行……客于脉中则气不通，故卒然而痛"。本文主要以临床所见，对麻木与疼痛的病机及相互转化关系加以讨论。

（一）麻木的病因病机

麻木是肢体或局部感觉减退，甚者感觉丧失的顽固疾患。大抵麻则为轻，而木则为重。麻是肌肤不仁，但尤觉气微流行；木则痛痒不知，真气不能运及。故麻木虽然同称，但程度上却有轻重之分。

本证发病的原因各有不同，有因风伤卫气，寒伤营血，湿伤肌肉，以及气虚不运，或气滞闭着，或营血亏虚，或瘀血湿痰等，都可以形成麻木。但其主要病机则为营卫失畅，气血俱虚。如《内经》说："荣气虚则不仁，卫气虚则不用。"是以麻木之病都与营卫气血有关。《诸病源候论·风不仁候》说："风不仁者，由荣气虚，卫气实，风寒入于肌肉，使血气行不宣流，其状搔之皮肤如隔衣是也。"《景岳全书·非风诸证治法》说："非风麻木不仁等证因其血气不至，所以不知痛痒。

盖气虚则麻，血虚则木。"所以说，麻木多是气血俱虚，营卫失和，经脉失于濡养而致。

（二）"不通则痛"的理论依据

痛是临床最常见的自觉症状之一，也是病证名称。其原因甚广，类型繁多，而痛的病机则是"不通则痛"。金元时期，李东垣在《内经》基础上对痛证病理加以了概括，在《医学发明·泄可去闭葶苈大黄之属》明确提出了"痛则不通"的病理学说。同时在治疗上也相应地确立了基本原则——通利之法，即所谓"痛随利减，当通其经络，则病痛去矣。"然不论何种疼痛，因于寒的十常八九，寒邪侵犯人体造成的疼痛，尽管部位可表可里，可浅可深，可上可下，但病机可归结为一点，即"寒邪入经而稽迟，泣而不行，客于脉外则血少，客于脉中则气不通，故卒然而痛。"这就是说，寒主收引，主凝滞，易使经脉发生血不荣筋的拘挛现象，妨碍血气的运行而致疼痛。《灵枢·痛疽》说："寒邪客于经络之中，则血泣，血泣则不通。"《素问·调经论》说："血气者，喜温而恶寒，寒则泣不能流，温则消而去之。"总之，疼痛的病机就在于寒邪造成了血气运行障碍。

（三）麻木与疼痛的转化关系

麻木与疼痛二者关系十分密切，可相互转化，麻木是疼痛的发展，疼痛是麻木的好转，两者是疾病的不同程度而已，故临床在治疗麻木过程中出现疼痛是好的现象，疼痛在治疗过程中出现麻木则是病情的加重图4–1。

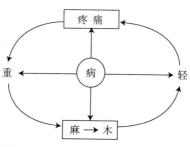

图4–1　疼痛与麻木转化示意图

（四）益气养血、疏通经络

由于邪气侵袭或脏腑功
能低下，致使阴阳气血亏损，人体脏腑脉络失于温养、濡润而
麻木。盖"气虚则麻，血虚则木"，故应以益气养血为治疗麻
木的基本法则。然而经络循行全身，通达表里，贯穿上下，对
人体具有输送气血，发挥营内卫外的重要作用。所以在疏通经
络的基础上，经脉才能得到气血的濡养。《灵枢·经脉》说：
"谷入于胃，脉道以通，血气乃行。"《难经·二十三难》亦
说："经脉者，行气血通阴阳，以荣于身者也。"这说明经脉有
输送气血，荣养全身的功能。所以益气养血，配伍疏通经络，
是治疗麻木的基本法则。

（五）典型病例

例1：杨某，女，56岁，农民，初诊日期：1974年7月
29日。

主诉：上肢麻木已5年。

现病史：两上肢始疼痛，渐渐麻胀，日久则麻木不仁，不
知冷热，不能干活。体质虚弱，月经已更年，生育十三胎。头
晕，目眩，心烦，心悸，纳谷不香，夜寐多梦，屡服中西药治
疗无效。

舌象：质淡白，苔白滑。

脉象：沉细无力。

辨证：妇人多产，气血两伤，血虚则筋脉失养，气虚则经
络阻滞，以致营卫不调、麻木不仁之候。

立法：益气养血，调和营卫。

取穴：肩髃、肩贞、曲池、手三里、外关、合谷、中渚。

手法：补法，留针30分钟。

治疗过程：针刺2次后麻木减轻，针刺5次后疼痛加重，
针刺7次后痛减，上臂与前臂麻木皆愈，唯两手仍麻痛未除。
再针曲池、外关、中渚、八邪（补法留针30分钟）。

针刺 9 次后，上肢麻木基本痊愈，继续针刺巩固治疗。

针刺 14 次后，上肢麻木痊愈，结束治疗。

按语：通过针治 14 次，观察到疼痛与麻木的转化关系。此案妇人多产，气血两虚，屡服补剂无效，今用针刺 14 次收全功，实乃可喜。正因为麻木是风伤卫气，寒伤营血，湿伤肌肉，以及气虚不运，或气滞闭着，或营血亏虚而致。故取穴皆为手三阳之经脉，疏通经气，理气活血，通络和营；更以经外奇穴畅通末梢之经气，经气畅通，通则不痛。气血周流，筋脉得养，故能收功。

例 2：赵某，女，50 岁，职员，初诊日期：1983 年 7 月 19 日。

主诉：双上肢麻木 1 年余。

现病史：去年 4 月曾行子宫卵巢全切术，术后半年出现下肢沉重疼痛。4 个月前又出现上肢麻木，时有疼痛，甚则夜间不能入睡。现在下肢症状已不明显，尤以上肢为甚，且常伴有自汗，目干涩，视力减退，食纳尚可，大便一日行数次，时干时稀。

既往史：曾患肾盂肾炎，子宫肌瘤已切除。

舌象：质淡，边尖红，有齿痕，苔薄白。

脉象：沉细无力。

辨证：气虚血亏，血不荣筋。

立法：益气养血，濡养经络。

取穴：中脘、气海、手三里、外关、八邪、足三里。

手法：补法，留针 30 分钟。

治疗经过：针刺 1 次后，麻木减轻；针刺 3 次后，感上肢疼痛，而麻木逐渐减轻；针刺 5 次后，疼痛减轻；针刺 6 次后痊愈。

按语：该患者之病证因行子宫卵巢全切术而耗伤气血，致使肢体疼痛，渐致麻木。血虚心脉失养而致夜不寐，肝脉失养则视力减退，体质虚弱、卫气不固而致自汗，故取益气养血、濡养经络之法治疗。

（六）讨论与体会

1. 治疗麻木过程中为什么出现疼痛是好现象

疼痛为感受寒邪及其他外邪而造成气血瘀阻，血脉虚涩。若不通加重，可导致气血两虚，经脉失于濡养，使疼痛转化为麻木。因为血液里含有人体需要的丰富营养物质，由于气的推动，通过经脉的分布运行到全身各个组织中去，进行供给营养的活动。因此，人体内必须经常保持着充足的血液。《灵枢·本脏》说："血和则经脉流行，营复阴阳，筋骨劲强，关节清利。"如果血脉虚涩，脉道不通，血脉不充，并且疼痛日久，伤津耗气，均可致血液亏虚。血液偏少了，不仅不足以维持各个组织的营养，而且就是脉管本身的营养也难以维持。所以疼痛导致的血液虚少，不能营养组织，组织便因营养的缺乏而麻木，故麻木是疼痛的进化。

在针灸治疗麻木过程中，如果出现了疼痛便是病情好转的象征。因为经络具有调和阴阳、运行气血、沟通内外、网络全身、营内卫外的作用，从而使脏腑组织之间保持平衡，内外得到协调。《灵枢·本脏》指出："经脉者，所以行血气而营阴阳，濡筋骨，利关节者也。"《针灸大成》也指出："经脉十二，络脉十五，外布一身，为血气之道路也。"所以运用针灸治疗，就可达到此目的。《灵枢·九针十二原》强调针灸的作用在于"通其经络，调其血气"，这说明针刺具有调和气血，使气血运行畅通，从而达到濡养全身，保证全身各组织器官的营养供给，为各组织的功能活动提供了必要的物质基础，使麻木恢复知觉而感疼痛，进一步达到脉络通畅，通则不痛的目的。

2. "肘臂扫风方"简介

"肘臂扫风方"为临床经验配方，对于治疗上肢麻木与疼痛收到较好的疗效。

取穴：极泉、风池、肩井、中渚。

加减：①上臂麻痛：加肩髃、肩贞；②前臂麻痛：加五里、曲池、手三里；③腕掌麻痛：加外关、合谷；④手指麻痛：加八邪。

功用：疏通经络，调和营血，解痹驱风，养血柔筋。

主治：上肢疼痛，麻木不仁。

注解：临床上"肘臂扫风方"主治上肢受外邪侵袭，气血阻结不能畅行；或因妇人多产，筋脉失养，以致麻木不仁。《内经》说："荣气虚则不仁，卫气虚则不用。"麻木就是卫气营血的关系。麻则轻，木则重。麻木是疼痛的发展，疼痛是麻木的转化过程。麻则肌肤不仁，但觉气微流行；木则痛痒不知，真气不能达及。

3. 麻木是虚证，但也有"虚中夹实"的夹湿情况

只有临床鉴别准确，方能"虚则补之，实则泄之"。《丹溪治法心要·卷六》说："麻是气虚，木是湿痰死血……虽然亦有气血俱虚，但麻而不木者，亦有虚而感湿者，麻木兼作者。"所以，木是夹湿的一个特征。然夹湿之证往往是由外邪侵袭造成，而表现为湿痹之症。《儒门事亲·痹论》说："此疾之作，多在四时阴雨之时，及三月九月，太阴寒水用事之月……或凝水之地，劳力之人辛苦过度，触冒风雨，寝处浸湿，痹从外入"，从而造成湿邪侵入，使气血运行不畅，引起筋骨、肌肉、关节等处麻木、疼痛、酸楚、重着。临床常表现为肌肤麻木不仁、活动不便，肢体关节疼痛重着，痛有定处，手足沉重。此是由于湿邪留滞，阻滞气血，经络失和，故肌肤麻木不仁、活动不便。湿为阴邪，重浊黏滞，故疼痛重浊、手足沉重、痛有定处。治疗此种虚中夹实之麻木，除用益气养血，还应除湿通络。《张氏医通·痿痹门·痹》说："着痹者，肢体重着不移，疼痛麻木是也。盖气虚则麻，血虚则木。治当利湿为主……更须参以理脾补气之剂，盖土强自能胜湿，气旺自无顽麻也。"故对此种夹湿之麻木，须拟攻补兼施之法方能奏效。

4. 本文讨论的麻木，应与中风前驱症相鉴别

因两者均有麻木之症状，但其表现是不同的。麻木表现或是全身麻木，或是局部麻木，多见于上肢，包括范围较广。而中风前驱症为拇指及食指麻木，此属中风的先兆。前者血压多属正常，后者均合并高血压病，兼有头晕、头痛、心慌、失眠、乏力，渐至麻木，活动不便。此种情况当与麻木鉴别。中风前驱症的治疗当采用滋阴潜阳，通络息风之法，以防中风发作。

（七）小结

麻木与疼痛是临床常见证候，二者常交替出现，相互转化。然其病机则均为气血亏虚，经络不通，故以针灸治疗，益气养血，疏通经络，可达到调和阴阳、运行气血的目的，使其疗程短，效果好。然而治疗麻木以通为主，补益为辅，必须在经络通畅的基础上，筋脉才能得到濡养，补益才能发挥作用，使麻木治愈，并达到通则不痛的目的。

十二、肝风治验论理

"肝风"在中医理论中是指病变过程中出现动摇、眩晕、抽搐等症，属于病理变化的表现，为区别外感风邪，故称为"肝风内动"。它的渊源出自《素问·至真要大论》"诸风掉眩，皆属于肝"之说。历代医家对此论点从不同的角度加以阐述发挥，但大多只言其病机，以肝风内动理论解释分析一些动摇症的形成机制。直至清代名医叶天士认为"肝风"是病机的一种形式，并首次将肝风作为病名，另立一门，系统论述其病因病机，临床表现及治疗。《临证指南医案》中讲道："肝风一症，患者甚多，因古人从未以此为病名，故医家每每忽略，余不辞杜撰之咎，特为提出，另立一门，以便后学考核云。"肝风病临床上常表现为两种形式，一为上冒颠顶，症见眩晕；另一则为旁走四肢，症见肢体抽搐。本文根据中医理论，结合两例以抽搐、震颤为主症的患者治疗经过，对肝风病进行探讨。

（一）"五脏皆有风，而犯肝经为多"，何也

"风"为中医学中致病因素之一，居六淫之首，又为百病之长，"至其变化乃为他病也，无常方，然致有风气也"。《广病杂论·脏腑总论》肝风篇说道："五脏皆有风，而犯肝经为多。"是何道理呢？这要用阴阳五行学说来解释，五行学说认为：木火土金水是构成世界不可缺少的物质，它们之间有着相互滋生、相互制约的关系，并处于不断运动变化之中。五行学说运用比类取象的方法，按照事物之间的性质、作用与形态分别归属于木火土金水五行之中，抽象概括出不同事物的属性。它认为"木"性的特点是生发柔和，凡是具有这种特性的，便概括为"木"。自然界中有季节气候的变化，按五行学说理论，它们各有所主。春天万物更新，生机勃勃，正乃木之性。风是自然界六气之一，又为春季主气，故二者皆归属于"木"。就人体而论，五脏六腑也各有所归。肝脏性喜条达，有疏泄功能，木有生发之性，故以肝属木。《临证指南医案》肝风篇说："经云：东方生风，风生木，木生酸，酸生肝。"故"肝为风木之脏。"正因肝属木，其气通于春，风易入之，各从其类，故肝经风证每每多见。

（二）肝风的病因病机

人是一个有机的整体，构成人体的各个组成部分之间在结构上是不可分割的，在功能上是相互协调、相互为用的，在病理上是相互影响的。

《素问·灵兰秘典论》说"肝者，将军之官"，乃言肝有气急恚怒之性。在生理状态下，肝为罢极之本，柔和之体，其性畅达，既非抑郁，也不亢奋，保持一种活泼的生机。这全赖肾水之涵养，血液之濡润，肺金清肃下降之令以平之，中宫敦

阜之土气以培之。正是脏腑之间有这种正常的相互滋生、相互制约的关系，肝恚怒气急之性不为所动，人体处于阴平阳秘状态，何病之有？倘若人之精津有亏，肝阴不足，血燥生热，或情志过激，饮食不节破坏了人体阴阳平衡及脏腑制约关系，变相互滋生为反克乘侮，疾病百生。对于肝来讲，尤易使其阳亢化火生风。《中华针灸学》肝风篇释动风病因时说："肝之性急善怒，能达则顺，不能达则郁，郁则火动而诸病生。肝风为肝邪上逆，有风动之象，肝阳乃肝风之轻者也。"不难理解，肝风的形成，确以肝脏功能失调为主要因素，而其他脏腑的功能失调，或是本病的诱因，或是本病的后果。

肝藏血，并调节血量，在体为筋，开窍在目，其经脉连目系交于颠，总司全身筋骨关节之屈伸，因而肝血充足，才能淫气于筋，淫精于目，肢体活动方可灵活自如。若肝之阴血亏虚，筋膜失养，血虚阴不足，肝阳偏亢，风自内生，则出现瘛疭、眩晕、痉厥等症。

肝主疏泄，其性刚强，喜条达而恶抑郁，调畅气机，与人的精神情志调节有密切关系，只有在肝的疏泄功能正常，气机畅达，人才能气血平和，心情愉快。倘外界强烈的精神刺激或抑郁暴怒，致使疏泄失常，气郁日久而化火，火动则阳失潜藏，阳亢则风生，风火相扇，上冒颠顶或横窜脉络，以致血不归脏，随气火而并走于上，出现动摇之症。

《临证指南医案》中言肝"因有相火内寄，体阴用阳，其性刚，主动主升"，是对肝之功能进行了高度的概括。阴阳学说认为，阳化气，阴成形，血液为有形，故为阴；肝藏血，故言肝体阴；肝主疏泄，调畅气机，内寄相火，又主管筋膜，专司运动。这些功能作用从"阴静阳躁"的观点来分析，是偏于动，偏于热的，故肝"用阳"。假如某种因素致使肝阳偏亢，则极易变生风动之象，这是由肝之性及功用所决定的。

在五行学说中，肾属水，内藏元阴元阳。肾阴是人体阴液之根本，对各脏腑起着濡润、滋养的作用。肝脏属木，与肾乃母子关系，肾之精以养肝，若是先天禀赋不足，劳倦过度，房事不节，久病体虚耗伤精气，肾阴不足，母病及子，木失所养，阴不敛阳，虚风内动，也可出现搐搦等症。

在温病中，热盛伤及营血，灼伤阴液，燔灼肝经，邪热上扰也可引动肝风，表现为惊厥、神昏、抽搐等症，称之为热极生风。《诸病源候论·风病诸候》又说："东南之人，多是湿土生痰，痰生热，热生风也。"这又提示人们，肝风的形成，痰的因素也应包括在内。

（三）肝风的证候与辨证分型

震颤、抽搐、眩晕等症是肝风的主要临床表现，可同时并见，也可独见，就其性质而论，不外虚实两类。

1. 实证

（1）肝气郁结，气郁化火：火劫阴血，气血不达四肢，可见手足震颤、发麻，重则四肢抽搐，头晕头胀，面红目赤，耳鸣，舌红苔黄，脉弦数有力。治宜泻肝息风。

（2）肝胆痰热，上扰清窍：可见眩晕；若流窜经络，可见震颤。兼有口苦胸闷，心烦呕恶，失眠惊恐等症；苔黄腻，脉弦滑数。治宜清肝胆，化痰热。

（3）肝脾湿痰，上蔽清窍：症见头晕目眩；痰湿阻滞经络，乃见四肢发麻、震颤。兼见胸闷脘痞，泛恶纳少，苔白腻滑，脉弦滑。治宜疏肝平肝，健脾燥湿，化痰通络。

（4）阳热太盛，燔灼肝经，热极生风：症见手足抽搐，颈项强直，角弓反张，牙关紧闭，神昏躁扰等。治宜凉肝息风。

2. 虚证

（1）肝肾阴虚，肝阳上亢：肝肾阴虚，虚风内动，经络失养。症见震颤、蠕动、麻木，抽搐；兼有眩晕，腰膝酸软，耳鸣如蝉，舌红少津，脉细弦。治宜滋养肝肾，平肝潜阳。

（2）肝血不足，血虚生风：多见于年高者，血不养筋，血供脑甚少，而出现头和四肢摇摆不定。治宜养血柔肝息风。

（3）邪热久羁，真阴内夺：肾阴涸竭，虚阳浮越。症见舌颤，舌干齿黑，手足蠕动，脉细数无力。治宜育阴潜阳。

鉴于上述分析，震颤、眩晕、抽搐是各型共有的，但言其性质，或论其程度都各具特点。本篇就肝风内动，旁走四肢，以动摇为主症的类型加以论述说明。值得一谈的是痉病与瘛病在临床上的鉴别。古代医籍中常将二者混为一谈，不分痉、瘛、厥为三病，笼统地称为痉厥，直至清代温病学派代表医家吴鞠通方澄清此疑。《温病条辨·痉病瘛病总论》说："谨按痉者，强直之谓，后人所谓角弓反张，古人所谓痉也。瘛者，蠕动引缩之谓，后人所谓抽掣搐搦，古人所谓瘛也。"并提出"瘛病宜用柔而凉"的治疗方法。本文所述震颤、抽搐症也不是一成不变的，医者必须详辨其虚实寒热，标本缓急，治宜灵活，不可拘泥。

（四）典型病例

例1：昌某，女，12岁，学生，初诊日期：1986年7月15日。

主诉：抽搐震颤3年。

现病史：3年前出现双下肢阵发性窜痛，经常性发作时间长短不一，每日4～5次，发作时不能活动，膝关节伸屈受限。7个月之前在学校里因生气引起耸肩、挤鼻、弄眼、夜间惊惕，并发一次双腿痛，持续时间短；3个月前在夜间睡眠时突然出现全身震颤，发作无定时，频频而发，轻则双手震颤，重则全身抖动不能控制，痛苦异常，遂来针灸科治疗。

现症：周身震颤，头摇动，时轻时重，每日发作4～6次，发作时上肢较下肢益甚，不能自主，力量较大，他人以强力也难以按住，发作尤以上午9～10时，下午4时左右更为突出。发作时间最长可持续30～40分钟；伴有大汗出，夜寐不安，性情急躁，腹胀，便秘三五日不解，食欲甚佳，食量大于成年人，嗜食肥甘油腻之品，每次发作后周身疲乏，久久不解，患者因病而中断上学。

舌象：质红，苔薄黄。

脉象：滑数。

诊断：①同仁医院、第四医院：神经系统疾病（无明确诊断）；②北京儿童医院：抽动秽语综合征；③阜外医院：先天性脑神经损害；④宣武医院诊断：先天性大脑缺氧，脑神经部分损伤；⑤北京中医医院神经科诊断：功能性多动症；不除外视丘下病变，肥胖生殖无能症状群。

辨证：恣食肥甘，肠胃积滞，热极生风，旁走四肢。

立法：疏通督脉。

取穴：督脉十三针。

百会、风府、大椎、陶道、身柱、神道、至阳、筋缩、脊中、悬枢、命门、腰阳关、长强。

手法：泻法，留针30分钟。

治疗经过：针后，大便排出甚多，其味酸臭。针治5次，全身颤动消失，以后因感冒病有小反复，只仅限于手及头部发颤，治疗22次后，全身颤动已消失，基本痊愈。再行巩固治疗4次后，病情基本稳定，结束治疗。

按语：患者年仅12岁，患抽搐症3年，究其病因方知，患儿自幼备受宠爱，百依百顺，很是任性，并且饮食无度，嗜食肥甘厚味。《素问·痹论》说："饮食自倍，肠胃乃伤。"小儿生理特点是"肝常有余""脾常不足"。饮食不节，肠胃积滞，酿湿生热，痰热交阻，壅塞不消，气机不利，肝失疏泄，"气有余便是火"，火盛燔灼肝经，耗伤阴津，使筋脉失养，风由内生。肝主筋，风淫四末，病发肢体震颤抽搐，不为人控。头为诸阳之会，肝经上连目系交于颠，"伤于风者，上先受之"，故患儿有头摇之症。《中医临床备要》中讲道："两手颤动常与头摇并见，皆由筋脉不能约束，属于风象。"《证治准绳》中也提到："盖头乃诸阳之会，木气上冲，故头独动而手足不动，散于四末则手足动而头不动也。"患者嗜食肥甘，体内湿热偏盛，湿性黏腻，与热相搏，津液为积热蒸腾则汗出而黏，肠胃积滞，大肠传导失司，故腹胀便秘、夜间惊惕不安、烦躁易怒，此乃肝经症状。《诸病源候论·风病诸候》言病及于肝则"夜惊惕小便数"。《杂病广论·脏腑总论》又说肝经邪实："其症可为善怒，怒则气上逆，甚则呕血及飧泄，善太息，忽忽不乐。"舌质红、苔薄黄说明体内蕴有湿热。

鉴于对该病的认识，在辨证的前提下，治疗时主要选取了督脉的穴位，因为督脉生理功能广泛，总督阳气，统摄真元，是人体生命活动的中枢。督脉循行夹脊属肾入于脑，故与脑髓、肾精有密切的关系，"有诸内必形诸于外"，督脉生理功能失常必反映于形体。

督脉病理变化与风证形成有关。《灵枢·经脉》指出："督脉之别……实则脊强，虚则头重，高摇之。""督脉为病，脊强反折。"故在中医理论指导下，我们选取了下列穴位：

百会：为诸阳之会，具有清脑醒神，平肝息风之功。《甲乙经》说："顶上痛，风头重，目如脱，不可左右顾，百会主之。"

风府：为督脉、足太阳经、阳维脉之会穴，具有疏散风邪、清心宁神、通利机关的功效。《通玄指要赋》说："风伤项急，始求于风府。"头为诸阳之会，唯风独到。风府配百会为脑海，《行针指要赋》说："或针风，先向风府百会中。"

大椎：是全身诸阳汇聚之穴，针此穴可得通阳理气疏风之功。《甲乙经》说："痉脊强互引，恶风时振粟，喉痹，大气满喘，胸中郁郁气热，项强寒热，僵仆不能久立，烦满里急，身不安席，大椎主之。"

陶道：为督脉与足太阳经交会穴，其功能为镇痉安神，配大椎能通利胸椎，畅达阳气。《千金方》说："治诸风。"

身柱：为脏俞，功能为镇痉息风、安神定痛。《素问·刺热》说："三椎下间，主胸中热。"

神道：为督脉之脉气所发。针此穴可有镇痉息风，安神止痛之功。《甲乙经》说："身热头痛，进退往来，神道主之。"《外台秘要》说："神道治疟恍惚悲愁"。

至阳：为肺海，取其通经络之功。《神农本草经》说："治寒热胫酸，四肢重痛咳嗽。"

脊中、筋缩、悬枢：三穴能舒解筋急、止痉挛、强壮腰脊。《甲乙经》说："狂走癫疾，脊急强，目转上插，筋缩主之。"《外台秘要》说："脊中主腰脊强，不得俯仰。"《中华针灸学》说悬枢治"腰脊强不得伸屈"。

命门：功能为培元补肾，强壮腰膝，此穴为督脉经气所发，能补相火以壮元阳。

腰阳关：《中华针灸学》言其主治为"膝腑屈伸不利，风痹不仁，筋挛不行"。

长强：为督脉之络别走任脉，为足少阴少阳之会，亦名营俞。《甲乙经》说："癫疾发，如狂走者，面皮浓敦敦不治，虚则头重，洞泄淋癃，大小便难，腰尻重，难起居，长强主之。"

针上诸穴共达通督脉，止痉挛，益髓海，强腰膝之功效。

该患者病已3年，虽多方求治，疗效不显，但经针治26次，全身震颤基本消除，临床基本痊愈，近期疗效尚能巩固。2年后随访，肝风已愈，未再复发。

例2：赵某，女，56岁，干部，初诊日期：1982年9月13日。

主诉：（代诉）下肢颤动8个月。

现病史：患者于1982年1月发生下肢颤动，不能自主，每遇情绪紧张、阴雨天则加重。同年5月，患"脑血栓"，左侧肢体活动受限。

现症：双下肢不自主颤动，略麻，无痛不痒，夜间颤动不明显，肢体活动不灵活，语言清楚，纳谷香，二便调。

既往史：有高血压，肾炎，心动过速，脑血栓病史。生育4个孩子，现已绝经。

舌象：质红，苔白厚。

脉象：弦细而数。

诊断：协和医院：肌阵挛样发作综合征，左侧瘫痪后遗症。北京中医医院神经科：功能性下肢多动症，性质为癔症性。

辨证：阴虚血亏，肝阳偏亢，虚风内动。

立法：滋阴养血，平肝息风。

取穴：华佗夹脊胸7～腰5，八髎、环跳、阳陵泉、合谷、太冲。

手法：补法，留针30分钟。

治疗经过：患者首次针治后疗效显著，颤动次数减少。经7次针治，下肢颤动明显减轻，小腿已不再颤动，仅局限于大腿根部时作颤动，但发作次数、幅度均减轻，间隔时间延长。又针4次巩固治疗，因返外地暂停治疗，一年后随访，病情已趋痊愈。

按语：患者年56岁，按人之生长衰老规律，已步入老年，其生理功能逐渐衰退。《素问·上古天真论》讲："女子……七七任脉虚，太冲脉衰少，天癸竭，地道不通，故形坏而无子也。"客观上尽管如此，但人为因素常常使衰老的进程暂缓或加快。该患者平素体弱多病，观其症状以阴血不足为主。具体分析来看，双下肢颤动并不剧烈，而呈蠕动状，但也是风动之象，其特点是夜间减轻。按中医理论来讲，昼为阳，夜属阴，夜间乃自然界阴盛之时，患者体内阴虚得之补偿，浮越之阳为阴所敛，故风动之症消失。古人说风盛则痒，血虚则麻，患者肢体发麻乃说明血虚筋脉肌肉失养。肢体活动不灵活有两方面的原因：第一，血虚筋膜失养，关节活动不利；第二，患者久病正虚，风痰入络，筋脉痹阻，故肢体活动不便。脉象弦细数同样支持阴血不足，肝阳上亢，虚风内动之辨证。

华佗夹脊胸7～腰5：胸段夹脊穴主治肝胆疾患，是取其治肝之急。腰段夹脊穴能治下肢疾病，取诸穴能滋补气血、平肝祛邪、强壮筋骨。

八髎：膀胱经穴。其经脉下行腿的后方，"经脉所通，主治所及"。刺八髎穴可疏利膀胱经气，理下焦，健腰膝，从而使双腿得气平和而止瘛疭。

太冲：肝经原穴。泻之可达平肝阳之目的。

合谷：手阳明大肠经原穴。阳明经为多气多血，"治风先治血，血行风自灭"，此病取其养血通络之功。

以上二穴相配合为四关，开四关可清热通络、平肝息风。

环跳：足少阳胆经穴。可利枢机，调理下肢气血。《中华针灸学》言其主治为："冷风湿痹不仁，风疹遍身，半身不遂，腰胯痛，膝不得转侧伸缩。"

阳陵泉：胆经之穴，为筋会，胆经合穴属土，取之可调理筋脉。

上二穴属胆经，与肝相表里，以泻胆经之气而达平肝之目的。

患者经过 21 次针刺治疗，双下肢颤动基本消除，疗效稳定。

（五）讨论与体会

1. 辨"肝风内动，旁走四肢"证与虚实

本篇所介绍的两个病例，临床表现均有震颤抽搐的特点，而在病理机制、病变性质上则不尽相同。

前案昌某年仅 12 岁，起病原因在于饮食无度，困遏脾阳，运化失常，食滞不消，这是病变过程的第一环节，食积日久，化湿生热，则体内蕴热燔灼肝经，导致风由内生，临床故见搐搦之象。

赵案则不同，患者素体阴血不足是发病之因，人体的正常功能是阴阳相互维系的结果，阴虚则阳亢，虚风乃生，可见赵案的病变经历了两个阶段。

就临床表现而论，两例也各有特色。昌案之抽搐是全身性的手足挛急，身体震颤幅度太剧烈，难以控制，并伴有耸肩、摇头等头部风症。赵案的震颤限于下肢，其势轻，呈蠕动状。两者均没有头眩神昏等肝阳上扰的症状，说明肝风淫于筋脉，

旁走四肢为主要病理机制。

通过比较说明，肝风瘈疭之病变性质有虚实之别。昌案肠胃积热引动肝风，其证属实；赵案阴虚血亏，不能制阳，肝阳化风，其证属虚。

2. 辨病、辨证、同病异治

中医认为，两个病例均属肝风病，但治疗选穴却不同。其道理在于辨证之不同。辨证是施治的前提和依据，正是由于我们对昌、赵两案的临床表现、病因病机进行了系统分析，判断出昌案病属实，赵案病属虚，这就决定了施治的法则和手段。昌案表现为全身性的震颤，故取督脉穴位，以调理阳经气血，疏通督脉，息风止痉。赵案病在下肢，病位在肝，治疗上从脏腑表里，经脉络属，以及经脉所通、主治所及的理论入手，主要选取肝胆经穴位和治下肢病的穴位。由此看来，同种疾病由于性质上的差异，在治疗上所采取的手段也就各异。正可谓"同病异治"，即针对疾病发展过程中不同性质的矛盾用不同的方法去解决。它体现出中医辨证论治的精神实质。

3. 运用辨证论治解决疑难病证

辨证论治是中医学的精华和特点，由于它能辩证地分析病变的部位、原因和性质，因而它能客观地反映出疾病的本质。以昌、赵两案为例，二者曾到多家医院就诊，经检查诊断不一，有无器质性改变不能肯定，致病原因也难以搞清。故在西医看来属疑难病证，治疗十分棘手。而对于这种有待于进一步认识和探索的疾病，中医完全能以中医学理论和对病理的认识，灵活运用辨证论治法则，对疾病进行系统性分析，从而得出病变的部位性质，在中医理论中寻求出治疗的途径，并能取得良好疗效。因此说，中医的辨证论治有着广泛的适用范畴，不为西医诊断所局限，对各种常见病、疑难病均具有指导和治疗意义。

（六）结论

1. 风胜则动，搐搦震颤诸症确系肝风内动，淫于筋脉，旁走四肢。人是一个有机的整体，脏腑之间在生理上相互联系，病理上相互影响。肝风主病在肝，然其他脏腑，尤其脾胃功能失调，与肝风的形成关系密切，不可忽视。

2. 辨证求因、审因论治相结合的临床意义重大。对于一些常见病，致病因素显而易见，治疗则审因论治。而对疑难病的病因不清，常常要从其临床表现上分析出致病因素和性质，即所谓辨证求因。

3. 同病异治、异病同治在临床上广为应用。这一原则是辨证论治的精神实质，它告诫医者，疾病是一个动态过程，矛盾的性质常因人因病而不同。肝风病也如此，同一病名，类型多种，质分虚实，治有侧重，切不可一方治一病。两例患者都以针刺为主要治疗手段，贵在直达病所，其感应很快达到预期。

十三、嗜睡治验

嗜者，欲喜之也。嗜睡即是指睡意很浓，经常不自主地入睡之意。如果嗜睡的程度影响到人们的日常生活和工作的话，就构成了嗜睡证。嗜睡证有人认为不是病态，通过临床中所遇到的病人，深感患者是很痛苦的。本文对嗜睡证的治疗、病因、病机加以探讨。

（一）文献医籍对嗜睡的论述

嗜睡早在《内经》中就有记载，如《灵枢·口问》说："阳气尽，阴气盛，则目瞑；阴气尽而阳气盛，则寤矣。"《灵枢·大惑》说："此人肠胃大而皮肤涩，而分肉不解焉。肠胃大则卫气留久，皮肤涩则分肉不解，其行迟。夫卫气者，昼日常行于阳，夜行于阴，故阳气尽则卧，阴气尽则寤。故肠胃大，则卫气行留久；皮肤涩，分肉不解，则行迟。留于阴也久，其气不精则欲瞑，故多卧矣。其肠胃小，皮肤滑以缓，分肉解利，卫气之留于阳也久，故少卧矣。"以上两段是从卫气运行的规律，提出了嗜睡的病机是阴盛阳虚。随着历史的发展，后人又在《内经》的基础上，提出了胆热亦可导致嗜睡。如《圣惠方》说："胆热多睡者，由荣卫气涩，阴阳不和，胸膈多痰，脏腑壅滞，致使精神昏浊，昼夜耽眠。此皆积热不除，肝胆气实，故令多睡也。"

（二）嗜睡的辨证分型

1. 脾虚湿困型

主症：嗜睡，头沉身重，昏昏欲睡，影响工作和学习，口淡不渴，面色黄晦，舌胖，苔白腻，脉濡缓。

治则：健脾温中化湿。

病因病机：此型病因多由于贪凉饮冷，过食生冷瓜果，致寒湿停留于中焦；或因饮食失调，特别是饮食自倍，或劳倦内伤或吐泻太过，内伤脾胃，致使脾胃气虚，继而脾失健运，水湿内停；或内湿素盛，中阳被困，以致寒湿内生；或其他疾病的影响，如肝胆病乘脾犯胃，导致脾胃虚弱。

脾为湿邪所困，运化失司，不思饮食；湿阻经络，阻塞气机，清阳不升，导致嗜睡、头沉身重；脾为湿困，生化不足，气血不能外荣，所以肌肤、面色萎黄不泽；寒湿内困，津液不伤，故口淡不渴。

2. 心肾阳虚型

主症：精神萎靡不振，神志恍惚，而呈似睡非睡，昏沉模糊的状态，即"但欲寐"；多伴形寒肢冷，心悸，唇甲青紫，舌质淡而青紫，苔白，脉沉微。

治则：温补心肾。

病因病机：多因久病不愈，或劳倦内伤，以致心肾阳虚。心肾阳虚，阴寒内盛，正不胜邪，反被邪困，所以出现"但欲寐"；阳衰不能温养形体，故形寒肢冷；阳虚不能温运血脉，血行瘀阻，故口唇指甲紫绀、舌质暗淡；水湿不运，所以舌苔白滑。

3. 热盛神昏型

主症：高热之后出现神昏，昏迷不醒，呼之能应，对周围的事物及声音刺激有反应，即所谓浅昏迷；多伴身热肢冷，舌謇，舌苔黄，脉数。

治则：清心开窍。

病因病机：多因肺卫之邪逆传心包所致。邪陷心包，故见神昏，身热；舌为心之苗，痰热阻心窍，所以舌謇、语言不利；邪热闭阻于内，则身体灼热而手足厥冷，舌苔黄，脉数，皆为体内有热所致。

4. 胆热型

主症：头晕目眩，昏昏欲睡，恶心，口苦，心烦，吐痰涎，或胸胁苦满，舌苔黄腻，脉弦滑数。

治则：清胆泻热。

病因病机：多由于痰热扰于肝胆而成。少阳胆经有热，热性炎上，胆汁随之而上，所以出现头晕、目眩、口苦；痰热扰于心，则见心烦不寐；痰热内扰，则见舌苔黄腻，脉细滑数。

总之，嗜睡的病机多见于阳虚阴盛，痰湿困滞。

嗜睡多与脾、胆、心三脏有关。脾喜燥而恶湿，脾虚则运化失司，水湿停留，湿为阴邪，最易遏阻阳气，清阳不升，人则多寐。《太平圣惠方》说："胆热多睡者，由荣卫气涩，阴阳不和，胸膈多痰，脏腑壅滞，致使精神昏浊，昼夜耽眠。此皆积热不除，肝胆气实，故令多睡也。"《圣济总录》说："胆热多睡者，胆腑清净，决断所自出，今肝胆俱实，荣卫壅塞，则清净者浊而扰，故精神昏愦，常欲寝卧也。"《灵枢·本神》说："心藏神，脉舍神。"《素问·六节藏象论》说："心者，生之本，神之变也……为阳中之太阳。"心阳宣发，气血通达，人则时而动，时而卧；反之则身困体倦，嗜卧多寐。综上所述，临床较多见到脾虚生痰，郁久化热，痰热内扰肝胆，导致嗜睡。

（三）典型病例

例1：徐某，女，49岁，工人，初诊日期：1983年8月10日。

主诉：嗜睡已20余年。

现病史：自1955年因精神受刺激而开始失眠，后服中药消失，未过多久，症状复发，但仅为上午嗜睡，多恶梦，醒后心悸，胆怯。午后睡醒症状减轻，月经前后嗜睡为甚，精神紧张后症状加重，烦躁，耳鸣不聪。曾于某医院诊为"神经衰弱"，服西药、中药效不佳，今来要求针灸治疗。

现症：每日上午嗜睡，不能自我控制，多恶梦，平时心悸，胆怯，耳鸣不聪，口干多饮，月经先期1周，经量多，纳好，二便调。

既往史：无传染性、慢性疾病。

舌象：质红，苔白。

脉象：细。

检查：血压130/90mmHg。

辨证：脾虚胆热。

立法：健脾清胆醒神。

取穴：人中、隐白（双）、无名指第三节（双）。

手法：平补平泻，留针30分钟。

治疗经过：针灸3次后，睡意能自我控制；6次后睡意能完全自我控制，但晨起时仍有些心悸、胆怯、固守前方，治疗同前。第7次针灸后，嗜睡症状全部消失，由此告愈。现工作时精神正常，无睡意。2个月后因其他疾病来我科就诊，询问嗜睡症从未复发。

例2：孙某，男，16岁，学生，初诊日期：1983年9月6日。

主诉：嗜睡3个月，近日加重。

现病史：患者3个月前，开始出现阵发性困睡，以后无明显诱因逐渐加重，每感睡意来临，周身无力，急不可待，甚不择地点坐卧而睡，曾多次在几个医院就诊，口服中药、西药，但效果均不明显。曾在某医院确诊为"发作性睡病"；伴心烦，易急易怒，腹胀口苦，纳可，二便调。

现症：嗜睡，心烦，易急易怒，腹胀，口苦。

既往史：10年前曾患脑外伤，经治疗基本痊愈。

舌象：质红，苔薄黄。

脉象：濡。

辨证：脾虚胆热。

立法：健脾清胆醒神。

取穴：人中、隐白（双）、无名指第三节（双）。

手法：平补平泻，留针30分钟。

治疗经过：针刺2次后，嗜睡程度明显减轻，针第4次后基本痊愈，上课已无睡意。为了巩固疗效再针治1次。此患者前后共针6次，而获痊愈。

例3：川岛，男，67岁，商人，初诊日期：1985年4月1日。

主诉：嗜睡4年，近2周加重。

现病史：患者4年前患轻度脑血栓，经积极治疗很快康复，但发现嗜睡现象，整日萎靡不振，神志恍惚，而呈现似睡非睡、昏沉模糊的状况，经长期吸氧治疗1年后嗜睡缓解，恢复企业管理职务。几年来，时好时犯，近2周因感冒诱发嗜睡，经对症治疗感冒治愈。惟精神不振，兼有心跳气短，手足发凉，又用吸氧治疗，但嗜睡仍未改善，故来外宾门诊治疗。

现症：嗜睡喜卧，心悸，气短，头晕，手足发凉，四肢无力，纳少不香，记忆力减退，大便日二解，稀溏，尿黄，每日吸氧3次。

既往史：1981年患脑血栓形成，有高血压、糖尿病史。

舌象：质淡红，苔白。

脉象：弦滑。

辨证：心肾两虚，瘀血阻脑。

立法：温补心肾，醒神化瘀。

取穴：①心俞、脾俞、肾俞（补法）。②人中、隐白（双）、无名指第三节（双）。

手法：两组交替使用，平补平泻，留针30分钟。

治疗经过：每日针治1次，先针第一组，留针30分钟；再针第二组，留针20分钟。针治3次后，嗜睡明显见好，并提出不再吸氧。针治7次后，诸症皆除，再巩固治疗3次，因工作需要返回日本。

（四）讨论和体会

1. 人中为督脉穴，督脉入脑，取人中有直接醒神健脑强身的作用，实践证明作用较为强烈。隐白为脾经的"井"穴，或脾经的"根"穴，脾经属脾连胃心，针刺双侧隐白，有补脾胃、健中、安心神的作用。无名指第三节，为手少阳三焦经所过之处，手少阳与足少阳为同名经，刺三焦经有清泻疏导胆经的作用。人中、隐白、无名指第三节，三穴共奏健脾清胆醒神之功。

2. 有人认为嗜睡不是病态，但病人很痛苦，严重地影响人们的工作和学习，所以说嗜睡是一种病态。作为医务工作者，遇到嗜睡患者，要认真治疗。

3. 现代医学认为，嗜睡症的发病主要因素是大脑皮层的兴奋性和反应性出现一时性的减低，是属神经功能衰竭的表现，类似西医的"发作性睡病"。人中穴对兴奋中枢神经能起到积极的治疗作用。

4. 在典型病例中介绍例1、例2皆为脾虚胆热型嗜睡，故单纯取人中、隐白、无名指第三节而获治愈。据临床所见嗜睡类型以脾虚胆热占绝大多数，使用以上三穴有代表性。例三患者体虚年事较高，并且忙于企业的业务，此类型在临床较为少见，故先取心、脾、肾俞施补法，再取醒神之法，均为扶正之策，因而临床取效。

5. 治疗嗜睡的基本处方，取人中、隐白、无名指第三节乃是前人之经验，应当推广应用。至于无名指第三节处能治嗜睡，其机理尚不很明确，有待进一步探讨。

十四、顽固性呃逆的治疗体会

呃逆是由气逆于下，直冲于上，喉间呃逆连声，声短而频，令人不能自控的一种症状。古代文献称作"哕"，现代医学称为"膈肌痉挛"。此病如偶然发作的大都轻微，可以不治自愈；如持续不断的，经过治疗始能渐平。本文所讨论的是属于持续不已的呃逆。

对于呃逆一症，张景岳曰"哕本呃逆，无待辨也"，"致呃之由，总由气逆"。查阅《内经》《金匮》只有哕证的记载，并无呃逆的名称。临床体会，病人若以呃逆为主症，并无其他兼症，其呃逆不论病程长短、病情轻重，其预后均好。若在其他急慢性疾病过程中出现，则每为病情严重的预兆。正如《素问·保命全形论》指出，"病深者其声哕"。总之，呃逆的治法当求其病因而治之，病因既除，呃逆自无不愈。惟呃逆断续不继，平时方呃一声而呃声低微者，乃元气败竭，是最危险的证候，医者极宜注意。

（一）胃气冲逆病因有六

呃逆一证，宋以前多称哕，金元明初称咳逆，明以后多称呃逆。其病机是胃气冲逆而致。而引起胃气冲逆的原因，通常认为是寒、热、痰、气、瘀、虚六种，故根据病因又把呃逆分为寒、热、痰、气、瘀、虚六种。

1. 寒呃

病因：过食生冷，寒邪直中，或素体脾胃虚寒，而致中阳不振，气机不利，胃气失于和降，冲逆而上所致。

症状：呃声连续，朝宽暮急，手足清冷，舌苔薄白，脉迟无力。

立法：温中散寒法。

2. 热呃

病因：过食辛辣炙煿及醇酒，以致内热炽盛，胃火上冲，或痰火郁遏，气不顺行所致。

症状：呃声有力，面赤烦渴，口干舌燥，舌苔黄，脉洪大而数。

立法：和胃降火法。

3. 气呃

病因：情志不遂，忧思气结，以致肝脾不和，胃气上逆所致。

症状：呃逆时作，与情绪有关，咽中有梗物，头晕心烦，眠差多梦，舌苔薄白，脉弦。

立法：开郁降气法。

4. 痰呃

病因：恣食肥甘生冷，或嗜酒伤中，脾失健运，痰湿内生，阻塞气机，胃气夹痰上逆所致。

症状：胸闷痞塞，呼吸不利，呃有痰声，舌苔白腻，脉濡或滑。

立法：化痰行气法。

5. 瘀呃

病因：瘀血内结，阻滞胃络，以致气机不利，发为呃逆。

症状：胸脘刺痛，饮水即呃，目微黄，手足微冷，大便溏软，面色黧黑，舌暗苔白，脉沉涩。

立法：活血化瘀法。

6. 虚呃

病因：大病或吐利之后，胃气大伤，胃气弱，则气机呆滞不行，逆而上冲，发为呃逆。

症状：呃声低弱，气不接续，神疲肢冷，纳谷不香，面色少华，舌苔淡白，脉沉无力。

立法：补益气血法。

（二）急则治标，缓则治本

标本是一相对概念，病因为本，则病证为标；正气为本，则邪气为标；主证为本，则次证为标等。疾病在演变过程中是变化的，标本也随之变化，但在辨证施治中，始终要辨证求本，以治本为主。而如果标急，并使病情加重，则可急治其标。本案呃逆太甚，必耗伤胃气，有胃气则生，无胃气则死，故护胃气，以平冲降逆为先，使病情缓解，再议治本病方为正法。

例1：韩某，男，40岁，干部，初诊日期：1982年7月26日。

主诉：呃逆频作7天。

现病史：7天前因工作紧张而饮食失调，出现呃逆，每分钟20余次，2~3小时发作1次，纳差吞酸，胃中嘈杂，不能平卧，食入即吐。曾在本单位医务室治疗，服用安定，肌注654-2，并服用中药，效果不明显，遂来我院就诊。

现症：呃逆频作，口苦吞酸，食入即吐，难以平卧，心烦，二便正常。

既往史：素体健康。

舌象：质红，苔薄白面腻。

脉象：弦滑有力。

辨证：肝气犯胃，胃气上逆。

立法：疏肝理气，和胃降逆。

取穴：①巨阙、内关、足三里。②睛明。

手法：取平补平泻法，留针30分钟。

治疗经过：先取第一组针治2次后，病情仍然不见好转。故又改用睛明穴，针治1次后，呃逆停止，见效颇速。仅纳差吞酸口苦未除，改用老十针巩固治疗。针治10次后诸症除而结束治疗。

按语：呃逆之病乃由肝气犯胃所致，肝为罢极之本，阳气者烦劳则张。患者烦劳伤肝，肝气郁结，遂乘于胃，胃气冲逆，动膈而成。针以疏肝理气，和胃降逆为大法。

穴解：睛明（足太阳膀胱经）为足太阳膀胱经气之所发，为手太阳小肠经、足太阳膀胱经、足阳明胃经、阴阳跷脉之会穴，是治疗呃逆的验穴。

小结：此患者新病呃逆，病势很急，呃逆每分钟20余次，每2～3小时即发，不能平卧，食入即吐。治宜平肝降逆为主，挫其病势，以救标急。选用睛明穴，呃逆随之停止。余症以治本为主，改取老十针加减，而得临床痊愈。三年后，病人来门诊治疗肩臂痛，得知呃逆之症未再复发。

（三）化痰行气，和胃降逆

痰湿为患，最易阻滞气机，而气机不行，则又易化生痰湿，故善治痰者，要调其气机，气行则痰消。本案为痰湿阻滞气机，胃气上逆所致，故以化痰行气为治疗大法。

例2：孙某，男，54岁，店员，初诊日期：1982年9月6日。

主诉：打嗝已11年，时作时止，近2周又发。

现病史：自1972年以来患呃逆，每月发病4～5天，近1年每月发病十几天，逐渐加重，曾多次在某医院治疗，服用中西药治疗无效，半月前因饮食不节又发，遂来我院就诊。

现症：呃逆连声，胸脘胀满，恶心纳少，食后呃则呕吐，口不渴，心烦，二便自调。

既往史：有食道裂缝疝、胃溃疡及高血压病史。素有饮酒史，平日嗜食生冷。

舌象：质淡红，苔白腻、根黄厚。

脉象：濡。

辨证：痰湿内阻，胃气上逆。

立法：化痰利气，和胃降逆。

取穴：中脘、气海（加灸）、三阴交、内关、合谷、睛明。

手法：平补平泻法，留针30分钟。

治疗经过：针治1次，呃逆减轻；针治2次，呃逆缓解；针治10次，患者胸脘胀满消失，食欲大增，每顿能吃四两，病情基本痊愈。又继续治疗9次，以巩固疗效。2年后随访，11年之痼疾未复，疗效确切。

按语：该例患者实为痰湿中阻所致。患者平素嗜酒，喜生冷肥甘，酒能生湿，肥甘易酿成痰湿。叶天士曰："酒湿厚味，酿痰阻气。"痰湿内生，伤脾滞胃，以致脾胃运化失职。脾居中焦，为气机升降之枢，脾胃升降失调，清浊相扰，胃气上逆，而发生呃逆。针治以化痰利气，和胃降逆为大法。

穴解：中脘是胃之募，脏之会也。络属三焦、阳明胃经和小肠经。功用调理中焦，健脾利湿，和胃降逆。取气海助中脘健脾利湿。《席弘赋》说："噎不住时气海灸。"《寿世保元》说："治呃逆方，灸气海三五壮。"气海属下焦，主人体一身之气，合谷通大肠腑气，使气通则气降。内关为手厥阴心包经，又为阴维之会穴，其脉下膈络三焦，阴维主一身之里，故有通上中二焦气机的作用。睛明为经验穴。

小结：患者病呃逆达11年之久，经中西药治疗无效。患者素嗜酒贪肥，以致痰湿阻滞气机，发为呃逆。治以健脾化痰，调理气机。针治19次而获痊愈。

（四）温运脾阳、扶土抑木

脾主运化，肝主疏泄，相互协调，则气机通畅。若肝郁气滞，影响脾运；若脾虚湿蕴，则肝失疏泄。说明二者相互影响。本案患者脾胃素虚，运化不行，以致气机壅塞，肝失疏泄；又复因情志所伤，肝气乘逆于脾，发为呃逆。但呃逆声怯，不能接续，说明以脾胃虚寒为主。治以健脾温阳，扶土抑木法。

例3：甄某，男，51岁，干部，初诊日期：1988年3月

20 日。

主诉：呃逆 2 周。

现病史：2 周前的一次午饭后，因气恼随即出现呃逆，昼夜不解，甚则呕吐，曾在某医院就诊，服用西药无效，后改服中药，但患者闻及其味则呕，故又改用针灸治疗无效。近日呃逆加重，遂来我院就诊。

现症：呃逆时作，气不接续，纳谷不香，胃脘不适，得温则舒，眠差心烦，神疲肢冷，口苦不欲饮，面色少光泽。

既往史：有慢性胃炎和高血压病史。

舌象：质淡红，苔白厚腻。

脉象：沉细稍数。

辨证：脾胃素虚，肝气横逆，胃气上冲。

立法：温运脾阳，扶土抑木。

取穴：

（1）合谷、章门、中脘、足三里、肝俞、膈俞（针后效不明显，呃逆仍频作）。

（2）合谷、内关、中脘、章门、足三里、公孙（无效，呃逆不减）。

（3）膈俞（灸）、胃俞（当时缓解，午后又发，且呕吐）。

（4）膻中、气海、中脘、阳陵泉、章门、合谷、睛明（无效）。

（5）承浆、天突、膻中、三脘、气海、中极、肝俞、胃俞（当时呃逆缓解，午饭后又发，呕吐剧烈，吐出黄色水液）。

（6）膈俞、肝俞；耳针神门、胃、膈。针后呃逆不解，并出现神疲肢冷、汗出等一派厥逆之象，速改用以下组穴。

（7）巨阙、中脘、下脘、天枢、气海、足三里、内关。

手法：第四组取穴，应采用平补平泻手法，其余各组均用补法，留针均为 30 分钟。

治疗经过：改用第七组穴治疗 3 次后，呃逆止，食欲增强，进食 10 块蛋糕，以后未再发作。经 10 次针治巩固治疗，诸症消失而痊愈。7个月后，追访未再复发。

按语：该医案患者素来脾胃阳虚，运化不利，以致土壅木塞，偶因气恼一触，则肝气横逆于胃，胃气上逆则呃逆。脾胃本虚，又遭肝木侮之，中阳不振，气血生化亏少而见肢冷神疲，针治取穴曾一再更改，屡易医易穴实难收效。尤其病家对治疗信心已失，但为了治此痼症，最后用温阳健脾为主，佐以疏肝理气，待脾胃运化正常，气机升降，肝气疏达则呃逆止。

穴解：本证脾胃气虚，故取中脘、气海、足三里，健脾温阳。气海属任脉，为下焦元气之所发。《经脉图考》说："此气海也，凡脏气虚惫，一切真气不足，久疾不瘥者，悉皆灸之。"足三里为胃经之气所发，取其健脾益气，是足阳明之合穴，合穴主"气逆而泄"。天枢为大肠募穴，又为足少阴肾经与冲脉之会，有健脾渗湿作用，配下脘祛邪外出。巨阙为心之募穴，内关为手厥阴心包经之络穴，取二穴平肝和胃、理气宽中。

（五）讨论与体会

1. 审证求因，辨证施治

呃逆一证，胃气冲逆为其病机，《素问·宣明五气》说："胃气逆为哕。"《景岳全书·呃逆》说："然致呃之由，总由气逆……无气则无呃。"故治疗呃逆，应以和胃降逆为大法。胃气和降，气机调达则病止，然引起呃逆的病因，有寒气蕴蓄、燥热内盛、气郁痰阻，以及正气亏虚等方面。在治疗上，必须首先分出寒热虚实，找出致病因素。针对病因分别采用祛寒清热、解郁化痰、增阴补虚等方法，再配以和胃降逆之大法。正如《景岳全书·呃逆》说："凡杂证之呃，虽由气逆，然有兼……者，但察其因而治其气，自无不愈。"另一方面，还要分清轻重缓急，急则治标，缓则治本。这里所谓标急，是指呃逆太甚，病势急迫，只有先平冲降逆，使呃逆缓解，方能继续治疗。

本文三例病案就体现审证求因，辨证施治，标本兼顾的原则。如韩案，呃逆太过，若不急平冲降逆为先，则胃气乃伤，以致病情加重，当呃逆缓解，水米可进；再以疏肝养胃，祛除病因，则呃逆3年未发。

2. 呃逆的转归与疾病的关系

偶然发生呃逆，多属生理现象，每人都可出现，一般因进食过快，或吞入空气所致，经数分钟或数小时自行缓解，不需要治疗。而反复发作的呃逆，多属病理现象，即顽固性呃逆，很难自行缓解，需要治疗才能解除。但也有不易很快治愈的，病情迁延，常致患者疲惫不堪。

从临床上看，呃逆有单纯性的，但多以某些慢性病，或危重病的兼症出现，中医学对此认识较早。《素问·宝命全形》记载："病深者，其声哕。"据报道，在40例呃逆患者中，癌症病人有19例、占47.5%，肺部感染8例、占20%，脑血管病6例、占15%，风心病5例、占12.5%，肝硬化2例、占5%，均为久病、重病者，因此，久病和危重病人出现呃逆，多提示预后不良，是胃气衰败的征象。如《素问·三部九候论》指出："若有七诊之病，其脉候亦败者，死矣，必发哕噫。"《灵枢·热病》则说："热病……汗不出，大颧发赤哕者死。"中医学对危证的呃逆也有生动的描述。《医学纲目》说："哕声频密相连为实可治，若半时哕一声者为虚难治，多死，死在旦夕。"的确在临床上，危重病人出现呃逆，其声怯弱难续，额汗淋淋，手足厥逆，多为脱症，十分凶险。

3. 顽固性呃逆是痛苦的消耗性疾病

顽固性呃逆的主症是呃逆频作，昼夜不停，间歇数日不解，患者往往难以进食和睡眠，故常致患者疲惫不堪，心情抑郁而焦躁，十分痛苦。若在某些慢性病或危重病中出现顽固性呃逆，则可加重病情，预后不良。

现代医学对呃逆没有详细论述，一般称为膈肌痉挛。常见于胃肠功能紊乱，胃肠神经官能症和某些胃肠、腹膜、纵隔、食道的疾病。其病理是由于病变刺激了膈神经所致，严重者还多见于中枢系统的病变，如橄榄核的损害和脑－基底动脉病变等，这种呃逆又属于节律性痉挛的范畴。现代医学对本病的治疗是对症治疗，缓解症状。临床上一般口服 0.1% 奴弗卡因或肌肉注射新斯的明；对于中枢疾病所引起的，则用兴奋剂，如咖啡因、利他林等。但疗效不确切，有时只能暂获疗效。

4. 睛明穴治疗呃逆

睛明穴是治疗呃逆的经验穴，历代医书没有记载，其机理大致如下：

睛明为足太阳膀胱经经气所发，是手足太阳、足阳明、阴跷、阳跷之五脉交会穴。足太阳膀胱经，从颠入脑，与督脉相会，内联五脏六腑。五脏六腑之背俞穴皆出于膀胱经，因此取膀胱经可以调理五脏六腑。足太阳膀胱经与足阳明胃经相会，故取睛明可以调理胃气，使胃气得平则呃逆止。另一方面，足太阳膀胱经与肾经为表里经，肾主纳气，为气之根，与冲脉相连。冲脉者，起于会阴，并足少阴肾经而行。冲脉为病，令人逆气里急，故取睛明穴理肾气，使三焦气均，升降正常，则呃逆止。

5. 对呃逆预后的初步认识

（1）凡身体健康，因感受寒凉而偶尔发生呃逆者，其病势轻微，属于生理现象，呃逆虽然声音宏大，可不治自愈。

（2）患者因肝胃失和，逆气上冲，呃逆日久、持续不断发作，属于病理现象，一般经过病因治疗，呃逆渐渐平息。

（3）若病人患有严重疾病，例如癌症、脑血管病、心脏病、肺部感染、肝硬化、尿毒症等在治疗过程中出现呃逆、其声怯弱、难续、额汗淋淋而出，甚则手足厥冷，此为脱症，说明病情严重，预后凶险，危在旦夕。

十五、龙眼穴治疗带状疱疹

——134 例临床资料分析

带状疱疹乃西医病名，中医称为缠腰火丹，是一种在皮肤上出现成簇水疱，痛如火燎，每多缠腰而发的皮肤病，民间称

金针再传 — 第四章 专题论文选

323

为"串腰龙"。此病可发生于全身任何部位，多出现在肋间神经，以老年人多见，任何季节都可发病，多无明显诱因，一次发病后即可获得终身免疫。带状疱疹最痛苦的症状是疼痛，常因疱疹的疼痛使病人坐卧不安，精神烦躁，不思饮食，夜间很难入寐，甚至彻夜失眠，影响正常的工作与学习，其中老年患者的疼痛更为严重。

笔者继承先师王乐亭教授的临床经验，采用龙眼穴配合"截法"，将放血、拔罐、针刺相结合治疗134例带状疱疹后，不留任何后遗症，且安全简便易行，并能在短期内收到满意疗效。现将其病因、病机、一般资料、操作方法分别介绍如下：

（一）资料分析

1. 发病年龄

本组病例中，男性患者76例，占总数的56.7%；女性患者58例，占总数的43.3%。年龄最小者25岁，最大者76岁，50岁以上者96例，占总数的71.6%。平均年龄49岁。

2. 病程与发病季节

（1）134例带状疱疹的患者就诊之前，其病程为2~24天不等，平均病程为3.8天。

（2）根据记录的病历，发现在一年四季之中均有发病，尤以秋季最多，其具体数字如下：

春季：25例，占18.7%。

夏季：23例，占17.2%。

秋季：48例，占35.8%。

冬季：38例，占28.3%。

3. 发病前的健康情况

统计病历时发现，134例患者之中有116例素体健康，无明显慢性疾病者占总数的86.6%，其余18人均有慢性疾病，病种分别为咳喘、胃病、肾结石、胆囊炎、中风偏瘫、乳腺病手术后、类风湿关节炎。资料表明，有慢性疾病和年老体弱者，疱疹疼痛比较严重，疗程也相对较长。

4. 就诊前的治疗情况

病人就诊之前，大多数患者都做过其他方法的治疗，大致有中药、针灸、维生素类、抗病毒药，以及外用中西药等，但均未能控制病情或疗效不佳。据统计，这部分病人为 90 例，占总数的 67.2%。

5. 发病部位

该病俗称"缠腰龙"，临床所见也确实以腰部发病占多数。此外，还能见到胸部、颈部、头面部、耳部等称为蛇串疮（表 4 - 4）。

表 4 - 4　　　　　　　带状疱疹的发病部位

部位	头面部	耳部	颈部	胸部	腰部
例数	8	3	6	35	82
%	6	2.2	4.5	26.1	61.2

（二）治疗方法

1. "龙眼"穴位放血

"龙眼"穴位于小指近端指关节尺侧面上，握拳取之。局部常规消毒后，用三棱针点刺，然后进行挤压，即有黄色黏液或恶血溢出，挤出 1~2 滴即可。

2. "龙头""龙尾"点刺出血

疱疹最先出现处称为"龙尾"，疱疹延伸方向之端称为"龙头"。其放血部位应在"龙头"之前，"龙尾"之后。经常规消毒后，以三棱针点刺出血，在针刺部位拔火罐，以求恶血尽祛。起罐后，用酒精棉球擦净该处，不必包扎。

3. 大椎放血

4. 配穴

如疱疹的发病部位在胸或胸以上部位者，加曲池、合谷；疱疹在腰部者，加足三里、三阴交、太冲。选穴多少，根据病情之轻重而定，一般选 1~2 个穴。刺激手法取泻法，每穴留针 30 分钟，每日治疗 1 次。

5. 辅助治疗

（1）病情严重者，可配合服用中药。

（2）疱疹破溃后，可用龙胆紫涂擦局部，以防感染。

（3）疱疹分泌物较多时，可按外科常规清洗局部皮肤。

（三）注意事项

1. 针具及放血部位必须消毒，以防感染。刺络时，下手宜轻，刺入宜浅，出血如珠如点为宜，切忌用力过猛。

2. 放血后 24 小时之内，勿洗澡以防感染。治疗期间，忌食刺激性食物。

3. 如疱疹破溃，局部可涂龙胆紫，以防感染。如疱疹的分泌物较多，可按外科常规清洁局部皮肤。

4. 凡贫血、体质虚弱者，低血糖者，低血压者，血液病者及孕妇等不宜放血。

5. 在治疗过程中，病人必须忌口，如辛辣、鱼虾等物。

（四）疗效

带状疱疹除了皮损以外，疼痛是主要症状。本组 134 例病人疼痛普遍较重，而通过针刺治疗后，能较快地控制疼痛。一般是在针刺后 24～48 小时内，疼痛可以明显减轻，有的可以基本控制。疼痛控制以后，疱疹很快枯萎，逐渐结痂，1 周左右脱落。134 例均未发现遗留后遗症。

（五）典型病例

例 1：张某，女，75 岁，教师，初诊日期：1990 年 9 月 1 日。

主诉：右侧腰部起疱疹，剧烈疼痛已 4 天。

现病史：10 天前，右侧腰部麻木时而伴痒，4 天前开始出现灼热疼痛，而后相继起红斑及水疱，日渐疱疹增多，疼痛加重，夜间尤甚，不发烧，经某医院诊断为"带状疱疹"。服抗病毒药物、肌注维生素类及外用炉甘石洗剂后，疱疹破溃而增多，疼痛严重，坐卧不安，心烦口苦，尿少而黄，便五日未解，腹胀不思饮食。检查：右侧腰部疱疹呈带状，面积为 25cm×9cm，肤色深红，疱疹密集成簇，疱内含白色液体，呈水泡状，大部分已破溃，显露出紫红色糜烂面，部分上覆痂皮，或融合成片。

舌象：苔白腻。

脉象：弦滑。

诊断：带状疱疹。

辨证：肝胆湿热，经络瘀滞。

立法：清利湿热，通经活络。

取穴：①龙眼穴放血。②龙头、龙尾用截法，放血、拔血罐。③针足三里、太冲。

手法：放血应适量，不宜太少或过多。针取泻法，留针 30 分钟。

治疗经过：治疗 1 次后疼痛明显减轻，其疱疹蔓延趋势也未再发展。治疗 3 次后，破溃面大部分结痂，并开始发痒。治疗 6 次后，疱疹、疼痛已然消失，大部分皮痂已脱落，全身症状得到改善，结束治疗。

按语：患者年逾古稀，素质虚弱，且有胃病史，长年服调胃助消之药品，发病前在北戴河疗养，居住房间潮湿，复又日夜护理病人，操劳过度，心情抑郁，故而发生该病。其病来势凶猛，尤以疼痛为甚，虽用多种药物内外合治，亦难以控制病情发展之趋势。改龙眼穴放血配合截法（龙头、龙尾），再刺肝胃二经调治，病情转安，医治 6 次获愈。

例 2：厚某，男，45 岁，干部，初诊日期：1983 年 1 月 17 日。

主诉：右胸刺痛，起疱疹 5 天。

现病史：患者 1 周前感右臂抬举不利，全身疲乏不适；5

日前开始发现右前臂后侧廉皮肤潮红；继则出现密集成簇的红色疱疹，并沿第三四肋间向前发展，至前胸正中，疱疹呈索条状排列，面积较宽有 4cm 左右，同时伴局部剧烈的刺痛。未经任何治疗，因疼痛剧烈来本科就诊。

现症：右前胸及同侧胸皮肤潮红，疱疹密集成簇，从右前臂后侧廉至前胸正中，沿第三四肋间呈索条状排列，局部疼痛剧烈。患者感全身乏力，眠欠安，纳尚可，二便调。

既往史：体质良好，有嗜酒习惯。

舌象：舌尖红，苔薄黄且滑。

脉象：滑数。

诊断：带状疱疹。

辨证：肝胆湿热，经络瘀滞。

立法：清热利湿，通经活络。

取穴：①龙眼穴放血。②龙头、龙尾用截法，放血、拔血罐。③大椎放血。④针曲池、合谷。

手法：放血应适量，不宜太少或过多。针取泻法，留针30 分钟。

治疗经过：治疗 1 次后，疱疹色变浅而为浅红色，疱疹尖有小黑点，疼痛大减，治疗 2～3 次后开始发痒，5 次后疱疹全部消退，与正常皮肤相同，疼痛完全消失，临床治愈。

按语：本患者平素嗜酒，而成脾湿之体，郁久化热，复感湿毒，引动体内的伏邪。湿毒郁于经脉，入客于孙络，发于肌表，阻滞脉络，气滞血瘀于内，湿邪与瘀血相搏，故发疱疹。或拔火罐时，在较短的时间内出现水泡，并且症状随之减轻。凡身体较瘦的患者，一般不易出现水泡。我们认为，湿盛者，湿邪溢于肌肤，流注肌腠之间，当于火罐吸拔后，水气外溢，结于皮下，而成水泡。凡寒邪盛者使用火罐后，寒邪与血相结一起外越，无形之寒邪随气而出，有形之血瘀于皮下，而呈紫色。

临床上用拔火罐与三棱针点刺放血配合使用，主要是取它行气活血之功，使瘀血毒邪出尽，以期取得更好的疗效，也符合"菀陈则除之"的治疗原则。即瘀血、湿邪郁于肌肤，阻滞经络时，采用拔火罐的方法，去除恶血，泄其实邪，痼疾可愈。

（六）穴解

1. 龙眼穴位于手小指尺侧第二、三骨节之间，握拳于横纹尽头取之，它位于小肠经脉中，属于经外奇穴，刺之有清热利湿、活血化瘀之功效。小肠与心相表里，心经属火，主血脉，龙眼穴放血能泻心火而清血热。根据"菀陈则除之"的原理，放血又可祛瘀通络，故取龙眼穴放血治疗带状疱疹是比较独特的。

2. 龙头、龙尾是指疱疹初始至延伸方向的终末，在其疱疹发生部位的前（龙头）与后（龙尾）刺破出血，再加火罐拔尽恶血，从而截断病势的继续蔓延，此法控制了病势的发展，俗称"截法"。也可以理解为釜底抽薪，直折其热的一种变法。

3. 《灵枢·终始》指出："刺诸痛者，其脉皆实。故曰从腰以上者，手太阴阳明皆主之，从腰以下者，足太阴阳明皆主之。"这是因为阳明属多气多血之经。痛者其脉皆实，是属气血有余之证，所以取阳明或相表里的太阴经穴皆可起主治作用。

（1）合谷为手阳明大肠经的原穴，"三焦阳气所化，为阳气之母，主调诸阳之病。"有疏风清热，消炎止痛，通畅气血之功能。在该穴施行泻法，疏泄和通调阳明的经气，清泄气血的壅滞能有镇痛消炎效果。

（2）曲池为手阳明大肠经合穴，有疏经络，调气血，清利湿热的作用。这不仅因为阳明是多气多血之经，曲池属于土穴，直接与属土的足阳明胃经有密切的关系；胃为气血之海，这样泻曲池便可发挥凉血祛湿的效用。而且肺与大肠相表里，泻曲池兼能有助于肺脏的清肃之气，能清热祛风，通达肌表。

（3）足三里为足阳明胃经之合穴，功能补益脾胃，调和气血，疏通经络，扶正培原，祛邪防病。《卫生宝鉴》指出："诸药不能止痛者，三里穴针入五分，其痛立止如神。"《灵枢·寿夭刚柔》指出："病在阳之阳者，刺阳之合。"

（4）三阴交为足太阴脾、足厥阴肝、足少阴肾之交会，有健脾胃，助运化，通经络，调气血，祛湿热的作用。

（5）太冲为足厥阴肝经之原穴。肝经布胁肋，肝经为血多气少之经，若风热毒邪与肝火湿热相搏，阻遏脉络，气血郁滞出现疼痛时，泻太冲即可疏通经气的壅闭，活血通络，又可清肝胆湿热。

（七）讨论与体会

1. 中医学对本病的认识

中医学对本病的病因、病机、症状均有详细的描述，例如《外科大成》说："缠腰火丹，一名'火带疮'，俗名'蛇串疮'，初生于腰，紫赤如疹，或起水疱，痛如火燎，由心肾不交，肝火内炽流入膀胱而缠带脉也。"《外科正宗·卷十》说："火丹者，心火妄动，三焦风热乘之，故发于肌肤之表，有干湿不同，红白之异，干者色红形如云片，上起风粟作痒发热，此属心肝二经之火。"《医宗金鉴》认为，本病由于"风火郁于心肝两经所致……疱色黄白，破后流水是湿热郁于脾、肺两经……发于胁肋之间，肝经为主，多兼肝火。"根据历代文献记述，此病多由心肝二经风火或脾肺二经湿热所致，病机多因肝气郁结，久而化火妄动，脾经湿热内蕴，外溢皮肤而成，或因兼感毒邪，以致湿热火毒蕴结于肌肤而成。其临床特征为发病急骤，生病时患者或先或后出现大小如绿豆或黄豆状水疱，累累如串珠，排列成串或带状。正如明代《外科启玄》说："此疮生于皮肤间，与水窠相似，淡红且痛，五七个成攒，亦能荫开。"描述了皮肤病损特点。

2. "截法"浅谈

所谓"截法"就是采取果断措施和特殊功效的穴位，直捣病巢，迅速祛除病因病原，杜绝疾病的自然发展。因为"截法"强调攻邪，所以它亦属于泻法。

缠腰火丹初起，风热毒邪与肝火湿热相搏，阻遏经络，气血不通，不通则痛，故见灼热疼痛。后因毒热蕴于血分则发红斑，湿热凝聚不得疏泄则起水疱。因此，肝胆热盛，脾湿内蕴为本病的实质。在辨证施治上，祛风清热，利湿解毒，以治其因；化瘀通络，调和气血，以治其果。采用"龙眼""龙头""龙尾"穴放血并加拔火罐，以充分祛其恶血，使湿热火毒之邪能随瘀滞之血而出，给邪以出路。这不仅能控制病情，而且能去除病原，所以它是治疗带状疱疹的有效方法之一。

泻曲池、合谷、足三里、三阴交、太冲以疏泄病邪，清热利湿解毒，湿热除则病自愈。临床实践证明，在带状疱疹早期，对上述穴位采用泻法，能有效地截断病原，阻止疾病发展。

对于带状疱疹，目前西医尚缺乏满意的治疗方法。本组病例经"截法"治疗后，疼痛很快消失，无一例留有后遗神经痛，疗效满意。因此，以"截法"治疗本病是一有效疗法，值得进一步探讨。

3. 湿邪的来由和预防

湿邪为病分外湿和内湿：外湿为六淫之一，多由于气候潮湿、涉水淋雨、居处潮湿等外在湿邪侵袭人体所致；内湿多由于脾虚，脾失健运，津液不得运化敷布，或由于饮食不节，恣食生冷，嗜饮酒茶，损伤脾胃，湿从内生，聚而为患。

湿性重浊、黏腻，最易阻遏气机，损伤阳气。外湿和内湿虽有不同，但在发病过程中又常相互影响。伤于外湿，使湿邪困脾，不能健运，则湿从内生；而脾阳虚损，水湿不化，亦易招致外湿侵袭。

预防湿邪的办法，就是祛除病因，调整饮食，戒饮酒及浓茶，健脾益胃，使脾气健运，水湿自消。

4. 龙眼穴

在本组病历中，本穴是治疗带状疱疹的主穴。通过实践证实，其临床的作用是可靠的，当然还需要龙头、龙尾以及其他经穴之配合。但刺络放血的手法很难避免针刺过程中的疼痛，所以对年迈体弱的老人，特别是对素有高血压、心脏病的患者尤应谨慎。

十六、极泉穴探讨

极泉穴源于《灵枢》，为手少阴心经之起穴。就其临床应用来说，各种书籍、杂志报道甚少，我们在临床上应用此穴治疗多种疾病均取得较好疗效。

（一）极泉穴的位置

古今各种针灸书籍及医家对极泉穴的位置和定位有过不少记载及论述，如《十四经发挥》："在腋下筋间，动脉入胸。"《针灸甲乙经》："在腋下筋间动脉，入胸中。"《医学入门》："腋下筋间动脉入胸处。"《针灸聚英》："臂内腋下筋间，动脉入胸……针三分，灸七壮。"

（二）极泉穴的取法及针刺法

《图考》记载："将肩臂举起，在腋窝毛中两筋间，以手按之居筋缝间，即极泉穴也"（图4-2）。

《中国针灸学讲义》："手平伸举，按其腋下，当腋窝横纹内侧两筋间有动脉应手处是穴。"

《实用针灸学》："上臂外展平肩，腋窝正中，腋动脉内侧缘。"

直刺进针0.5~1寸，施雀啄手法，使触电样针感达手指，反复施术3次，即可出针。

（三）主治范围

极泉穴所治疾病颇多，《铜人》《医学入门》《针灸大成》《针灸说约》《循经考穴编》《中国针灸学讲义》《中华针灸

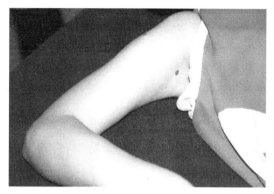

图 4 - 2 极泉穴

学》《近世针灸医学全书》，以及各版本教科书均有所论述，综合如下：

1. 目黄咽干，心痛（心肌炎），干呕烦渴（干呕哕），悲愁不乐，神经衰弱，歇斯底里。

2. 马刀侠瘿（腋下肿、颈淋巴结核），胸部神经痉挛，乳汁分泌不足，狐臭。

3. 胁下满痛（肋间神经痛），臂肘厥寒（肘臂冷痛），四肢不收，肩臂不举，上肢不遂，单瘫。

4. 临床实践中发现，治疗以下病证的疗效较为满意。

（1）臂丛神经损伤。

（2）血虚、筋脉失养所致的上肢麻木。

（3）风寒袭络引起的上肢疼痛与麻木。

（四）手少阴心经之起穴

极泉穴为手少阴心经之穴，为手少阴心经脉气所发，故应该首先明确手少阴心经的循行及主治。

《灵枢·经脉》说："心手少阴之脉，起于心中，出属心系，下膈络小肠；其支者，从心系上夹咽，系目系；其直者，复从心系却上肺，出腋下，下循臑内后廉，行太阴、心主之后，下肘内，循臂内后廉，抵掌后锐骨之端，入掌内后廉，循

· 333 ·

小指之内出其端。是动则病嗌干心痛，渴而欲饮，是为臂厥。是主心所生病者，目黄胁痛，臑臂内后廉痛厥，掌中热痛。"

语释：手少阴心经脉起于心中，出属于"心系"（心与其他脏器相联系的部位），通过横膈，联络小肠。"心系"向上的脉，夹着食管上行，连于"目系"（眼球连于脑的部位）；"心系"直行的脉，上行于肺部，再向下出于腋窝部（极泉穴），沿上臂内侧后缘，行于手太阴肺经和手厥阴心包经之后，到达肘窝，沿前臂内侧后缘，至掌后豆骨部，进入掌内，沿小指内侧至末端（少冲），与手太阳小肠经相接。

脏腑经脉病候：本经如发生异常变动时（是动），就会出现咽干、心痛、口渴欲饮等症状，这是"臂厥"的现象。本经所发生的病证为：眼睛发黄，胁肋疼痛，上臂内侧后缘疼痛或厥冷，手心发热。

（五）典型病例

例1：孔某，女，14岁，学生，初诊日期：1976年8月30日。

主诉：左上肢麻痹已月余。

现病史：1个月前因唐山大地震而楼房倒塌，左上肢挤在房顶的预制板夹缝之中。当时神志清醒，家中母亲与弟弟皆已被废墟压死，自己无能力从夹缝中撤出上肢，只觉麻木。10小时后，父亲从工厂来到废墟，在悲痛而焦急的情况下用手抓住腋窝部位用猛力，从夹缝中搜出左上肢，当即发现左手和前臂均不能活动。后随抢救医疗队转移到东北长春治疗，因疗效不好，经他人介绍转本院针灸治疗。

现症：左前臂和手皆麻木不仁，掐之无任何感觉，肌肉明显萎缩，局部发凉，手指只有微弱的活动，不能拿取物品，纳可，二便调，月经正常。

既往史：素体健康。

舌象：质淡红，苔白。

脉象：左细弱，右弦滑。

诊断：臂丛神经损伤（左）。

辨证：外伤经脉，血瘀络阻。

立法：疏通经络，化瘀行气。

取穴：以极泉穴为主；曲池、手三里、外关、后溪、中渚、合谷（左）。

手法：极泉穴施浅刺雀啄法，使感应传至手指。其他穴用补法，留针30分钟。

治疗经过：患者经10次治疗后，左上肢麻木已明显见好，腕关节、肘关节均能活动，手指仍无力，活动微弱，寸口脉稍有力。针治30次后，左上肢的痛觉、触觉接近正常。针治60次后，左手可以拿物、写字、拧洗手巾，可做些简单事情，左上肢的皮肤颜色已接近正常，寸口脉与右侧基本相同，萎缩的肌肉已明显恢复，再继续治疗25次以巩固疗效。共计治疗85次，即治疗6个多月，因需要返回唐山继续上学，所以结束治疗。

按语：患者离京后经常来信，5年后随父亲来京出差，到医院专程看望医生，知其左上肢基本正常，只是左手比右侧稍小，手掌比右侧稍薄。父女对针灸治疗甚为满意。

例2：刘某，女，29岁，干部，初诊日期：1983年6月6日。

主诉：左上肢尺侧麻木2天。

现病史：2天前无明显诱因，患者清晨起床后，发现左手尺侧麻木不仁，以手掐之毫无感觉，且手指屈伸不利，不能持重物。遂到某医院就诊，该院诊断为"末梢神经炎"，给予注射维生素 B_{12}，口服地巴唑、维生素 E，服药后病情无明显缓解。今日来我院就诊，询问病史，得知病人长期在冷库工作。

现症：左手小指、无名指及中指背侧麻木，掐之不觉，左手背及腕关节尺侧皮肤感觉障碍，中指、无名指、小指屈伸不利，对掌不能，不能持重物，纳可，二便调。

既往史：1977年曾患急性黄疸性肝炎，经治疗而愈。

舌象：质淡红，苔薄白。

脉象：细滑。

诊断：末梢神经炎。

辨证：寒邪中络，经脉阻滞。

立法：疏通经络，活血行气。

取穴：以极泉穴为主；小海、后溪（左）。

手法：极泉穴施浅刺雀啄法，使感应传至手指。其他穴用补法，留针30分钟。

治疗经过：患者经3次针灸治疗后，症状明显减轻，左手指活动基本正常，已能对掌，麻木略减，但左手背腕关节尺侧仍有麻木感。经8次治疗后，麻木明显减轻，治疗至15次时，手指活动完全自如，麻木缓解，临床基本痊愈。

例3：程某，男，58岁，工人，初诊日期：1988年8月18日。

主诉：右肩臂疼痛7天。

现病史：患者7天前，晨起突感右肩胛骨边缘疼痛难忍，不能平卧，并逐渐波及整个右上肢，伴麻木感，肘、腕关节处尤甚。曾在某医院就诊，诊断为"颈胸神经根炎"。拔火罐治疗无效，口服西药布洛芬、消炎痛及肌注杜冷丁等，症状仍无好转，故今日来我科就诊。

现症：右肩臂剧痛难忍伴麻木，夜不能寐，心中烦躁，纳呆，二便调。

既往史：胃病史15年。

舌象：质暗红，苔薄白。

脉象：弦紧。

诊断：颈胸神经根炎。

辨证：风寒袭络，经脉阻滞。

立法：祛风散寒，通络止痛。

取穴：以极泉穴为主；风池、三阳络、二间、三间

（右）。

手法：极泉穴施浅刺雀啄法，使感应传至手指。其他穴用补法，留针 30 分钟。

治疗经过：经 2 次针刺治疗后，疼痛减轻，呈阵发性疼痛，但手指仍有麻木感，夜间已经能够入睡。第 3 次治疗后，疼痛基本消失，麻木感减轻，针刺 10 次后，痛止病愈。

（六）讨论与体会

1. 极泉穴为心经之穴，位于腋窝中，其取穴与临床治疗效果有很大关系。我们在取穴时，多让患者屈肘抬臂，肘与肩平，在腋窝横纹外上方两筋间，直刺进针 0.5～1 寸，施雀啄法，使触电样针感达手指（有时可达小指，或达四、五指端，或达二、三指端，有时则五指同时有触电样感觉）。留针 30 分钟后，可出针。

2. 前面所讲肢体有触电样感即中医的循经感传，循经感传是重要的经络现象之一。《内经》中就已经有了"中气穴，则针游于巷"和"见其乌乌，见其稷稷，从见其飞，不知其谁"这样一些关于循经感传现象的记载。元明时代，针灸疗法有了新的发展，这一时期的《金针赋》《针灸大成》《针灸聚英》和《医学入门》等针灸著作中，对循经感传现象的描述更为生动，并收集和总结了许多驰血运气、飞经走气的方法。

循经感传现象一向被认为是古人创立经络学说的一个重要依据，历代医家都把掌握和控制循经感传作为提高针刺疗效的一种积极手段。通过临床实践，我们感到极泉穴的感传（即针感传至手指）与否直接关系着治疗效果，有感传则疗效很好，若无感传则等于没有治疗。治疗时，我们保证每个针刺极泉穴的病人得到感传，以调心经之气，使经脉通达，气血和调，故治疗效果更加满意。

3. 痹证的发病机制为素体虚弱，卫阳不固，感受风寒湿邪，邪气流注经络关节，气血运行不畅而为痹证。前面三个病例之中，例二、例三由于工作条件，长期居处寒冷之地，故有明显的受寒病史，以致风寒湿邪侵入经络关节，出现疼痛麻木等症。

在痹证的治疗方法上，必须根据外邪侵犯机体的具体情况而决定，有祛风寒、行气血、除湿、清热、补肝肾等法。以上病例均以祛风寒之邪为主，兼以行气血、通脉络。因心主血脉，脉为血之府，是血液通行的隧道，所以《素问·六节藏象论》说"其冲在血脉，"《痿论》又说"心主身之血脉"，即心主宰血脉之运行，濡养全身，为生命活动之中心。又手少阴心经之脉循肩背上肢内侧而行，故取手少阴心经之极泉穴为主治疗本症。

4. 以雀啄手法刺极泉穴，对臂丛神经损伤的恢复有促进作用，在临床实践中治疗偏瘫、颈椎病、高位截瘫等都有使用价值。例1是外伤性神经损伤，在整个治疗过程中，极泉穴起到了主导作用，此穴是笔者比较常用的穴位之一。

（七）小结

1. 本文对于极泉穴的位置、取法、主治范围及临床应用进行了初步探讨。

2. 极泉穴为手少阴心经之穴，为手少阴心经脉气所发，它位于腋窝中，取穴时要屈肘抬臂，肘与肩平，在腋窝横纹外上方两筋间，直刺 0.5～1 寸，施雀啄法，使触电样针感达手指端。

3. 极泉穴的临床应用还是较为广泛的，凡臂肘厥寒，四肢不收及上肢麻木、疼痛、酸楚、关节活动不利等均可取极泉穴，特别是对臂丛神经的损伤有积极的治疗作用。

十七、"透刺针法"简述

透刺针法是针灸刺法中的一个重要组成部分，在我国医学史中占有一定的地位，其渊源可追溯到金元以前。金元时期，窦默在《针经指南》中已对透针法有过论述，并为后世所引用。元、明年间，部分透刺针法已在民间广泛使用，如在《玉龙歌》中曾这样记载过偏正头痛的治法："偏正头风痛难医，丝竹金针亦可施，沿皮向后透率谷，一针两穴世间稀。"至明代杨继洲在《针灸大成》中注明了三十多条透刺针法，丰富了透刺的内容。现代医学文献中，介绍了许多透刺治疗疾病的经验验方，并在原有的基础上有所发展。透刺包括"担法""过梁针"两种。"担法"即进针后沿皮向要透刺的穴位方向刺，如攒竹透丝竹空；"过梁针"是进针后沿骨的边缘向对侧穴位刺，如阳陵泉透阴陵泉。此外，还有两针双手同时从两穴进针，得气后，将两侧针芒相对而刺，使之相触，称为"对刺针"，也是透刺的一种方法。

透刺配方是若干个穴位组成的、以透刺为主的针灸处方。这种深透的刺法对于病程日久或久治不愈的顽疾具有较好的治疗作用，特别是对经络病和筋脉之间的病证更为适宜。近代曾有不少以透刺为主的针治配方，丰富了针法的内容。现仅介绍著名老中医王乐亭教授的六寸金针透刺治疗瘰疬（淋巴结核）和两组有关以透刺方法组合成的配方：颜面六透法、十二透针法。

（一）六寸金针治疗瘰疬

取穴：曲池透臂臑。

功用：宣气行血，通瘀散结。

主治：瘰疬（淋巴结核）。

加减：①一般不加配穴，但对于病程久，结核肿硬不消或经治后已缩小成硬结者，可以在结核局部使用火针；对于脓肿已形成，欲溃而未溃者，也可配合使用火针，即所谓火针排脓。②艾柱灸肘尖，每次5~7壮，多用于瘰疬生于腋下而久治不效者。

方解：金针刺曲池透臂臑的治疗作用，并非局部取穴的局部效应所能完全解释。历代针灸文献中关于针刺曲池、臂臑治疗瘰疬的记载不多，从文献中所查到的唯有《类经图翼》中记载针刺"曲池……主治瘰疬"、针刺"臂臑主治臂痛无力，寒热瘰疬，颈项拘急"。《百症赋》中说针刺臂臑"兼五里，能愈瘰。"可见针刺曲池、臂臑能治瘰疬是有一定的理论和实践根据。而采取透刺的手法，一针可担曲池、五里、臂臑三穴，都有主治瘰疬的功能。

刺法：取曲池穴局部消毒后，将针尖蘸少许甘油，以45°角迅速进针，将针尖对准臂臑的方向，使针体紧贴皮下，深浅适宜，针尖沿皮向上刺，通过五里穴再向臂臑穴推进；进针后，患者有酸胀感或沉重感。留针30分钟。

典型病例：

谢某，女，17岁，学生，初诊日期：1975年4月21日。

主诉：右颈淋巴结核2个月。

现病史：2年前，右耳后下方肿起两个硬结，经某医院检查，诊断为颈淋巴结核，经服中药及注射链霉素好转。近2个月来，突然明显肿大、质硬、按之不痛、推之左右不移动，伴有四肢无力，偶有头痛，性情急躁易怒，纳食可，睡眠安，二便及月经正常。

既往史：平素身体健康，无特殊、慢性、传染性疾病。

舌象：质淡红，舌尖红，苔薄白。

脉象：沉细而弦。

检查：颈部结核 6cm×6cm，腋下结核 3cm×3cm。胸透正常。表面皮肤不红、质硬，按之不痛，推之左右不移动。

诊断：颈淋巴结核。

辨证：气血凝滞，痰湿聚结，发为瘰疬。

立法：调理气血，消肿散结。

取穴：曲池透臂臑。

手法：取六寸金针刺之，留针30分钟。

治疗经过：针治5次后，检查腋下淋巴结核缩小至2cm×

2cm，颈部淋巴结核变软，分散为三个肿核。针治 12 次后，颈部淋巴结核减小至如蚕豆大。针治 14 次后，颈部和腋下淋巴结核已基本消失，临床痊愈，追访 2 个月，未见复发。

（二）颜面六透法

取穴：地仓透颊车，阳白透鱼腰，迎香透睛明，太阳透颧髎，四白透承泣，攒竹透丝竹空。同侧内庭，对侧合谷、太冲。

功用：驱风通络，牵正和营。

主治：颜面神经麻痹（周围型）。

加减：①额纹消失：加阳白透头维；②上睑麻痹：加攒竹透睛明；③下睑麻痹：加承泣透睛明；④眼角流泪：加颧髎透睛明；⑤不能耸鼻：加巨髎透睛明；⑥口角歪斜：加颧髎透大迎，地仓透下关；⑦耳后疼痛：加风池透风府；⑧面瘫日久：加翳风透丝竹空。

方解：承泣、四白、颧髎、地仓、颊车、迎香能调理气血；太阳、鱼腰、攒竹、睛明能疏风散邪；丝竹空能调肝理气。合谷、太冲、内庭为循经远端取穴。合谷为手阳明大肠经，有疏风解表、退热消肿之功，可调节疏泄阳明经气，针刺使之循经上行走头面，故四总穴歌曰："面口合谷收"。内庭为足阳明胃经穴，针泻之有疏通经气、清热开郁之功。太冲为足厥阴肝经原穴，针泻之有疏泄肝气、通调气血、清肝胆热、镇静祛风之效。《百症赋》曰："太冲泻唇喎以速愈。"以上三穴与六透配合，共求疏风清热，调和气血，牵正和营之功。

刺法：①颜面穴均用平补平泻，手足穴用泻法，得气后留针 30 分钟；②每次选用颜面六透为基础，再取对侧合谷、对侧太冲、同侧内庭；③针的选择：最好用旧针，其针尖稍钝者最好，这样可以减少局部出血的现象发生；④面瘫发生后的 7～10 天内为急性发展期，穴位主要采用浅刺，待急性期过后，病情稳定方可采用透刺针法。

典型病例：

例1：黄某，女，21岁，工人，初诊日期：1982年6月28日。

主诉：右侧面瘫2周。

现病史：患者于2周前，感冒发烧后发现右侧面部感觉麻木，肌肉收缩无力，右侧额纹不起，眼睑不能闭合，相差一半，耸鼻见右侧无力，示齿见口㖞向左侧，右鼻唇沟浅平，鼓腮漏气，漱口漏水，吃东西塞食，耳后疼痛，经医务室治疗无效。

既往史：有月经提前史，无慢性疾病。

舌象：质淡红，苔薄白，舌边有齿痕。

脉象：细滑而数。

诊断：周围型颜面神经麻痹。

辨证：风寒袭络，经脉阻滞。

立法：散风通络，清热和营。

取穴：颜面六透法加合谷、内庭、太冲。

手法：均取平补平泻法，留针30分钟，每周治疗3次。

治疗经过：针治5次后，面瘫明显好转。针治15次后，病情基本恢复。针治25次之后，右侧面瘫临床痊愈，结束治疗。2周后患者来门诊复查：左右对称，表情自如，面瘫完全恢复正常。

例2：刘某，男，35岁，职员，初诊日期：1983年5月7日

主诉：左侧面瘫5周。

现病史：患者于5周前，因乘公交车睡着并被窗风所吹之后，发现左侧面部感觉麻木、松弛，肌肉收缩无力，左侧额头额纹消失，眼睑不能闭合，耸鼻无动作，示齿见口㖞向右侧，左侧鼻唇沟消失，鼓腮漏气，漱口漏水，吃东西塞食，耳后微有疼痛，伸舌挺直不偏。经使用电针治疗月余，疗效缓慢。

既往史：曾患慢性结肠炎之病史。

舌象：舌质淡红，苔白厚。

脉象：沉细。

诊断：周围型颜面神经麻痹。

辨证：风寒袭络，经脉闭阻。

立法：散风通络，益气和营。

取穴：颜面六透法加中脘、气海、合谷、足三里。

手法：透穴不做手法，其他穴皆用补法。留针 30 分钟，每周治疗 3 次。

治疗经过：针治 2 次后，病人即有好的感觉；针治 14 次后，左侧面瘫明显好转；针治 26 次后，病情基本恢复；再巩固治疗 4 次，面瘫临床痊愈。总共治疗 30 次，历时约 2 个半月。3 周后，患者来诊复查：其颜面左右对称，表情自如，面瘫完全恢复正常。

按语：

（1）颜面神经麻痹分周围型、中枢型两型。"颜面六透法"主要治疗风邪袭络的周围型面瘫，即实中络。脑血管病所致的中枢型面瘫不属本法的治疗范畴。

（2）颜面六透法治疗久治不愈的周围型面瘫有较好的疗效，从著者多年来所保留的临床资料中反映出如下几点：

① 其疗效与年龄、性别有密切关系，一般女性患者比男性患者好得快；年轻的患者比年长的患者好得快。换句话说，年轻女性治愈的时间较短；年长男性所治愈的时间较长。

② 若心情较好，对治疗充满信心，并能认真对待者，其疗效较好；否则往往"事倍功半"，取效迟缓，甚则留有后遗症。

③ 一般患者应早期进行针治，在发病后的前 2 周内，需要每天接受治疗。当超过 14 天后，即可应用透刺法，每周 3 次。

（三）十二透针法

十二透针法，是指在人体偏瘫一侧的上下肢选取 24 个穴位，其中有 12 个穴位，进行透刺。

取穴：肩髃透臂臑，腋缝透胛缝，曲池透少海，外关透内关，阳池透大陵，合谷透劳宫，环跳透风市，阳关透曲泉，阳陵泉透阴陵泉，绝骨透三阴交，丘墟透申脉，太冲透涌泉。

功用：疏风通络，活血化瘀，调和营卫，强筋健步。

主治：①顽固性半身不遂；②风寒袭络致半身麻木不仁。

方解：十二透穴方所取肩髃乃手阳明、阳跷之会穴，主治肩臂痛、半身不遂。腋缝能利关节，主治上臂不遂。曲池能祛风通络，善治肘臂不遂。外关能驱邪风，利筋骨；阳池为手少阳三焦经之原穴，主治腕痛、肩背痛不举。合谷主治手腕不能伸握。环跳主治下肢不遂，有健步通络之能。阳关属足少阳胆经，主治鹤膝风、膝红肿不能屈伸。阳陵泉属筋之会，为足少阳胆经之合穴。绝骨即悬钟穴，为髓之会，主治中风半身不遂。丘墟属足少阳胆经，主治脚跟痛、不能履地。太冲为足厥阴肝经之俞穴，主治脚肿痛挛急。诸穴共配，以达通经活络、强筋健步。

刺法：①透穴选用的针应比一般毫针粗且长（26－28号），以不锈钢为宜，长度按具体情况而定。刺时应找准穴位，迅速突破表皮以减少病人痛苦，然后以补法向透穴刺之。左手应按在进穴的位置上，待针透过骨缝之后，手指有针透之感，且以不透出表皮为妥。②对于初诊患者或是体质比较虚弱的病人，开始均不宜立即选用透刺针法，以免患者尚无思想准备，肌肉过于紧张而致晕针。针的质量要好，以免因肌肉痉挛而折针。

典型病例：杨某，男，42 岁，工人，初诊日期：1982 年 4 月 14 日。

主诉：右侧偏瘫 3 个月。

现病史：患者于 3 年前体检时发现血压高，经常眩晕，血压一般为 160/110mmHg 以上，近半年出现肢麻、善急躁、夜寐不实、健忘神疲等症。3 个月前突发右侧肢体活动功能障碍、言语功能丧失而急诊抢救。当时诊断为脑溢血，出院后来门诊治疗。

现症：右侧偏瘫，上肢不能抬高，手腕活动无力，上肢肌力2级。下肢稍能活动，行走艰难，抬腿无力，足下垂且内翻，下肢肌力低于2级。语言不利，伸舌偏向患侧，右半身痛觉较差，生活不能自理，纳谷尚可，夜寐较安，尿黄，大便秘结二日一解。

既往史：年轻时曾患失眠症。

舌象：质红暗，苔黄厚腻，边有齿痕。

脉象：弦滑。

检查：血压154/92mmHg。

诊断：脑溢血后遗症。

辨证：阴虚阳亢，肝风内动，发为风痹。

立法：育阴潜阳，疏通经络。

取穴：百会、风府、廉泉、十二透穴（右）。

手法：皆取补法，留针30分钟。

治疗经过：遵上法治疗，每周3次，3个月后可以扶手杖缓行，右上肢可以抬至前胸部，但仍持物无力；右下肢抬腿比治疗前明显好转，说话基本正常，血压平稳。再治疗3个月后，右上肢可以抬至鼻部，手的功能活动明显好转；右下肢功能活动有所恢复，可以行走40分钟至1小时。饮食、睡眠、二便皆正常，血压平稳。

按语：经过7个月治疗，针刺约80次，患者于1982年11月27日来门诊复查：血压110/80mmHg，右上肢屈伸自如，可以抬高至头顶，手腕活动灵活，但伸肌力量稍差，右上肢肌力4级。右下肢行走稳健，抬腿自如，足下垂及内翻明显好转，下肢肌力4级，脉沉缓，舌质淡红，苔白。结束治疗，自行功能锻炼。

（四）讨论与体会

1. 透刺具有疏通经络、沟通经气的作用

透刺包括"沿皮透"和"过梁针"。根据其进针穴和透穴所在部位不同，又可分为：沿皮透，如地仓透颊车；表里经透，如昆仑透太溪；邻经透，如太冲透涌泉等。其共同特点是具有疏通经络、沟通经气的作用。透刺所治疗的病种大部分是经络病，其病机均为邪中经络，经脉气滞。因其阻滞部位不同而有偏头痛、面瘫、肩凝、偏瘫之别，治疗均以疏通经络立法，并依其兼证略有变通。

2. 透刺具有协同作用

每组透刺由两穴组成，进针穴与被透穴有不同的功用与主治，采用一针透两穴，则可使两穴产生协同作用。以"十二透穴"中太冲透涌泉为例：太冲为肝经原穴，涌泉为肾经井穴，以太冲刺向涌泉可泻肝火、滋肾水，标本兼顾，一针而取两穴之效。又如"十二透穴"中绝骨透三阴交：绝骨为足三阳之络，具有益脑补髓、强筋壮骨的作用；三阴交为足三阴之交会穴，以健脾益气、滋肾补肝为长。绝骨透三阴交，足三阳之大络与足三阴之交会相通，如此则经气相通，气血流畅，营卫调和，滋阴补阳，诚为单一取穴所不及。

3. 透刺为治疗顽固性疾病的有效方法

沉疴痼疾的病位可有表里、脏腑、经络之分，然药石屡用不验，病延日久，或外邪客于经络，或气血滞于脉络，或脏腑气弱、脉络不充，终致经脉气血流行不畅。针刺具有疏通经气、直中病所的作用，而透刺又以沟通经气为其独到之处，故采用以透刺为主的配方治疗慢性、顽固性疾患为行之有效的方法。

4. 该透则透，透之务必得法

《素问·刺要论》说："病有浮沉，刺有浅深，各至其理，无过其道，过之则内伤，不及则生外壅，壅则邪从之……"该经文明确指出该透则透，不该透则绝不可透。例如刺阳陵泉穴，一般可刺 1～1.5 寸，针尖刺向足三里的方向，不可再深，再深就会"过其道，过之则内伤"。然而在透刺时，可以取阳陵泉透阴陵泉，直达对侧皮下，并以顶起皮肤为度，但不可刺破对侧皮肤，否则可增加感染机会和针痛感。

十八、"通督健脑法"治疗小儿脑瘫

脑瘫即小儿脑性瘫痪，是一种因非进行性的脑损伤而引起的运动发育落后和运动姿态异常的综合征，属于脑损伤的后遗症，是儿童致残的主要疾病之一。

近年来，由于产科技术的发展，本来很难成活的婴儿经过积极有效的抢救而避免了夭折，使新生儿的成活率显著提高，但同时也使我国脑瘫病儿明显增多，每年有近 5 万名患儿严重致残。

脑瘫的致病因素：妊娠初期感染、母体接受放射治疗、早产、难产、窒息缺氧、严重新生儿黄疸，以及母亲怀孕期间使用某些药物等。母亲患有糖尿病、严重营养不良、烟酒过度等亦能伤害婴儿脑细胞的正常发育，从而发为脑性瘫痪。

现代医学认为，脑损伤后的病变主要累及大脑皮层锥体内系及脊髓等。脑瘫的主要症状表现为患儿智力低下，语言不能，中枢性运动功能障碍，肢体瘫痪或动作畸形，不同程度地影响听力、视力、咀嚼，部分患儿常并发癫痫。多数脑瘫患儿长大之后，轻者表现为扭转性痉挛，重者生活不能自理而成为终身残疾。

笔者认为，早发现、早治疗对脑瘫患儿十分重要，这直接关系着患儿的成长、病情的转化，以及残疾的轻重。实践证明，脑瘫患儿的治疗关键是"脑"，脑髓若能康复，则瘫痪的肢体有可能恢复重建功能。正如前贤所讲："脑伤则体残，脑康则体安。"

笔者从事治瘫工作数十载，经过对小儿脑瘫多年的深入研究和临床实践，创立了"通督健脑法"治疗体系，即通过针刺督脉，来疏通髓海，重建神明。对于恢复肢体运动功能，缩小与同龄健康儿童的差距，有较好的治疗效果。现将"通督健脑法"治疗小儿脑瘫的理论依据和临床运用做一讨论。

（一）中医学对脑的认识

中医认为，脑为奇恒之腑，位于颅内，由髓汇集而成。

1. 脑为髓之海

早在两千年前，《内经》中已对脑的解剖位置、生理功能有所记载。如"脑为髓之海，其输上在于其盖，下在风府。"又如"诸髓者皆属于脑，故上至脑，下至尾骶，皆精髓升降之道路。"髓有骨髓和脊髓之分，脊髓上通于脑，脑为髓聚而成，所以脑又称为"髓海"。至于脑的作用已粗略地见于《灵枢·大惑论》说："五脏六腑之精气，皆上注于目而为之精……裹撷筋骨血气之精而与脉并为系，上属于脑，后出于项中。"至明清时代，对脑的生理功能又有进一步的认识。《医宗金鉴》说："头为诸阳之首，位居至高，内涵脑髓，脑为元神之府，以统全身者也。"王清任《医林改错》在前人论述的基础上，又进一步发挥："灵机记性在脑者，因饮食生气血，长肌肉，精汁之清者，化而为髓，由脊骨上行入脑，名曰脑髓。盛脑髓者，名曰髓海……"王氏所谓灵机，即指思维与感觉而言，他把记忆、视、听、嗅、言等感官功能统归于脑。

综合前人所述，脑具有主神明（即精神及思维活动）及主动（即运动）的生理功能。

2. 脏腑之精微补益脑髓

前人虽然对脑的生理、病理有一定的认识，但在中医脏腑学说中，把有关脑的生理病理又分别归属于五脏。《内经》说："肾不生，则髓不能满。"又说："五谷之精微，和合而为膏者，内渗于骨空，补益脑髓。"古代医家还认为，脑髓是由肾精所化生的。肾之精气盈满，人的记性就强，骨健身壮。如果肾之真阴亏虚，真阳不足，脑髓失其温养，人的记性就迟钝、骨软无力。人之脑髓虽禀于先天肾气，但其养益之源，却是依靠后天饮食所化生之精微。正如《内经》所说："谷入气满，淖泽注于骨，骨属屈伸泄泽，补益脑髓。"可见，脑髓的生成及维持脑的生理功能，有赖于五脏六腑的健旺及供养，尤其与脾肾的关系更为密切。而脑的功能正常与否也会直接影响五脏六腑。如《灵枢·海论》说："髓海有余，则轻劲多力……髓海不足，则脑转耳鸣，胫酸眩冒，目无所见，懈怠安卧。"若脑受到过度刺激或损害时，也能导致五脏的损伤。

3. 肾藏精，精生髓

肾藏精，主发育与生殖，精是构成人体的基本物质，也是人体各种机能活动的物质基础，故《素问·金匮真言论》说："夫精者，身之本也。"精能化气，肾精所化之气称为"肾气"，肾的精气盛衰关系到生殖与生长发育的能力。肾主骨，生髓，肾主藏精，而精能生髓，髓居于骨中，骨赖髓以充养，肾精充足则骨髓的生化有源，骨骼得到髓的充养滋润而坚固有力。如果肾精虚少，骨髓的化源不足，不能营养骨骼，便会出现骨骼脆弱无力，甚至发育不良，所以小儿囟门迟闭、骨软无力，常是由先天之精不足所致。中医所讲的肾，不仅指生殖泌尿系统的机能，更重要的是包括了内分泌的许多重要机能。由于激素的体液调节不仅影响钾、钠、钙等电解质和酸碱平衡，而且深刻地影响神经系统和循环系统的机能状态。因此，中医所谓"肾"的病变会出现收引拘紧，骨髓不养筋脉而致四肢痿软无力一类症状是不难理解的。

（二）疏通督脉的临床意义

1. 督脉的生理功能

督脉是十四经脉中重要的经脉。它的生理作用主要有以下三条：

（1）督帅阳气

"督"有"都"及"总合"之意。督脉循行腰背正中，上达头间，手足三阳经都与之交会，全身阳经经气皆会于此脉，故督脉为"阳脉之海"，总督全身之阳气。即滑伯仁在《难经本义》所指出的"督之为言都也，为阳脉之海，所以都纲乎阳脉也"。

（2）统摄真气

肾为先天之本，性命始生之门，无气之根。左肾属水藏真阴，右肾属火藏真阳，中间为命门，维系一身之元气。督脉循行自下而上，"贯脊属肾"，别络自上而下，"循膂络肾"，上下循行，络属两肾，中系命门。故督脉统摄着人体之元气，与生长发育息息相关。李时珍"元气之所由生，真息之所由起"，正是指此而言。

（3）人体生命活动的中枢

《灵枢》说："人始生，先成精，精成而脑髓生。"肾藏精，主骨生髓，脑髓、脊髓均源于肾精。督脉不仅与生殖之肾相络属，更直接入于脑中。脑为"智慧之所在"，是人体生命活动的中枢，故督脉经气的盛衰，直接支配或调节着人体的精神及功能活动，有统帅人体生命活动中枢的功能。

2. 督脉的病理表现

"有诸内必形诸外"，督脉的病理是其生理功能失调的直接反应。

（1）中风诸证：《灵枢·经脉》："督脉之别……实则脊强，虚则头重，高摇之。"《素问·骨空论》："督脉为病，脊强反折。"实证多见于小儿惊风，妇人产后发痉，中风，破伤风，暑痉等病证。偏虚者见于大脑发育不全，脑积水，风湿性舞蹈病等病证。

（2）神志病，癫痫，精神分裂症，神经衰弱，抑郁症等疾病。

（3）痿躄之候，脑血管病后遗证，脊髓损伤之外伤或病理性瘫痪及痿躄等证。

（4）肾脏疾患，肾虚女子不孕、遗尿、癃闭等证。

（三）脑瘫的病因病机

脑性瘫痪是西医病名，属于中医学"五迟、五软"的范畴，虽然它们的名称和提法不同，但都是小儿生长发育障碍引起的脑功能损害。其发病原因与胎禀不足及生后失养有关。临床上五迟以发育迟缓为特征，五软以痿软无力为主症。两者虽然均为生长发育障碍所致的疾患，而又互为并见。其病理尚有肝肾不足及脾肾气虚之分，因而辨证中论述亦不尽相同。中医学许多文献中记载有肾、脑与小儿生长发育的关系，并对五迟、五软做过明确的阐述。早在《诸病源候论》中便有"小儿生，自变蒸至于能语，随日数血脉骨节备成，其髓骨成即能行，骨是髓之所养，若禀生血气不足者，即髓不充强，故其骨不即成，而数岁不能行也"的论述。

1. 五软的病因病机

五软证是指头项、口、手、足、肌肉痿软无力而言。本证在宋代之前，多与五迟并论，如谓"长大不行，行则脚软"，即有迟缓及痿软之意。明代《婴童百问》中最早提出五软之称，并且指出临床以肌软无力为特征。《古今医统》说："五软证名曰胎怯，良由父精不足，母血气衰而得，有因母血气弱而孕者，有受胎而母多疾者。或其父母贪色，体气虚弱，或年纪已迈，而复见子，有日月不足而生者，或服堕胎之剂不去而竟成胎者。耗伤真气及其降生之后，精气不充，筋骨痿弱，肌肉虚瘦，神色昏愦，致使头、项、手、足、身体软弱，名为五软。"而后天哺育失宜，气血虚弱，更促使本证的发生和发展。

肾藏精，主骨生髓，为先天之本。肾亏则精乏，骨弱，髓不充，发育迟缓。脾为后天之本，生化之源，主肌肉、四肢、口唇。脾亏失养，气虚血少，阳气不足，故四肢痿软无力，肌肉松弛，致使临证出现头软不举，口软不食，手软不握，足软不立，肌软无力。甚则血不养神，引起神情呆滞、反应迟钝等软弱症状。

2. 五迟的病因病机

五迟之因，乃先天胎禀不足，肝肾亏损，后天失养，气血虚弱所致。《医宗金鉴》指出："小儿五迟之证，多因父母气血虚弱，先天有亏，致儿生下筋骨软弱，行步艰难，齿不速长，坐不能稳。此皆肾气不足之故。"肾者主骨，为生长之本，齿为骨之余，髓之所养，肝主筋，筋束骨，而运动枢利。若肝肾之气亏，则骨弱筋痿，故见立迟、行迟、齿迟之症。语言为智慧的一种表现，为心所主，心气不足，则智力不发达，而语言迟缓。发为血之余，肾之苗，肾气不充，血虚失养，故见发迟。血气不充，则髓不满骨，故软弱不能行。

3. 临床资料中所见到的病因

（1）先天禀赋不足

① 父母体质虚弱，或有传染性疾病、病毒性疾病，当母体受孕之际，病毒之邪同时侵害胚胎。

② 妊娠期间胎儿在宫体内受到疾病和药物的干扰，例如母体患较严重的病毒性感冒，慢性病长时期服用药物，妊娠中毒症等；未及分娩时即过早应用宫缩药，以及流产者的保胎药等均能伤及胎儿。

③ 由于跌打损伤等外伤影响胎儿正常发育。

④ 早产的婴儿体质虚弱，易并发肺炎、硬皮病、高烧等症。

（2）分娩时的产伤

① 臀位难产或产程过长造成婴儿窒息性缺氧。缺氧时间越长，脑细胞损伤越严重。

② 婴儿羊水、宫体内胎屎吸入呼吸道，或脐带绕颈影响呼吸，均能造成严重缺氧。

③ 剖宫产或解决难产的器械（产钳、吸引器）造成颅脑损伤、颅内出血等发生。

（3）出生后患病

① 婴儿核黄疸综合征是造成脑瘫的主要病因之一。

② 病毒性疾病，如感冒、肺炎、脑炎、高烧等。

③ 感染性疾病，如脐带感染、皮肤皲裂、口腔溃疡，以及惊吓、血锌低、原因不明的脑萎缩等。

④ 中毒性脑病。

（四）脑瘫的辨证分型及论治

1. 脾肾两亏型

主症：头项软弱倾斜不能抬举。口软唇薄，咀嚼无力，常有流涎。手软下垂，不能推举。足软迟缓，不能站立。肌肉松弛，活动无力。唇淡苔少，脉沉无力，指纹淡青。

治法：补肾健脾。

取穴：通督健脑法加刺胃经、膀胱经穴。

2. 气血虚弱型

主症：肢体软弱，四肢关节柔软，神情呆滞，智力迟钝，面色苍白，四末不温。口开不合，舌伸口外，食少不化。唇白无苔，脉沉无力，指纹淡红。

治法：益气养血。

取穴：通督健脑法加刺胃经、大肠经穴。

3. 肝肾不足型

主症：筋脉挛急，发育迟缓。坐起、站立、行走、生齿、语言均明显迟于正常同龄小儿，甚至四五岁者，尚不能行走。亦有十岁者行而不稳，平素活动甚少，故喜多卧，夜寐不安宁，面色无华，神倦无力，食少，便秘。舌苔薄白，脉沉细，指纹淡紫。

治法：培补肝肾。

取穴：通督健脑法加刺膀胱经、胆经穴。

4. 心血不足型

主症：智力不全，神情呆滞，不哭不闹，数岁不语，言语不清，肌肤苍白，发稀萎黄，食少，便秘。无苔，脉迟无力，指纹淡红。

治法：补心养血。

取穴：通督健脑法加刺胃经、小肠经穴。

（五）通督健脑法的配方与加刺规律

1. 配方

腰俞、阳关、命门、悬枢、脊中、中枢、筋缩、至阳、灵台、神道、身柱、陶道、大椎、百会。

刺法：①由下向上顺序刺之。②4 岁以下患儿点刺不留针。③4 岁以上患儿留针 30 分钟。

2. 加刺规律

（1）胃经加刺穴：髀关、梁丘、足三里、解溪、三阴交（脾）。

（2）膀胱经加刺穴：肾俞、承扶、委中、昆仑、涌泉（肾）。

（3）胆经加刺穴：环跳、风市、阳陵泉、悬钟、太冲（肝）。

（4）大肠经加刺穴：肩髃、臂臑、曲池、外关（三焦）、鱼际（肺）。

（5）小肠经加刺穴：肩贞、小海、支正、后溪、神门（心）。

3. 随症加刺穴

（1）舌缓不能言：哑门（督）刺之。

（2）盗汗不止：阴郄（心）泻之。

（3）舌纵涎下：阴谷（肾）针灸之。

（4）癫痫发作：间使（心包）、后溪（小肠）刺之。

（5）斜视不分内外：臂臑（大肠）刺之。

（六）典型病例

例 1：硬瘫

孙某，男，2 岁半，原籍西藏，初诊日期：1992 年 1 月 5 日。

主诉：出生 2 个月时患肺炎而致脑瘫，现已 2 岁半，仍然坐不稳，不会站，不能走路。

现病史：头胎、足月、顺产，出生第 6 天患核黄疸综合征，住院治疗黄疸消退。患儿 2 个月时，患病毒性肺炎而造成窒息缺氧，病势十分严重，导致脑瘫。父母抱着患儿四处求医，未能收效，遂从西藏赶到北京求治。

现症：智力低下，颈软，头项不能挺直。腰脊无力，不能独立坐稳，上肢可以挥动，双手握力较小。两下肢不能站立，但能活动，两腿的肌张力偏高。简单语言，口流涎，夜寐不安，纳少，便秘结，二三日一解。

舌象：质淡红，苔薄白。

脉象：沉细。

检查：神志清，意识差，不合作，眼球无目的地活动，对光线有反应。听力、视力皆正常。头向左前方倾斜，脊柱未见畸形。双上肢有主动活动，双下肢主要肌力约有 2 级，但肌张力较高，呈痉挛状。

诊断：脑萎缩（核磁检查确诊）。

辨证：肝肾不足，髓海空虚。

立法：通督健脑，培补肝肾。

取穴：通督健脑法加刺膀胱经、胆经穴。

手法：点刺（重手法）。

治疗经过：患儿针治 5 次后，双腿肌张力明显降低，下肢痉挛好转。针治 10 次后，寐安，纳增，便调。针治 20 次之后，坐稳且能自己扶站。针治 30 次后，患儿已能爬行。针治 40 次后，孩子已基本能独立行走。针治 80 次后，患儿可以任意独立行走。每周治疗 3 次，共诊治 7 个月后，智力明显提高，语言较前好转后结束治疗，全家满意而归。

例 2 软瘫

冯某，女，5 岁，原籍四川，初诊日期：1990 年 6 月 10 日。

主诉：出生时因产程过长导致脑瘫，1岁时两腿仍不会站，现已5岁仍然不会走路，不会说话。

现病史：头胎、足月、难产，因产程过长，胎盘之脐带缠绕于颈部，婴儿窒息，严重缺氧，经抢救脱险。患儿1岁时仍然不会爬，不会坐，不会站。现已5岁，依然不会走路，不会说话，虽经多方求治，效果不明显，遂赴北京诊治。

现症：智力低下，上肢活动尚可，两下肢软弱无力，肌张力不高，不会说话，两眼内斜视。夜寐安稳，纳可，大便每日一解。

舌象：质淡红，苔薄白。

脉象：沉而无力。

检查：神志清，听力、视力皆好，两眼内斜视，肢体肌肉萎缩，四肢有自主运动，但肌力较差，手足发凉，两足下垂。

诊断：大脑发育不全（CT）。

辨证：脾肾两亏，髓海不足。

立法：通督健脑，补肾健脾。

取穴：通督健脑法加刺胃经、膀胱经穴。

手法：取补法，留针30分钟。

治疗经过：患儿针治3次后，精神显著好转。针治第15次后，在家长搀扶下开始练习行走。针治50次之后，患儿智力已经明显提高，并能在院子里来回行走10多米。针治70次后，可以独立行走30米，但患儿胆小，必须有家长紧跟在后面，才有安全感。治疗85次后，可以在室内、室外、街上等处独立行走超出200米以外。智力明显提高，并能说简单的语言。每周治疗3次，共诊治8个月后结束治疗，返回四川。1992年12月，患儿家长来北京出差，顺便看望医生时讲，患儿已上小学，运动无问题，但学习成绩稍差，说话仍不流利。

（七）讨论与体会

1. 在统计病因时发现，分娩时窒息缺氧占发病率的第一位，其次是婴儿核黄疸综合征、早产、难产、产伤颅内出血等五类占总数的80％以上。更值得注意的是，婴儿核黄疸综合征所致脑瘫的病例，我们没有一例患儿是使用中药退黄的。

2. 脑瘫患儿之表现是比较复杂的，其病证的根源皆在于脑。辨认、审视每个症状，切不可简单地从局部考虑，应当从整体论之，方能准确，否则徒劳，贻误病情。例如两腿挛缩不是筋短、膝后翻不是下肢无力、大便秘结绝不是单一的实热，诸如此类，医家不可不识。

3. 瘫痪的治疗，应重点取阳经穴刺之。本文主取督脉，再分别选配胃、大肠、膀胱、小肠、胆经等皆属阳经。但在配穴中又有涌泉、太冲、三阴交、鱼际、神门等少量阴经穴。体现其治疗大法是"以阳为主，以阴为辅"，同时也反映出"阳主动"理论指导着脑瘫的临床治疗。

4. 疗程与疗效

10年来，作者共治疗810例脑瘫患儿，均为治满一个疗程以上者。一般3个月为一个疗程，针治次数不少于35次。脑瘫的疗效标准是很难确定的，日前尚未见到理想的疗效判定方法。经过多年的临床体会，认为2～6岁的患儿为最佳治疗时间，年龄越大，其疗效也相对越差。一般若能坚持治疗2～3个疗程者，其疗效也相对满意，如图4－3、4－4。

5. 在治疗过程中，脑瘫患儿家长很少能安心依靠单一的针刺疗法，往往寻求多种方法治疗。例如：中药、按摩、穴位注射、药物外敷、西药、气功、点穴、理疗、康复训练等。各种疗法都分别有自己的特色和效应，从而启发我们必须走综合治疗的道路。若能将比较好的方法结合起来，相互取长补短，真正做到相辅相成，则临床疗效必然会再提高，否则各种疗法在事实上都被病家选择为短暂的阶段性治疗，既不利于系统的病例观察，同时患儿的最佳治疗年龄也容易被贻误，往往趋向不良的转归，使原本可治之症，成为终身痼疾。

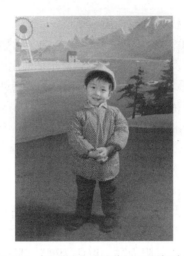

图4-3　四岁男孩患脑瘫，经2年治疗后基本痊愈。

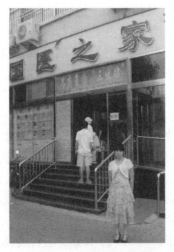

图4-4　女青年赵某从小患脑瘫，经过3年半的治疗后基本痊愈，高中毕业后参加企业部门工作，并抽空前来看望幼年时治病的医生。

十九、针灸治疗中风偏瘫

中医学认为，凡起病急骤，以突然昏仆、不省人事或口眼㖞斜、言语不利、半身不遂为主症的，即称"中风"病。现代医学统称为"脑血管病"，临床包括脑溢血、蛛网膜下腔出血、脑血栓形成、脑栓塞等。所谓中风偏瘫，是指脑血管病后遗症而言，其常见的症状是半身不遂、言语不利、口眼㖞斜、口流涎、吞咽困难或发呛、二便失禁等。此后遗症是针灸门诊的主要病种之一，临床证实中风偏瘫以针灸为主的治疗是比较理想的方法。

（一）历代对中风的论述

有关中风的记载始于《内经》，《素问·生气通天论》说："阳气者，大怒则形气绝，而血菀于上，使人薄厥。"《素问·调经论》说："血之与气并走于上，则为大厥，厥则暴死，气复反则生，不反则死。"以上两节经文所称薄厥、大厥是指中风发病的危重阶段而言。中风后遗症古称偏枯或风痱，后世医家也多有论述，在唐、宋以前以"外风"学说为主。《金匮要略》以邪中浅深、病情轻重而分为中络、中经、中腑、中脏。唐、宋以后，则以"内风"而论，并且各家说法很不一致，如刘河间说"将息失宜，心火暴甚"，李东垣说"年逾四旬，忧忿伤气，或体肥者，形盛气衰"，朱丹溪说"湿生痰，痰生热，热生风"等，所以这些都是导致内风的特殊因素。至清代张伯龙所说内风昏仆，是阴虚阳扰，水不涵木，木旺生风，而气升、火升、痰升上冲所致，故顷刻瞀乱、神志迷蒙，或失知觉，或失运动，真乃理畅言赅。概括起来，本病多因虚、火、风、痰、气、血而致。凡由外邪侵袭而发者称为外风，也叫真中风；凡无外邪侵袭而发病者，称为内风，也叫做类中风。从临床实践中大致可分为三种情况：

1. 中脏腑

主要见有神志病候，突然昏仆，不省人事，且有闭证、脱证之分，病势凶险。若抢救成功后留有半身不遂、言语不利等后遗症时，治疗甚为困难。

2. 中经络

无神昏见症，而突然发病，或是神昏苏醒后，只有手足麻木、肌肤不仁，或半身不遂、言语不利等后遗症。其治疗较前者稍好。

3. 中风后遗症（偏瘫）

不论中脏腑、中经络，留有的后遗症大致相同，所以针灸治法也没有大的区别，只是有病情轻重之别。中风偏瘫的证候群是半身不遂，言语不利，口眼歪斜，口角流涎，吞咽困难或发呛，有的还留有意识障碍及精神症状。总之，中风病经过抢救后，对所留有的后遗症必须积极治疗，根据辨证、辨经、辨病的施治原则，结合活血、化瘀、通络之要点进行调治，尽快改善脑部血液循环，增强脑部供氧，正所谓"血无气不行，气无血不升，气行则血行，气滞则血瘀"。因此，除活血化瘀外，尚需扶正补气以加强推动经气运化的能力。

（二）中风患者发病与素质的关系

现代医学认为，脑血管病的发病原因很多，主要是中老年人常因高血压动脉硬化、先天性动脉瘤或脑动脉血管受损伤、管腔狭窄、血液中凝血因素改变（纤维蛋白原升高，血小板聚集，血液黏稠度增加）、短暂性脑缺血发作等均能导致脑血管病变。中医学早在病因学说中已经阐明人体与中风病发病的关系。《河间六书》说："暴病暴死，火性疾速故也。斯由平日衣服饮食、安处动止，精魂神志，性情好恶，不循其宜而失其常，久则气变兴衰而为病也。或心火暴甚，而肾水衰弱不能制之，热气怫郁，心神昏瞀则筋骨不用，卒倒而无知，是为僵仆也。"《东垣十书》说："中风者，非外来风邪，乃本气自病也。凡人年逾四旬气衰之际，或因忧喜忿怒伤其气者，多有此疾。"以上说明人体的寒热虚实直接影响着阴阳的平衡与盛衰。进而言之，从阴阳角度将人体分为四种体质类型，即阴盛阳虚、阴虚阳盛、阴阳俱盛、阴阳两虚，此参照章楠在《医门棒喝》"人身阴阳体用论"中提出人群的体质分类法，分述如下：

1. 阴盛阳虚型

体态肥胖，皮色白嫩，肌肉松弛，食量较多；舌体胖大，多有齿痕，舌质淡，苔水滑或腻；脉大而软。其人平时少力，痰涎较盛，易外感。

2. 阴虚阳盛型

形瘦面红，两目有神，饮食不多，耐劳作，舌体瘦小，舌质红，苔薄黄，脉弦。其人平时口干，欲冷饮，易见口舌生疮、小便黄赤等火热证。

3. 阴阳俱盛型

身体魁梧，目中有神，食量多，耐劳作，腠理致密；舌质淡红，苔薄白，脉盛。其人平时少病，每病必重。

4. 阴阳两虚型

形体瘦小，皮肤色白，皮嫩肌松，食量少，不耐劳作；舌质淡，苔水滑或腻，脉弱。其人常多病，但病不重。

按以上四种分类方法，陈荣升医师曾对 100 例中风患者的体质做过调查。从中发现，中风体质以阴盛阳虚为多，它与肾气强弱、脾的虚实有关（表 4 - 5）。

表 4 - 5 　　　　　　　　　证型与例数的关系

	观察总数	阴盛阳虚		阴虚阳盛		阴阳俱盛		阴阳俱虚	
中风组	100 例	65	65%	15	15%	9	9%	11	11%
对照组	100 例	20	20%	33	33%	29	29%	18	18%

从表 4 - 5 中可以看出，中风组阴盛阳虚体质人数占 65%，明显高于对照组。阴盛阳虚者多系体胖之人，盖肥人多湿少气，多为脾虚不能运化水湿，水湿停聚发为阴邪，阴盛则阳衰，尤其长期从事脑力劳动是导致阴盛阳虚的重要因素。因此认为，40 岁以上的中年肥胖属阴盛阳虚的脑力劳动者，应

特别警惕中风可能。

（三）针灸治疗偏瘫

针灸治疗中风偏瘫，主要是继承王乐亭教授的学术思想，在临床上略有变化，现拟订五组配方供治疗偏瘫时选用。

第一组：手足十二针

本方是根据手足部五输穴精选而成，为治疗半身不遂的首选方。

处方：曲池、内关、合谷、阳陵泉、足三里、三阴交。

功用：通经活络，调和气血。

主治：中风偏瘫早期。

加减：

头晕目眩：加百会、风府。

语言不利：加廉泉、金津、玉液。

口角流涎：加承浆、通里。

吞咽发呛：加风池、翳风。

神疲嗜睡：加人中、隐白。

阴虚肝旺：加太冲。

中气不足：加中脘、气海。

刺法：左右皆刺，先刺健侧，后刺患侧，留针30分钟。

第二组：偏瘫感应刺法

本组是寻求针刺感传的一种刺法，即所谓"气至病所"以加强针感，促进瘫痪的肢体改善，是使用率较多的一组配方。

处方：风池、极泉、尺泽、合谷、环跳、阳陵泉、委中、太溪。

功用：通经活络，舒筋理气。

主治：中风偏瘫恢复期，病情稳定者。

加减：

阴虚阳亢：加曲池、太冲。

口眼喎斜：加地仓、四渎。

睡眠不实：加神门、三阴交。

大便秘结：加支沟、足三里。

足尖下垂：加抬足穴。

刺法：刺患侧，每次针刺时，上下肢必须各有两穴出现强烈感传。留针30分钟。

第三组：十二透刺法

本组为透刺针法。《灵枢·终始》曰："久病者，邪气入深，刺此病者，深内而久留之。"中风偏瘫日久痰瘀互结，血脉闭阻，营卫气血运行偏颇，肢体对针感反应较迟钝，只有长针透穴深刺才有较好的效能。

处方：

肩髃透臂臑，腋缝透胛缝；曲池透少海，外关透内关；阳池透大陵，合谷透劳宫；环跳透风市，阳关透曲泉；阳陵泉透阴陵泉，悬钟透三阴交；昆仑透太溪，太冲透涌泉。

功用：疏通经脉，活血祛瘀。

主治：中风偏瘫，日久恢复较慢者。

加减：

肢体酸痛：加火罐。

肢体发凉：加火针。

手足麻木：加放血。

刺法：刺患侧，针具选针尖稍钝者，进针稍慢些，以防刺伤血管，造成内出血，留针30分钟。

第四组：督脉十三针

督脉者，总督一身之阳。针刺督脉以振奋诸阳，调整全身机能，促进脑与脊髓的改善，故有"治瘫首选督脉"之说。

处方：百会、风府、大椎、陶道、身柱、神道、至阳、筋缩、脊中、悬枢、命门、腰阳关、长强。

功用：疏通督脉，补脑健髓。

主治：治疗一切瘫痪病证。

加减：

心气不足：加神门。

肝气郁结：加内关。

肾气不足：加太溪、涌泉。

膀胱气弱：加八髎。

刺法：留针 30 分钟。

第五组：调理脾胃老十针

本组配方主要是调理脾胃。脾胃为后天之本，胃为水谷之海，生化之源，胃气充足则气血旺盛，促进瘫痿肢体的康复。

处方：上脘、中脘、下脘、气海、天枢、内关、足三里。

功用：调中理脾，行气活血。

主治：中风偏瘫，脾胃不和，消化力差，逆气不降。

加减：

肝郁气滞：加行间。

呕逆而吐：加中缝。

刺法：留针 30 分钟。

以上五组配方，需根据病情、病程来选择应用。一般隔日治疗 1 次，每周 3 次，连续治疗 3 个月为一个疗程，然后视病情变化再研究治疗方案。

（四）疗效评定标准

（1）痊愈：思维正常，言语清楚，口眼㖞斜、流涎消失，肢体功能恢复正常，肌力达 5 级。除生活自理外，能操持家务或参加轻工作。

（2）显效：思维正常，瘫痪的肢体、口眼㖞斜、流涎、语言謇涩等症状明显改善，肌力达 4 级，日常生活基本自理。

（3）好转：偏瘫的上下肢有一项恢复不完全，另一项肌力达 3 级，患肢能活动，卧床能坐起，失语、流涎、面瘫有好转。

（4）无效：治疗前后无明显变化。

（五）典型病例

例 1：脑血栓形成，第二次发病

赵某，女，65 岁。初诊日期：1965 年 10 月 6 日。

两年前曾发脑血栓形成而致左侧半身不遂，经长时间针刺治疗，肢体活动恢复明显。今天下午突然神志昏迷，不能言语，右侧肢体麻木不仁，失去活动能力。高血压病史已多年，平素性情急躁，纳食尚可，夜寐能安，大便秘结不畅，小便正常。舌象无法察看，脉象弦滑。

辨证：血亏肝热，虚风内动，发为中风。

治法：平肝息风，补益气血，通经活络。

处方：先刺手十二井出血，再针百会、人中、手足十二针方。

手法：泻法，留针 30 分钟，每日针治 1 次。

治疗经过：经针刺治疗 4 次，神志清醒，语言逐渐恢复，搀扶能行动，大便已解。继针百会、人中、手足十二针方 4 次，肢体活动恢复正常。

例 2：中风前驱症，危象

李某，男，70 岁。初诊日期：1959 年春季。

素有高血压病史（血压经常在 200/120mmHg 以上），夜间突然头晕、目眩尤甚，脸麻，手足发凉，心慌意乱，胸闷气短，伏枕不能动。患者体胖，肩宽项短，左关脉弦实，尺沉伏，右关脉弱而无根。血压 220/130mmHg。

辨证：肾阴亏损，肝阳上亢，欲发卒中。

治法：平肝降逆，宁心安神，引血下行。

处方：先用三棱针刺百会、四神聪出血，再刺手十二井出血；继刺手足十二针。

手法：泻法。

治疗经过：针后病情稳定，卒中未发。

例 3：短暂性脑缺血发作

郑某，男，65 岁。初诊日期：1977 年 10 月 17 日。

病人于 5 天前早晨 6 点起床时，发现左侧半身活动失灵，左侧面部及上肢麻木，下肢软弱，不能行走；视物模糊不清，口流涎水，语言不清；头痛如割，夜间为重，食欲尚可；大便干燥，三四日未解；夜尿频数。舌质红，苔微黄，脉弦细数。曾服中药，疗效不显。

辨证：阴虚肝旺，肝风内动。

治法：养阴平肝，镇肝息风。

处方：手足十二针方：曲池、合谷、内关、阳陵泉、足三里、三阴交，加风府、百会。

手法：先补后泻。补其健侧，泻其患侧。每周针治 3 次。

治疗经过：经针治 3 次后，头痛减轻，大便通畅，已能搀扶行走。手足浮肿，舌质正常，脉弦滑。血压（140～170）/（80～100）mmHg。按原方隔日 1 次，再针 7 次，左侧上下肢活动已恢复，步履有力，浮肿消失。以后经随访，不但生活自理，而且能承担一般家务劳动。

例 4：脑出血后遗症

侯某，男，60 岁。初诊日期：1976 年 8 月 7 日。

左侧半身不遂已 7 月余。患侧臂痛挛急，仅能抬至胸部，手指不能屈伸，下肢走路困难，需要别人搀扶。食纳正常，二便自调。血压 160/90mmHg。舌质淡，苔白润，脉沉细。

辨证：气血两虚，筋脉失养。

治法：补益气血，舒筋活络。

处方：十二透穴方：肩髃透臂臑、腋缝透胛缝、曲池透少海、外关透内关、阳池透大陵、合谷透劳宫、环跳透风市、膝阳关透曲泉、阳陵泉透阴陵泉、绝骨透三阴交、丘墟透申脉、太冲透涌泉。

手法：先补后泻。留针 30 分钟，每周 3 次。

治疗经过：经针刺治疗 5 次，上肢疼痛未作，挛急缓解，下肢力量增加，抬腿较前有进步。舌苔薄白，脉弦细。血压150/90mmHg。继用前方针治10次，能够扶拐杖在室内行走，手指屈伸也有所恢复，能够用力持物。又继续针治10次，不用扶拐能行数十米，上肢能抬至平肩，手能持物料理一般生活。

例5：脑血栓形成

张某，男，51岁。初诊日期：1977年9月27日。

病人素有高血压史，左半身不遂已4月余。今年5月，因外感引起头晕、头痛，继而左侧肢体活动不灵活；次日起床时，左侧半身瘫痪，经某医院检查，诊为脑血栓形成，血压190/110mmHg。服西药后，病情逐渐好转。来诊时，左鼻唇沟变浅，舌体向左歪斜，左上肢可抬至胸前，手指不能自如屈伸。左下肢强直，当时能扶拐行走数米，每逢天气变化时，患侧关节疼痛，胃纳正常，睡眠好，二便自调。舌苔白，脉弦滑。血压140/100mmHg。

辨证：肾阴虚亏，气血失调，经络阻滞，筋脉失养。

治法：滋阴养血，疏风活血，通经活络，疏利关节。

处方：纠偏方：肩髎、曲池、外关、中渚、合谷、环跳、阳陵泉、足三里、绝骨、太冲；加下关、禾髎、迎香、廉泉。

手法：补法，留针30分钟。

治疗经过：隔日针刺1次，经过3次治疗，鼻唇沟已复正，舌体已不歪斜，下肢自感轻松，上肢功能活动较前好转。按上方隔日连续针刺15次，于12月2日来诊时，上肢已能抬至平肩。除食指外，手指均能屈伸；下肢步履自如，偶尔有抽筋。苔薄白，脉弦滑。再按原方加承山，针刺8次后痊愈。

例6：重度脑出血，昏迷危症

张某，男，65岁。会诊日期：1975年8月。

家属代述：患者于15天前午饭后外出，突然昏倒，不省人事，当即送往医院。次日出现呃逆、二便失禁等症。经本市数家医院会诊并针灸数次无效。患者呈嗜睡状态，唤之眼睑勉强微动，不能睁眼，呼吸气粗，喉中痰鸣，呃逆不止，右侧上下肢废用，鼻饲饮食。患者面色黄，舌质红，苔黄腻，脉弦滑。血压 160/90mmHg。

辨证：肝风内动，胃气上逆。

治法：镇肝息风，降逆和胃。

处方：①百会、神庭、人中、天突、膻中、巨阙、气海。②手足十二针方：曲池、合谷、内关、阳陵泉、足三里、三阴交。

手法：泻法，留针 30 分钟。

治疗经过：第 1 次针刺过程中，呃逆已见减少，起针时呃逆即止。次日二诊时家属代述：昨日患者逐渐清醒，已能睁眼，呃逆偶尔发作，继用上方针治。三日后，家属告知，呃逆已止，神志已清醒。

例 7：蛛网膜下腔出血

白某，女，46 岁。初诊日期：1964 年 7 月 30 日。

病人素有头晕、头痛病史，四天前因生气突然昏倒，即送医院急诊。次日苏醒，呈嗜睡状，唤之能睁眼，口角向右侧歪斜、流涎，右腮部瘫软，不能言语，右侧半身不遂，手不能握物。大便四日未解，小便失禁，由家属抬来就诊。患者面色黄，喉中有痰声，舌质绛，苔黄腻，脉弦滑。血压 110/90mmHg。

辨证：肝阳亢盛，痰火交结，发为中风。

治法：开窍醒神，平肝降逆，化痰息风。

处方：金津、玉液放血；针百会、人中及手足十二针（曲池、合谷、内关、阳陵泉、足三里、三阴交），加通里。

手法：泻法。留针 30 分钟，隔日 1 次。

治疗经过：经针刺治疗 6 次，神志逐渐清醒，已能进食，右臂略微可动，右腿能抬高少许，舌苔渐退，脉见柔和之象。继以通经活络、濡养筋脉为法，方用手足十二针，加右侧地仓、廉泉，再针治 9 次，口已复正，能简单叙述病情，右上肢可以前后摆动，二便自调，语言低微气弱，肢体仍感沉重，右下肢发僵如故，舌苔薄白，脉细弦。证属邪气渐去而正气已衰，治宜调和脏腑、大补真元，加用五脏俞加膈俞方。继针刺8次，语言清楚，肢体活动自如。患者病程已两月，体力较差，仍感疲乏，治以调补中州、增强化源，改用老十针方，经治5次，基本痊愈。停诊观察，一月后追访，情况良好。

例8：脑血栓形成

刘某，女，49岁。初诊日期：1977年6月12日。

病人因母亲去世，精神创伤，疲劳过度，两天前突然发生右侧半身不遂，语言不利，但神志尚清醒。曾服中药、西药疗效不明显。现症见右半身不遂，步履困难，需人搀扶，下肢松软无力，不能抬举，上肢松弛，运动功能丧失，性情急躁、爱哭，不思饮食，腹胀胸闷，气短、心悸、失眠、健忘、面色萎黄，大便数日未行，小便尚调。舌质淡，苔薄白，脉细弦微数。

辨证：气血不足，肝郁化火，脉络阻滞，筋脉失养。

治法：补益气血，解郁清热，舒筋活血。

处方：手足十二针方加中脘、天枢。

手法：补阴经穴，泻阳经穴。留针30分钟，每周针治3次。

治疗经过：针刺治疗3次后，患侧上下肢感觉有力，大便正常，余症无明显改变。仍按前法，改用五脏俞加膈俞方，与手足十二针方交替使用，又针刺治疗10次。于7月19日来诊时，由家属搀扶步入诊室，右下肢已能抬步，但仍觉无力，上肢已能高举平脐，手指勉强能屈伸。精神情绪较好，已思饮食，胸闷腹胀减轻。少寐多梦，二便自调，舌质淡，脉细弦，血压140/80mmHg。按上法又连续针刺10次，于8月20日来诊时，患者已能扶拐步行来诊室，自述感觉周身有力，患侧下肢已能随意活动，上肢活动正常。舌苔薄白，脉弦滑。再用手足十二针方加中脘针刺治疗10次。9月23日来诊时，患者自己由家中步行来医院门诊，已能料理一般家务。

例9：高血压，脑血栓形成

窦某，男，59岁，干部，初诊日期：1989年3月21日。

主诉：左侧偏瘫病已7天。

现病史：7天前眩晕加重，夜间3点恶心欲吐，汗出，烦躁，观察室抢救，输液治疗。

现症：患者神志清楚，言语不利，头痛头晕，左侧半身不遂，上下肢抬举困难，并有麻木感，嗜睡急躁，卧床不能自坐，痰多口渴，大便秘结四日未解，尿黄少。

既往史：高血压病史25年，平日嗜烟，饮烈性酒。

舌象：质红绛，苔黄厚腻。

脉象：弦滑数，

检查：体胖，血压182/100mmHg，鼻唇沟偏左变浅，口眼㖞斜，伸舌偏向患侧，左上、下肢不遂，肌力2级，腹胀按之硬。

诊断：高血压病，脑血栓形成（右侧大脑中动脉）。

辨证：阴虚阳亢，痰热生风，阻塞脑窍发为风痱。

立法：平肝息风，活血通络。

取穴：百会、风府、廉泉、太冲、手足十二针。偏瘫感应刺法。

手法：平补平泻法，留针30分钟。

治疗经过：针治第一疗程，重点刺手足十二针，血压基本正常，面瘫消失，在他人搀扶下可以行走，饮食、二便正常。治疗第二疗程重点刺偏瘫感应刺法，可以自己行走，上肢肌力4级，下肢肌力5级。再巩固治疗一个疗程后瘫痪肢体基本恢复正常。先后共治疗3个疗程，针治105次，除血压仍不稳定外，生活可以自理，结束治疗。

例10：脑血管病（出血性）后遗症

高某，女，50岁，会计，初诊日期：1988年4月2日。

主诉：右侧偏瘫9个月。

现病史：患者于9个月前，晚饭后突然头部剧痛、恶心呕吐，1小时后昏迷，右侧偏瘫，即刻到某医院抢救，经住院治疗4个月出院，在家休养，今转针灸科治疗。

现症：神志清楚，语言蹇涩，口流涎，吞咽困难，饮食皆呛，右半身不遂，右上肢麻木，痛觉消失，手不能持物，右下肢仍不能行走，足下垂严重，纳少，大便不畅，尿少，遇冷则右半身拘挛，一切都需他人照管护理。

既往史：5年前因患肌瘤做子宫全摘，有高血压病史2年。

舌象：质红，苔白厚。

脉象：沉弦细。

检查：体胖，痛苦面容，血压140/88mmHg，情绪容易激动，伸舌偏向患侧，右侧上、下肢不遂，肌力低于2级，手足发凉。

诊断：脑血管病（出血性）后遗症。

辨证：气血两亏，肝风内动，病久气虚，络脉瘀滞。

立法：益气养血，化瘀通络。

取穴：百会、风府、承浆、廉泉、中脘、气海、手足十二针。十二透刺法。

手法：均用补法，留针30分钟。

治疗经过：自第一疗程重点刺手足十二针加穴，病情有所好转。治疗第二疗程仍按前方，诸症明显好转，语言见好，流涎消失，吞咽基本不呛，偏瘫的肢体稍有进步，血压平稳，饮食、睡眠、二便皆正常。第三疗程以十二透刺法为主，督脉十三针为辅，偏瘫大有转变。第四疗程又适当加刺调理脾胃老十针，病人精神状况大见起色，可以自己扶拐行走，病人及家属十分欣喜，暂停治疗，待休息一段再议治疗方案。

（六）病例讨论

中风，相当于西医的脑血管意外。临床一般可分为中脏腑、中经络与中风后遗症三种证类，本文所选典型病例，即分属上述三种证类。

例1 证属血亏肝热，虚风内动，再次发生中风；治以平肝息风，补益气血，通经活络。由于病情较急，突然神昏，急以平肝息风，醒神开窍，故先刺十二井放血，再针百会、人中醒脑明神，用手足十二针方以通经活络，调气和血。经针刺治疗4次后，神志已清，诸症好转；继针刺百会、人中，同时采用手足十二针方。又针治4次后，右侧肢体活动恢复正常，诸症消失。

例2 证属肾阴亏损，肝阳上亢，欲发卒中之势；故急刺百会、四神聪出血，再刺手十二井出血，醒神开窍，以缓解血气并上之势。由于处治及时，故未发生卒中，继用手足十二针方，通经活络，调气活血而收功。

例3 证属阴虚肝旺，肝风内动；治以养阴平肝，镇肝息风。使用手足十二针方，以滋阴潜阳，疏通经络，加风府、百会祛风通经，醒脑明神。经针刺治疗3次后，症状减轻。按原方又针治7次后，诸症消失。

例4 证属气血两虚，筋脉失荣；治以补养气血，舒筋活络。方用十二透穴，施以先补后泻手法，取其通经活络、舒筋利节之功。针刺5次后，上肢疼痛未作，挛急缓解，下肢较以前有力。继前方又针刺10次后，能扶拐行走，手指功能有所恢复；再针治10次后，上下肢功能活动基本恢复。

例5 证属肾气虚亏，气血失调，经络阻滞，筋脉失养；治以滋阴养血，疏风活血，通经活络，荣养筋脉。方用纠偏方（经验方）加减，以调和阴阳气血，疏风通经，舒筋利节；加下关、禾髎、迎香、廉泉以牵正利舌。经针刺治疗3次后，鼻唇沟复正，舌体已不歪斜，关节疼痛消失，上下肢活动较前好转。再针刺治疗15次后，其步履自如，因偶尔有抽筋现象，故加承山以舒筋缓急。经随访已告痊愈。

例6 证属肝火内动，且为初患中风之实证。由于肝阳亢盛，木邪乘土，脾胃气机失和。历时三周，不能进食，脾胃虚弱，清气不升，浊气不降，以致呃逆频发不止。患者由于呃逆频作，遂针刺而不止。所以，在王乐亭教授会诊时，根据

"急则治其标，缓则治其本"的原则，先用百会、神庭、人中、天突、膻中、巨阙、气海以醒脑明神，舒气降逆。起针后呃逆即止，神志逐渐清醒。继用上方再针刺治疗1次，呃逆未作，神志清醒。而后再用手足十二针方通经活络，调气和血以缓治其本，效果比较理想。

例7 证属肝阳亢盛，痰火交结，发为中风。施以金津、玉液放血，以利舌本；加针百会、人中以醒脑明神；手足十二针方以通经活络，调气和血；再加通里，为手少阴心经穴，功能开窍醒神。经针刺6次后，神志逐渐清醒，已能进食。继用手足十二针加地仓以通经活络，祛风牵正；加廉泉以利舌本。针刺治疗9次后，口喝已纠正，能简单叙述病情，诸症有所减轻，本虚之象已显。治宜调和脏腑，大补真元，故用五脏俞加膈俞方，以调补五脏，益气和血。针刺8次后，语言清楚，肢体活动自如。最后用老十针调中健脾，理气和血以善其后，再经针刺治疗5次，基本痊愈。

例8 证属气血不足，肝郁化火，脉络阻滞，筋脉失养。治以补益气血，解郁清热，舒筋活血。方用手足十二针加中脘、天枢以通经活络，益气和血，调和胃肠。针刺治疗3次后，患侧上下肢感觉有力，仍以手足十二针方与五脏俞加膈俞交替施用，以调补五脏，益气和血。再针刺治疗10次后，搀扶已能行走，余症均减。按上方又针治20次，患者能料理家务，并能自行来诊。

例9 证属阴虚阳亢、痰热生风，阻塞脑窍而致血栓形成，肢体偏瘫。治以平肝息风，活血通络。先以手足十二针通经活络，调和气血。一个疗程后继以偏瘫感应刺法通经活络，舒筋理气。3个疗程结束后，偏瘫肢体基本恢复，可自行料理日常生活。

例10 证属气血两亏、肝风内动，导致瘀血阻滞发为中风。先以手足十二针通经活络，调和气血。两个疗程后，改用十二透刺法疏通经络，活血祛瘀，配以督脉十三针疏通督脉、补脑健髓。第四疗程又加刺脾胃老十针调中理脾、行气活血。上述四组针法灵活配伍应用，病人状况改善明显，可自行扶拐行走。

（七）中风病情转危的症状

1. 脉象

脉以弦劲滑数应指者为常见脉，如脉由盛转弱而出现沉细欲绝者为阴阳欲脱之象，预后不良。

2. 舌象

（1）舌质暗红色如猪肝，且无苔或苔黄厚而干者属阳盛。

（2）舌质红绛，中间有黑燥苔，并伴有唇舌干裂，甚至起皮者属于阴虚阳盛。

（3）舌质暗紫、苔白厚腻者为湿盛。

（4）舌质紫暗，或淡暗，或舌红无苔者，为气阴欲脱。

3. 体温

（1）脱证为元阳衰微，阳气将脱，体温均在正常以下，多低于36℃。

（2）阳闭为痰火、肝阳、瘀热、腑实内闭，以五实（脉盛、皮热、腹胀、前后不通、闷瞀）及喘促、面赤为特点，体温升高明显，均在37.5℃以上，甚至高热不退。

（3）阴闭为痰浊、瘀血阻闭于内，瘀热内生，以面色灰暗、痰涎臭秽、自口鼻中不断涌出、唇舌紫暗为特点，体温多在38℃以下。

4. 血压

（1）发病时血压高于发病前。阳闭证常见血压持续增高，服降压药无效，随病机顺转，血压多缓降。

（2）血压骤降者为闭证转脱证，或合并心脉闭阻所致。

（3）脱证者血压均低于正常。

5. 眼征

眼球出现斜视、凝视、瞳孔两侧不等，或两侧均缩小者，属于肝气欲绝之象。

6. 耳聋与目瞀

肝开窍于目，肾开窍于耳。若耳聋与目瞀暴发，提示脏气绝闭，肝肾精竭。

7. 汗出

汗为心液，心气绝则汗外泄。若病人已昏迷时，出现以下情况：

（1）全身汗出不止，量多似水者，为阳虚暴脱。

（2）皮肤湿冷，如油而黏者，为阳脱阴竭。

8. 头痛

头痛是脑血管病昏迷前常见的症状。

（1）头痛多为胀痛，两侧或一侧痛属于肝阳上越。

（2）头痛如锥刺，痛处固定不移者为瘀血所致。

9. 语謇与失语

病时语言尚流利，突然謇涩，或由謇涩进而突然失语者，为心脉瘀阻、舌窍不利，是心气欲绝的先兆。

10. 吞咽困难、发呛

发病时喝水呛咳，仍可进食半流质饮食。随着病情发展，吞咽困难加重而不能进食，为脾胃气欲绝，提示延髓有假性球麻痹形成。

11. 呃逆与呕吐

（1）凡病情危重，不论中经、中腑、中脏均可见顽固性呃逆，随昏迷程度加深而停止。

（2）中经呕吐多为宿食、痰涎。中腑呕吐多为痰涎、瘀血。中脏呕吐多剧烈，为大量黑色胃内容物，痰涎不断涌出，为脏气衰绝的表现。

12. 喘急与呼吸

（1）呼吸深大、急促且规律，不时有痰涎吐出，并不受体位影响，为急性中风特征。

（2）开始面色潮红，而后唇紫、面青，气息微弱，甚则时停，为肺气闭绝。

13. 二便的控制

（1）患者自知二便排出，但不能控制为失禁，属肾气欲绝。

（2）不知二便，或闭或泄而无感觉，属于肾气绝闭。

（3）便不知或失禁，转而可以自控者，提示病情好转。

（4）小便从自控或失禁，进而不知，提示病情加重。

14. 昏睡、昏蒙、昏迷、昏愦

（1）复发中风昏迷，可见到从开始昏睡逐渐加重到昏愦的 4 个阶段。

（2）急性中风突然昏愦者亦有逐渐好转的情况，一般在 2 天内仍昏迷或昏愦不醒者预后不良。

15. 躁动与抽搐

病人危重时单一肢体，重复做一个动作，躁扰不安，持续弄舌，无意识的全身抽搐，均属肝风内动，痰火扰心，切忌使用大量镇静剂，以免痰火内闭、经脉气绝。

16. 死亡先兆

急性中风或复发性中风的急性期，患者出现以下症状者常为死亡先兆，应引起足够注意：昏迷，喘促，发烧，项强，二便不知，脉弦硬疾数，血压持续增高，腹胀如鼓，口唇和面色青紫者；或突然大汗淋漓，或皮肤湿冷，汗出如油，或突然呕吐大量黑色液体及痰涎者；或两侧瞳孔不等大，或凝视一侧，脉象突然沉弱无力，血压下降，呼吸不调，或突然喘促，汗出，呕吐黑色液体者。

复发中风长期卧床，突然出现下列症状者，也为死亡前先兆：昏迷，二便不知，呼吸浅表、急促，或时停止，血压突然下降，脉微欲绝，以及突然喘促，汗出，呕吐黑色液体者。总之，对中风这一危重证候，应早期发现，正确抢救治疗，是减少其死亡率的重要措施。以上知识是临床经验，作为治疗偏瘫者切不可不知。

（八）讨论和体会

通过多年的临床实践，深刻体会到先师王乐亭教授对治疗中风偏瘫，即脑血管病后遗症的规律性认识是相当完整而有实用价值，其突出体会有以下几点：

1. "治风先治（经）气，气行风自息"

对于中风的治疗，首先重视经气的通顺，不论是有无外风或是单纯内风所致，应详审其病机，均由于内外风邪与痰、热、湿、瘀相搏结阻于经络，经络不通利，使肌肉筋脉失养，以致痿废不用。所以，均应以治理经气为主，实际就是通经活络。经气不通又可分为虚实两类。实者宜通，虚者宜充。中风初期实证居多，后期则虚证屡见。所以，基本观点着眼于调理气血，疏通经络。"气为血之帅，气行则血行"，针刺治气通经，是其主要功能，经气疏畅则血脉得通，血脉通则筋肉得养，关节滑利。表面看来似乎与"治风先治血，血行风自灭"有些矛盾。但从针刺这一特殊治疗手段来看，针刺之后首先要求得气，得气的目的即在于治气，通过补泻手法引动经气畅行，以气帅血，气行血活则风自息灭。所以，"治风先治气，气行风自息"是在针灸这一特定的治疗手段前提下，对于"治风先治血，血行风自灭"的发挥和补充。

2. 气血脏腑调，牵正与纠偏

从针刺治疗中风的全部方案来看，比较重视气血、脏腑机能的调整。例如手足十二针法、督脉十三针法、治背俞法、老十针法、治任脉法、治六腑俞法、刺募法等，而且各有侧重。在治疗时又以手足十二针为首选方，适用于各种类型的患者，并要求健侧患侧同治。从学术观点上立足于整体，同时对局部病损也给予足够的重视。例如牵正法、纠偏法的应用，也都在于通达面部和患肢经络的气血，使肌肉筋脉得以濡养而恢复其功能。

3. 整体机能观，阴阳肾元固

由于中风的发病年龄多为40岁以上，故肾气已衰、阴虚阳亢为其发病的主要病机。在调理整体机能的前提下，应当突出对于肾元的固护。医生应要求患者注意摄生、忌房事等，同时在施术时也极其注意整体阴阳的平调，也就是对于肾阴、肾阳的固护，这是要点之一。

4. 中风偏瘫应预防为主

俗话说"中风不死即残"，中风偏瘫属于难治之病，人们一旦偏瘫是非常痛苦的，所以应当早期预防。多年来中医通过实践认识到中风先兆的证候群，也叫中风预兆。

主症：有明显的反复发作性半身麻木，无力，手足（指、趾）麻木、抽动，语言謇涩，口流涎，头晕，目眩，目视昏蒙，神情呆滞，头胀脑鸣，耳鸣，舌质暗或暗红或暗淡或青紫，舌下脉络瘀滞。

兼症：头昏时胀，倦怠嗜卧，急躁易怒，心烦不安，胸闷气短，痰多症。

若40岁以上中年人出现2个以上主症、2个兼症者，应引起病人及家属的注意。特别是平日体征属于阴盛阳虚者，更应特别注意。此时应积极治疗，更应重视活血药的应用。

5. 高血压是脑血管病的主要病因

多年来，人们一直认为高血压和糖尿病是脑动脉硬化的促发因素，是导致脑血管病的重要原因。所以，积极治疗高血压病是减少脑血管病发生的根本措施。近年来多数学者认为短暂性脑缺血发作是脑血栓的重要原因，所以控制高血压、防治动脉硬化和重视短暂性脑缺血的发作是预防脑血栓的重要环节。因为动脉硬化症的血管壁损害，促使血小板聚集，致血栓形成。再者，长期高血压，尤其是发生血压波动的阶段，当血压骤然上升至病变动脉管壁不能耐受的程度时，动脉壁破裂，血液进入脑实质内形成脑实质内的出血灶（脑出血可分为内囊出血、脑桥出血、小脑出血、脑室出血等，以内囊出血最为多见，约占80%）。

6. 脑血管病后遗症的治疗时机

经过大量临床资料表明，脑血栓患者早期以针灸治疗为佳。脑出血患者一般在病情稍稳定后即可针灸治疗，而适当配合中、西药物和按摩的辅助治疗亦属必要。在治疗过程中，早期督促患者加强主动或被动的功能锻炼和语言练习，乃是提高疗效的关键。

7. 缺血性和出血性后遗症的疗效比较

经分析发现，本病与心功能关系密切，凡心功能好的恢复则较快；出血性病例属内囊出血者则治疗效果差，外囊出血者则治疗效果好；合并症多者则治疗效果差，脑血栓形成属于大脑中动脉者则治疗效果好。

8. 详细观察病情变化，防止中风复发

脑血管病特别是缺血性后遗症的复发是经常见到的，每逢"立冬"开始，脑血管病进入多发季节，尤其是元旦和春节之间更是高峰，复发病例多见。笔者认为，便秘，舌质深暗、苔厚腻，血压波动上升是危险信号，这三个症状一旦出现，应立即采取治疗措施。若治疗得当，则减少复发机会，对预后很有意义。

附：王乐亭的手迹（图4-5）

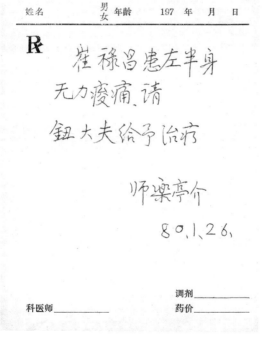

图4-5 王乐亭病休期间给徒弟介绍病人的便笺

二十、瘫痪针治十一法

瘫痪系指肢体或某一部分组织、器官活动失用的一种证候。内因、外因、不内外因均能导致本病。内因所致瘫痪起病缓慢，不内外因所致者急速，外因所致者先有形症。有关痿证的记载出自《内经》，如《素问·痿论》就有五脏使人痿之说，有筋、皮、肉、骨、脉痿的成因，并责之于"肺热叶焦，则皮毛虚弱急薄，著则生痿躄也"。指出其病均由情志失调、房事过度，以及湿、热所伤而起。临床所见之症以肺热熏灼、肝肾亏虚，以及湿热浸淫之因居多。如《素问·生气通天论》说："湿热不攘，大筋緛短，小筋弛长，緛短为拘，弛长为痿。"但这些论述不包括外伤致痿。外伤痿者多见于腰部，其主要病机为督脉损伤，因督脉循行贯脊，总督一身之阳。伤之则经气不畅，带脉不引，气血阻隔，筋脉失去濡养而发瘫痿之证也。

（一）瘫痿针治方案，通过临床实践的发展过程

王乐亭教授自1956年开始对瘫痿之疑难症着手探讨针灸之疗效。但当时多以内伤及六淫，或婴儿瘫致病者多；亦有一些因外伤，或药物、矿物、煤气中毒后遗症而致痿的患者。此后外伤患者求治者渐增，因果不同，治法亦随之改进。先遵《内经》"治痿者独取阳明"及《医宗金鉴》"五痿皆因肺热生，阳明无病不能成"之论，都是内外因所生之病，未论及外伤，所以仅用阳明经及膀胱经两经腧穴进行治疗。后因病人因果各异，二经之穴不够全面，疗效亦不显著，而采用多种经脉之腧穴并用，逐渐创立了瘫痿针治方案的规律性认识。

（二）"治瘫十一法"的形成与演变

自1965年以来，针灸科门诊病种相对集中，在王乐亭教授所接诊的病人中，每天都有一些下肢截瘫的患者。当时针刺的穴位基本上只有前、后两组配方，交替应用，隔日治疗1次，留针30分钟，有一定的治疗效果。

1. "治瘫六法"的产生和发展

经过一段时间的治瘫实践发现，下肢截瘫患者有二便功能不能控制，腰胯无力，下肢肌肉萎缩、肌张力过高，脾胃消化

差，体质虚弱等一系列复杂的证候，只靠两组治疗方案是不够的。所以王老提出新"治瘫六法"，即在两组配方的基础上加入督脉穴、华佗夹脊、膀胱经背俞穴、任脉和胃经的腹部腧穴。这一新的治疗措施，取得了进一步的临床效果，增强了截瘫病人的治疗信心。

1969 年初，由全国各地来京的截瘫病人明显增多，成立了"截瘫病医疗组"。在治疗外伤性截瘫过程中，发现弛缓型瘫痪比痉挛型瘫痪的疗效相对好一些。痉挛型的病例肌张力过高，严重影响下肢运动，给功能锻炼带来相当的困难，所以当务之急是如何解决截瘫病人的痉挛现象。经过反复思考，提出选用胆经的腧穴，主要目的是疏导少阳，调和气血，通利关节。因为胆经与肝经相表里。王乐亭教授认为肝主筋，而胆主节，筋脉关节滑利强健则行动灵活；足少阳胆经又与带脉交会，带脉系于命门，横贯腹中，神阙如束腰带，诸经皆联属于带脉而受其约束，且能络于督脉而助其贯通上下，所以将"足少阳胆经"亦选入治疗方案，组成"治瘫七法"。

2. "治瘫七法"在治疗下肢截瘫病中起到了积极作用

治瘫七法是治疗痿证的主要配穴，无论内因致病或外伤引起的瘫痪，均用此法进行治疗。它是整体调治的基本方案，既是循经取穴的大配方，又是阴阳表里相配的组合。七组之中，共取九条经脉，除第五套配方外（任脉），皆是以阳经穴位为主，阴经穴位为辅。

绝大部分外伤患者中，十之八九为胸腰段损伤引起的下肢瘫痪，应用此七套方案治疗，效果较好。但对颈椎高位截瘫者，效果不够理想，尚需进一步探讨。

早期患者，七法依次循环针刺，隔日 1 次，每周 3 次。每次一法，留针 30 分钟，5 个月为一疗程。当进入第三疗程后，则按病情选用其中对症的配穴，不必七法皆用，以加强疗效。后以督脉、膀胱经、胃经多用，出现痉挛的瘫痪多用胆经穴，软瘫多用以阳明胃经穴，饮食不佳者配老十针（即上、中、下脘及气海、天枢、内关、足三里），身体虚弱者配五脏俞加膈俞、夹脊穴与督脉穴交换使用。

临床体会：一般胸、腰椎损伤引起下肢截瘫的恢复期，治疗用第二法夹脊术、第四法足太阳膀胱经和第六法足阳明胃经效果较佳；凡气血损伤、体质虚弱者，第三法五脏俞、膈俞，第五法任脉、足阳明胃经是不可少的；无论损伤位置高低、疗程长短，第一法督脉十三针是基础的配方，切不可忽略。总之，观其病情，灵活运用，随证配穴。

3. "治瘫十一法"是比较完善的有效治疗方案

截瘫病医疗组自从成立后，先后收治了几百例外伤性截瘫患者，所应用的治疗措施仍然是以针灸为主体的综合治疗方法。"治瘫七法"确实有效，但仍然有不完善之处。其不足是：①治疗高位截瘫没有上肢配穴，缺乏针治方案；②下肢肌张力过高的痉挛仍然解决得不好。在王老的带动下，群策群力，想办法，终于在 1975 年的实践中找出了新途径。将"治瘫七法"再增补"足三阴经"以滋补肝肾，缓痉息风；"手三阳经"以疏通经络，强健肘臂；"手三阴经"以调气活血，柔筋缓痉；"手足十二针"以调和营卫，益气养血，疏导全身经络。从而组成比较完善、整体、有效治疗脑和脊髓病变所引起的病理性、外伤性的各种瘫痪病证的基本针治方案，故称为"瘫痪针治十一法"，简称"治瘫十一法"，开始有效地为病人服务。

（三）"治瘫十一法"的组成、功效及方解

1. 第一方案取督脉经

功效：疏导督脉，通调诸阳，补脑益髓，兴阳壮骨。阳气通畅，则能营养四末。

取穴：百会、风府、大椎、陶道、身柱、神道、至阳、筋缩、脊中、悬枢、命门、腰阳关、腰俞、长强。

方解：督脉为手足三阳之会，故称总督诸阳，为阳脉之海。督脉由尾骶上行脊里入络脑，主全身运动机能，是内因瘫

痿及外伤性截瘫的主要根源，外则统摄诸阳，内则沟通脏腑精气，取之令阴平阳秘，气血调畅，经气贯通，振奋运动机能，一切脑脊疾患皆宜。

百会为头气之街、诸阳之会；风府为脑海；大椎、陶道可宣通诸阳，且通利胸椎；身柱为气俞，能疏通督脉之气血；神道为脏俞，能通调五脏之气，补充髓海的经气以解除瘫痹；至阳为肺海，能补益肺气，调理中州；筋缩、脊中能舒解筋急，善治脊强不得俯仰，增强运动能力；悬枢主兴奋腰脊强直、坐卧屈伸不利，且能调理三焦，兼治水谷不化；命门可补相火以壮阳，善治肾虚、腰痛、小便频及遗尿；腰阳关能补肾健腰，通络和营；腰俞能治腰软无力；长强，一名营俞，为督脉络穴，别走任脉，为足少阴、少阳之会，《内经》说："营在骶也，补脊髓之虚损、壮督脉之经络，以利二便"。

加减：颈椎疾患取哑门，可疏调经气；下肢强直挛缩选涌泉，能滋肾水而荣筋。

2. 第二方案取华佗夹脊

功效：补益督脉之根蒂，通调脏腑之气血，逐瘀化滞，以利下行。

取穴：由胸椎第2椎下缘两侧旁开3分，隔一椎对刺，一直针至16椎（即第4腰椎），一侧8针共16针。

方解：华佗夹脊术乃汉代名医华佗所创立，本方从华佗夹脊术简化、改良而来，华佗夹脊术原是自胸椎1至腰椎5（即大杼旁3分至17椎下旁5分）每椎下旁开各一针，二侧共34针，临床操作较为复杂，故精简其半，而效不减。夹脊穴能资助督脉之力。凡一切脏腑虚损、髓海空虚、气血不足之证，有增益之功能，且能调和阴阳，疏通经脉，是脑脊疾患必取之法。

3. 第三方案取足太阳膀胱经背俞穴

功效：调节外在的脏腑经络精气输转于内，促进脏腑应有的功能输转于外，充盈气血，强健五脏，贯通濡养下肢，兼理二便。

取穴：肺俞、心俞、膈俞、肝俞、脾俞、肾俞、大肠俞。

方解：手足三阳经皆与督脉相汇合，尤其是足太阳膀胱经背部诸穴，都在督脉两侧，其脏腑的经脉与督脉相互沟通，可以疏通气血，营养筋骨肌肉，通调二便。肺俞，补肺气下降以济肾，润养宗筋；心俞，一名背俞，为太阳之会，心主血而藏神，有养血安神之功；膈俞，《难经》称之血会，统治血病，补血虚、泻血热，故有活血化瘀之功；肝藏血而荣筋，凡属大筋缌短、小筋弛长是肝俞专责；脾统血主肌肉，用脾俞来统血充养肌肉；肾藏精主骨，肾俞可补肾益精强骨，且肾主二阴，司开合而能通调二便；大肠俞主津液，是大便秘结或失禁之枢纽，主脊强不得俯仰，为腰骶之关键。

4. 第四方案取足太阳膀胱经腰椎以下腧穴

功效：疏调膀胱经气，促进气血通畅，补肾阴，理二便，强筋壮骨。

取穴：上髎、次髎、中髎、下髎、环跳、承扶、殷门、委中、承山、昆仑、涌泉（肾）。

方解：八髎主治大小便不利或失禁，以及坐卧腰骶无力之疾；环跳为足少阳胆经穴，位居髀枢，为下肢运动枢纽，亦为治瘫痪之要穴；承扶，一名肉郄，又称阴关和殷门，以起尻臀肌肉无力之助，兼强腰脊、善调二便；委中、承山以疗肉痿筋急；昆仑主腰尻，以增强步履之功；涌泉，一名地冲，肾经井穴，肾主二便开合，滋肾填精，对三阴所患之病皆宜。故诸穴为起瘫疗痿，调理二便必用之穴。

5. 第五方案取任脉和足阳明胃经

功效：补先天之真元，调后天生化之本，以补中益气，固肾培源，和胃疏肝，启痿调营。

取穴：巨阙、中脘、下脘、气海、关元、中极（一名玉泉）、梁门、天枢、水道、章门（肝）。

方解：任脉为手足三阴之会，统摄一身之阴，为诸阴经脉之海，心募、胃募、脾募、小肠募、膀胱募均属任脉范畴，故取任脉诸募，配以胃经诸穴，能助脾胃化生气血。此脉由玉泉上行腹里，贯脐至胸中而散，主生化之本，是气血之源，能增强脏腑，润养宗筋，束骨而利机关。巨阙为心之募，能下调心火以通肾，使水火既济，又因火生土而健脾胃；中脘正在胃中，为六腑之会，功可消纳水谷，运化精微，下润宗筋；下脘能补助脾胃，充盈四肢；气海，为生气之海，能补真元不足，脏气虚惫，凡属气病皆宜；关元为小肠募，正在胞中，又为血海，《素问·气穴论》说"下纪者，关元也"，为足三阴、任脉之会，是补阴血、养筋骨之要穴，有调二便之机能，约束水道而利机关；中极，又名玉泉，为膀胱募，主气化而利小便；天枢为大肠募，是足少阴、冲脉之会，主肠胃运化，调节大肠功能；梁门为胃经穴，能助水谷消化，增进饮食；水道能通调下焦，助气化而利水府；章门为脾募，是五脏之会，起于带脉，能消化水谷，运化精微，补五脏之衰弱，增带脉之功能，收引气血下行，强健下肢，有启瘫痿之力。

6. 第六方案取足阳明胃经

功效：健脾和胃，运化精微，调补气血，荣养宗筋，疏导阳明，壮骨健步。

取穴：气街、髀关、伏兔、犊鼻、足三里、上巨虚、下巨虚、解溪、陷谷、内庭、三阴交（脾）。

方解：足阳明胃经为五脏六腑之海，又为水谷之海，运化精微，润养宗筋，宗筋主束骨而利机关。若阳明有虚，宗筋失养而弛缓，两足痿躄不用，故前贤有"治痿独取阳明"之说。

人之动作依靠筋骨劲强，关节灵利，其关键皆在宗筋，阳明实则宗筋润，虚则宗筋纵，纵则不能延引带脉而成痿躄，故当以阳明治之，此在临床实为重要。

气街，一名气冲，是阳明之正脉，冲脉所起，为宗筋之会，可补养宗筋，强健筋骨关节；髀关主胯髀关节痿软，不能抬举屈伸；伏兔为肾气之街，大脉络之会，补肾精而益脊髓，强筋壮骨；犊鼻在膝髌下、胻骨上，能通利关节，增强膝力；足三里是足阳明之枢纽，能调运气血，养脉肉，濡筋骨；上巨虚为上廉，是手阳明之下合穴，能调大肠之津液助下肢运动机能；下巨虚为下廉，是手太阳之下合穴，能充实腿足痿软之力；解溪，为足阳明之经穴，属火，能补胃虚，主足脉无力、不能屈伸；陷谷为足阳明输穴，内庭为足阳明荥穴，补其荥调其输有特殊疗效，配脾经之三阴交，可阴阳表里相助，有气血双补之功。

7. 第七方案取足少阳胆经

功效：疏导少阳，调和气血，通利关节。

取穴：带脉、居髎、风市、阳陵泉、阳交、光明、悬钟、丘墟、足临泣、侠溪、太冲（肝）。

方解：足少阳胆经与足厥阴肝经相表里，肝主筋，胆主节，筋节强健则动作灵活；且足少阳胆经与带脉相交会，带脉系于命门，横贯腹中神阙，如束腰带，诸经皆联属于带脉而受其约束，络于督脉，使之贯通上下而起瘫痿。

带脉束诸经支别之脉，使之收引气血下行；居髎为足少阳、阳跷之会，主胯腰无力、不能坐起转侧；风市有祛风湿而强壮下肢之功；阳陵泉为筋之会，筋是人的动作关键，筋病则不能行，补助筋节劲强，有强健步履的功效；阳交又名别阳，阳维之郄，能维护阳气下行，以缓腿足无力；光明为胆经络穴，别走肝经，有强筋壮节之功；悬钟，又名绝骨，为髓之会，乃为足三阳之大络，补益精髓，有兴阳健步之功；丘墟主痿厥、坐不能起；足临泣为胆之输穴，调引气血下行，凡虚损劳伤、行动无力、手足麻痹、震颤拘挛等症皆有特效；侠溪为胆经荥穴，可治瘫消肿壮趾力；太冲为肝经原穴，补能养肝阴、生肝血，泻能降肝阳、平肝气，肝胆相表里，互助协调，为治下肢之关键。

8. 第八方案取足三阴经

功效：滋阴养血，荣筋壮骨，补肾柔肝，健脾通络，调理二便。

取穴：气冲（胃）、阴廉、箕门、阴陵泉、三阴交、照海、太冲。

方解：气冲为足阳明胃经穴（上已解）；阴廉为肝经穴，

肝主筋、络阴器，治小便不利，可益肝阴以柔筋活络；太冲，可滋阴以平肝潜阳；箕门为脾之穴，主小便不通；阴陵泉为脾之合穴，能导利水道，以通调二便；三阴交为足太阴、少阴、厥阴之会，有益脾养肝补肾之功；照海为肾经穴，补肾壮水以生血。故此配方可调理肝、脾、肾三经，具有强肌、荣筋、壮骨、调理二便之功能。

9. 第九方案取手三阳经

功效：疏通经络，调和荣卫，活血化瘀，强健肘臂。

取穴：肩髃、肩贞、曲池、三阳络、合谷、阳池、中渚、郄门（心包）。

方解：阳明为多气多血之经，配三焦经穴调气，以引血流行，配心包经郄门以调和血脉，对上肢活动不利者宜之。

肩髃属大肠经穴，能通经活络、调和气血、通利关节；肩贞有疏风、活血、散结之作用；曲池、合谷以宣气行血，气血和调则肢体健；三阳络、阳池、中渚为手少阳三焦经穴，取利气活血、祛瘀通络作用；郄门，为心包经穴，以调和血脉。用此配方能活血理气，通达经脉，气血充盈，使筋肉丰满，动作力强。

10. 第十方案取手三阴经

功效：调气活血，养血安神，育阴缓痉。

取穴：腋缝、侠白、尺泽、间使、通里、神门、大陵、支沟（三焦）。

方解：肺主气，心主血脉，肺气充足，血脉和调，疾病自愈。上肢挛急可取尺泽、侠白，二穴为肺经之穴，可理肺气，气畅则血行；间使为心包络穴，有定志、利膈、舒气之功；通里为心经之络穴，通手太阳经，主治四肢沉重不举；神门为心经之输、原穴，大陵为心包经之输、原穴，二穴皆能治体重节痛，清神志，安心神；支沟，可疏通三焦气机，助三焦气化，利三焦之水道。故此配方具有益气养血，育阴缓痉，强健运动功能之作用。

11. 第十一方案取手足十二针

功效：通经活络，调和营卫，益气养血，为整体调治的法则。

取穴：曲池、内关、合谷、阳陵泉、足三里、三阴交。

方解：采用手不过肘，足不过膝的五输穴，是从整体调节，促进全身及脏腑的阴阳平衡，使气血通畅而达到治愈疾病的目的。曲池为大肠经合穴，走而不守，能宣气行血，凡气血阻滞之病皆可舒畅而调和之；合谷为大肠经原穴，能开关通窍，疏通经气；内关为心包络穴，别走少阳，八脉交会穴之一，通于阴维脉，主气道壅塞，血滞不行；阳陵泉为胆之合穴，筋之会，有舒筋利节之效；足三里为胃经合穴，胃之枢纽，胃为后天之本，五脏六腑之海，壮一身之元阳，能补脏腑之虚损、调运气血、通达经脉、调和肠胃以润宗筋、充肌肉、濡筋骨；三阴交为肝、脾、肾三经之交会穴，其在补脾之中，兼补肝阴、肾阳，独有气血双补之功。

（四）瘫痿病例介绍

例1：张某，男，3岁。初诊日期：1956年9月。

主诉：右下肢不能站立已4天。

病史：于四天前突然高烧39.4℃，呕吐、大便稀，去某医院急诊，注射青霉素及服西药，次日体温38℃，继用抗生素治疗三日热退后，即发现右下肢不能动、不会站，即去该院复诊做腰椎穿刺检查，诊断为"小儿麻痹症"。

现症：右下肢不能举动站立，腱反射消失，食欲不振，大便正常，小便黄，精神萎靡，面色黄，呼吸正常，语言声低，苔薄黄、舌质淡红，脉沉细。

既往史：两岁时出过麻疹。

辨证：肺热外感，灼伤经络，气血阻滞，发为痿症。

治则：调和气血，通经活络，濡养筋脉。

治疗经过：

第一疗程：选足阳明胃经、足少阳胆经穴，针治 12 次后，右下肢已能屈伸，但动作缓慢。

第二疗程：选督脉、足阳明胃经穴，加风市、阳陵泉、绝骨。针治 24 次后，右下肢屈伸较灵活，可搀扶而走。但足踝软、力弱，肌肉松弛，纳可，便调。

第三疗程：选胆经、膀胱经下肢穴，足阳明胃经穴，针治 36 次后，右下肢能自行站立行走，步态稍有瘸拐，右下肢肌肉渐丰满。

第四疗程：选膀胱经、足阳明经，加阳陵泉、风市、绝骨。针治 48 次后，双下肢走路基本对称，有时点脚、发软，症情基本恢复正常。为巩固疗效，改手足十二针，针刺一疗程后停诊。此例 1 个月（12 次）为一疗程，共治疗半年，临床获愈。

例 2：王某，男，27 岁，东北鹤岗煤矿消防队工人。初诊日期：1956 年 8 月。

主诉：煤气中毒后四肢瘫痪半年。

病史：该矿单位护理员代诉，6 个月前因矿井下着火，患者在救火中因煤气中毒而昏迷、口吐白沫、小便失禁，故急送矿医院急救。醒后四肢瘫软，不能活动，失语，神志昏迷，大小便失禁。治疗后四肢渐略活动，不能行走且肌肉松弛。诊时四肢痿软稍能活动，但不会屈伸，手指拘急，不能翻身起坐，手足发凉，伴有失语，大便干结（定时灌肠），小便失禁，纳食一般。

现症：面色白，呼吸均匀，二目斜视，表情呆板，苔薄白，舌质淡红，脉弦。血压 120/80mmHg。

治疗经过：

第一疗程：取督脉、胃经、手足十二针穴，加百会、人中、中脘、气海、关元。治一疗程后，四肢可以屈伸，能翻身靠坐，二便能够控制，可说简单字，神志渐清楚。

第二疗程：督脉、膀胱经下肢穴、胃经穴，加肩髃、曲池、合谷、中脘、关元、阳陵泉。第二疗程后，四肢活动渐灵活，手指能屈伸，可以靠墙站立片刻。

第三疗程：督脉、膀胱经下肢穴、胃经、手足十二针穴，加人中、中脘、关元、中极、阳陵泉。治疗后，患者在护理员保护下，可以架拐站走，大小便能随意，能持小匙吃饭，可说简单话，但吐字缓慢，神志清楚，二目斜视。

第四疗程：膀胱经背俞（五脏俞、膈俞）、胃经、手足十二针穴，加中脘、关元、阳陵泉、带脉穴。治疗后能扶单拐站立，二便自理，说话较清晰，神志基本恢复。

第五疗程：取穴同上，针后可以弃拐缓慢独立行走，屈伸持物，但手指仍发僵。

第六疗程：任脉、胃经、手足十二针穴，针后能慢慢独立行走，说话亦渐流利，可以定时排便。两年后得一子，目前只是手指活动欠灵活，说话及回答尚准确，临床观察已基本获愈。

例3：谭某，女，35岁。初诊日期：1959年10月6日。

主诉：双下肢痿症月余。

病史：产后二日发烧37.5℃，次日发现双下肢无力，麻木不仁，服药无效，逐渐加剧。

现症：卧床起坐不利，双下肢不能抬举，足踝无力，皮肤感觉迟钝，膝下发凉，纳谷无味，夜寐不安，多梦胸闷，声低息弱，面色萎黄、体瘦，大便三日一行且干燥，小便失禁，产后恶露未净。舌苔薄白，质淡，脉沉细无力。

此为产后气血亏虚，脾阳不运，筋脉失养所致。法以调补气血，健脾温肾。

治疗过程：

第一疗程：独取阳明加中脘、气海，灸关元，隔日1次。一疗程毕，足腕可以屈伸，大小便渐复正常。

第二疗程：取督脉、足太阳膀胱经穴，加肾俞、大肠俞。针后扶桌椅能站立，或行数步，大便能控制。

第三疗程：上穴加阳明经穴，继灸关元、气海。针后自己扶双拐能走，大小便可自理，胸闷已除。

第四疗程：取膀胱经、胃经穴，继灸关元，加肾俞、阳陵泉。针后扶单拐能走。

第五疗程：仍以上穴治之，针后行动逐渐有力，二便自理，症已获愈停针。继灸关元五百壮，每日七壮。

此患者 12 次为一疗程，经半年治疗后临床获愈。

例4：程某，男，20 岁，建筑公司工人。初诊日期：1972 年 11 月 4 日。

主诉：四肢瘫痪 1 年。

病史：1971 年 12 月，因在高空作业不慎摔下，昏迷约半小时，醒后送某医院急救，X 线平片示颈 6 压缩性骨折、无明显脱位。颈部痛，不能活动，四肢不能活动。该院检查：胸 5 平面以下感觉消失，腹壁、提睾、肛门、膝及跟腱反射消失。经治 1 年转来我院。

现症：卧床尚能翻身靠坐，双上肢活动差，不能高举，手指拘急，肌肉萎缩，下肢肌紧张，膝及跟腱反射亢进，扶双拐能站、但发颤，二便失禁。面色黄白，呼吸均匀，语言正常，苔薄白、舌质淡，脉沉细，血压 120/80mmHg。

治疗过程：

第一疗程：选用胆经穴，加肩髃、曲池、内关、合谷。一疗程后，运动功能有进步，下肢痉挛无改变，小便有时能控制。

第二疗程：选 1、4、6、7 方案，加中脘、气海、关元、肾俞依次针之。针后查双上肢可以举动，夹拐可走数步，但需护理员保护，痛觉平面有所下移。

第三疗程：选 4、6、7 方案，加肩髃、曲池、内关、合谷、中脘、关元。针后能扶拐自走，可以持勺吃饭，能定时排便，下肢痉挛减。

第四疗程：选 1、4、6 方案，加腋缝、尺泽、内关、合谷透劳宫、带脉。针后能持拐走，痉挛缓解，二便自理。

第五疗程：选4、6、7方案，加曲池、内关、合谷、中脘、气海、关元、肾俞。针后能扶单拐自走，上肢可高举，痉挛缓解，二便可控，症情逐渐好转。

例5：葛某，男，31岁。初诊日期：1968年11月6日。

主诉：双下肢截瘫6个月。

病史：被汽车压伤腰部，当时昏迷，急送医院抢救，X线平片所见右肩胛骨粉碎性骨折、右肋骨骨折、腰椎压缩性骨折。醒后双下肢功能丧失，二便失常，有尿潴留，未曾手术，卧硬铺及中西药治疗，骨折愈合。

现症：神志清，卧床能翻身靠坐，双下肢全瘫，肌肉萎缩无力，腹壁、肛门反射消失，腰肌疼痛，胸椎12以下触觉消失，尿潴留，大便不能自解，需灌肠，三日一行。饮食差，眠欠安，面色黄，苔薄白，舌质淡红，脉沉细，血压120/80mmHg。尾骶部褥疮3cm×20cm。

治疗过程：第一疗程：前7个方案依次选用，一疗程后能扶双拐靠墙站立（需护理员推膝），自己可坐。

第二疗程：选1、2、4、6方案，加肾俞、大肠俞、中脘、气海、关元。针后患者能在护理员保护下扶双拐行走数步，反射性膀胱，定时排便，褥疮面愈合。

第三疗程：选4、6、7方案，加关元、中极、肾俞。针后能扶单拐自走，反射性膀胱，大便自解，腰以上恢复触觉，肌肉仍萎缩。

第四疗程：选穴同上。针后活动较灵活，能扶单拐独自行走，小便能控制但急迫，大便自解，稀时出现失禁。

第五疗程：选1、4、6方案，加气海、关元、命门、肾俞。针后能扶单拐自由行走，二便基本自理，腰以下触觉渐恢复。

第六疗程：选4、6方案，加中脘、气海。针后可以自由行走，二便自理。为了巩固疗效，继针2个月，临床获愈，恢复工作。

例6：董某，男，39岁，干部。初诊日期：1969年6月23日。

主诉：双下肢截瘫近2个月。

病史：1969年4月29日，在矿井下施工时突然塌方，砸伤腰部，当时昏迷，双下肢失用，急诊入院。X线检查见第4腰椎压缩性骨折，第2、3腰椎横突骨折，第12肋骨折；神经科检查为马尾神经大部分损伤；查两下肢神经反射和肌张力消失，大便失禁，尿潴留。

现症：双下肢全瘫，不能起坐翻身，肌肉萎缩，左下肢比右下肢差2cm，大便失禁，小便潴留需导尿。面色黄，体稍胖，精神不振，息粗，语低沉，苔白，脉细弦。体温37.6℃，血压136/80mmHg，血红蛋白10.6g，白细胞6.4×10^9/L。

治疗过程：

第一疗程：前7个方案依次选用。针后可以扶双拐行走数步，大便自解，已拔除导尿管。

第二疗程：选1、2、4、5、6方案，依次针之。针后能扶单拐行走数步，大便自理，小便急迫。

第三疗程：第4方案，加肾俞、大肠俞、气海、关元、曲骨。针后二便功能恢复，自己能走五里路，生活基本自理，临床获愈，返回工作单位参加生产。1971年春季来院复查，恢复良好。（图4-6）

（五）讨论与体会

1. 抓住致瘫关键，治瘫首取督脉

十多年来，先师王乐亭教授治疗各种瘫痪疾病，特别是脊髓损伤的外伤性截瘫最突出的成就是：通过对脊髓的病理、生理和截瘫病人的临床表现和证候群的分析，认识到截瘫病是由于"督脉的损伤"所致，从而创立了"治瘫首取督脉"的原

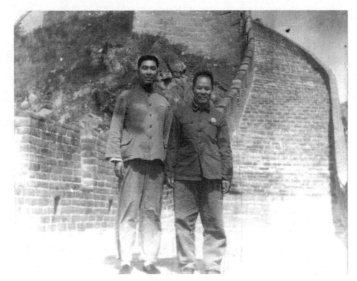

图 4 - 6 截瘫病人董善云治疗基本痊愈后与钮韵铎合影

则与方法，丰富了传统的"治痿独取阳明"的观点。因此，治疗截瘫病抓住调治督脉这个关键所在，才能突出重点而取得疗效。

2. 坚持整体观念，开阔治疗思路

截瘫的病情重，病程长，恢复比较困难。有的病例因脊髓或马尾神经损伤严重，甚至有横断者，确实很难恢复。所以，针灸治疗并非"一针一得"所能胜任，而是要以治督为中心，并针对全身的十二条经络、奇经八脉及其所连属的脏腑等，也就是调动全身的机能因素，再配合病人适当而刻苦的功能锻炼，才有可能治好损伤，恢复和改善机体的机能状态，使生活能自理。所以，治疗截瘫应着眼于整体，开阔思路，围绕督脉采取"全方位"战术，进行全面治疗。应当说"治瘫十一法"是经过临床验证的、行之有效的治疗方案。

3. 重视病损特异，不忘辨证施治

督脉损伤的部位有高低之别，损伤的程度有轻重之分，其临床表现与一般痿痹有所差异。在治疗方案的选择与安排方面，王老始终坚持因人而异，根据具体病例的临床特点，既着眼于整体，又重视局部，局部与整体相结合，采取分阶段而又相对妥当的针刺方案，充分体现了中医辨证施治的诊疗特点。在治疗的全过程中，始终坚持针灸治疗为主体，但不排除中药、按摩、功能锻炼的协同作用，主张积极的综合治疗，一切从病人出发。所以能在 10 年的时间里，应用"治瘫十一法"系统观察治疗 500 例外伤性截瘫，并取得了可喜的成绩。使一些截瘫病人生活可以自理，甚至重返工作岗位。（图 4 - 7）

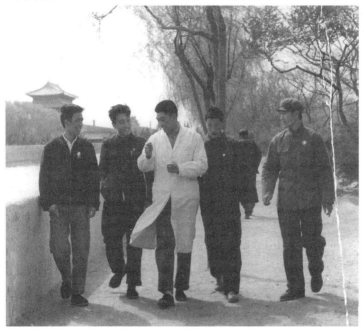

图 4 - 7　钮韵铎与治疗痊愈的截瘫病人在故宫的筒子河边散步

二十一、外伤性截瘫的综合治疗

外伤性截瘫是由于脊柱骨折或椎间脱位而损伤了脊髓或马尾神经，造成肢体感觉和运动功能丧失，常合并二便功能障碍。中医认为，外伤性截瘫主要是因为损伤了督脉所致。督脉循行贯脊，统帅全身阳气，手足三阳经与之交会。当督脉损伤后，气血运行不畅，经络受到阻滞，不能营养筋骨、肌肉，最后导致痿症。

脊髓神经损伤后能够恢复吗？长期以来，人们对这个问题有着不同的看法。多数人持悲观的论点，但许多事实并不支持这种观点，如针灸治疗外伤性截瘫就有一定效果。国外某些近期资料也认为，人的脊髓损伤后是能够再生的，动物脊髓损伤后也能再生并恢复功能。

当然，脊髓损伤后的再生与恢复是有条件的。首先要解决的是必要的通路，早期的合理手术与正确的闭合复位都是为了这个目的。脊髓再生和恢复的基本条件具备后，针灸通过对穴位刺激，使经脉畅通就能够发挥其促进作用；同时调节神经功能，改善血液循环，增强全身抗病、防御能力，从而帮助机体尽快恢复健康。

现在关于针灸治疗外伤性截瘫的资料多数是综合治疗的病例积累，但缺乏严格的对照观察。多数资料一致表明，在一定条件下，针灸等穴位刺激对脊髓损伤有促进恢复和再生的作用，其临床应用价值是肯定的，中西医结合治疗是进一步提高疗效的有效途径。

笔者从 1969 年起，在 10 年时间内，全力投入外伤性截瘫的治疗与研究，系统观察外伤性截瘫 500 例，取得一定疗效。但经严格分析与统计，不难看出对不完全损伤病例的疗效较好，而对脊髓严重损伤的病例则很难取得满意的疗效。

（一）中医治疗脊柱骨折的文献记载

中医学对骨折的治疗和研究早已取得很大的成绩，根据历史文献简要介绍如下：

周朝：公元前 11 世纪，中医学即设立正骨科。周礼天官设有食医、疾医、疡医、兽医的制度。其中疡医是负责折疡，所谓折疡就是指击、坠、跌、仆等外伤疾病，这就证明在

3000 年以前我国即有比较完整的治疗骨折制度。

隋朝：公元 581 年，隋朝对治疗穿破骨折（即开放型骨折）已经有高度合乎科学的成就，在《诸病源候论》中的"金疮伤筋断骨候"中就有较详细的症状、疗法及预后的记载。

唐朝：孙思邈所著的《千金方》及王焘所著的《外台秘要》都叙述了对骨折的认识和治法，并且当时已经有关于外伤的专书《仙授理伤续断秘方》，其中介绍了骨折的复位手法、固定方法，以及穿破骨折的治疗等。这些方法一直应用至今。

元朝：公元 1341 年，危亦林在《世医得效方》中叙述骨折与脱位必须进行整复。在整复前，必须进行麻醉，以消除患者疼痛；并说明麻醉需要根据患者的年龄及体力而增加或减少麻醉剂量。其所采用的治疗方法为："凡到脊骨，不可用手整顿，须用软绳从脚吊起，坠下身直，其骨使自归窠，未直则未归窠，须要待其骨直归窠，却用接骨膏或定痛膏或补肉膏敷，以桑皮一片放在药上，杉皮两三片安在桑皮上，用软物缠夹定，莫令屈，用药治之。"从中可以看出，采用悬吊的方法对脊柱进行骨折复位，并强调"凡到脊骨，不可用手整顿"，是因手法整复会造成一些合并症，故主张复位后应以软物缠夹固定，不使患者屈曲，这也完全符合当代治疗脊柱骨折的基本原理。

明朝：《金疮秘传禁方》及《证治准绳》两书对骨折治疗的各种方法均有记载，例如用银丝缝合伤口、检查骨折时重视骨擦音等，其中有很多方法是很有价值的。

清朝：《医宗金鉴·正骨心法要旨》对治疗脊柱损伤所采用的方法及器械已有更详细、更具体的记载。钱秀昌著《伤科补要》说："跌打伤者，瘀聚凝结，脊筋陇起，当先柔筋，令其和软，内服紫金丹，敷定痛散……若骨缝叠出，俯仰不能，疼痛难忍，腰筋僵硬，使患者两手攀索，两足踏砖上，每足下叠砖三块踏定。将后腰拿住，各抽去砖一块，令病人直身，又各去一块，如是者三，其足着地，使气舒瘀散，陷者能起，曲者可直。再将腰柱裹住，紧紧缚之，勿令窒碍，但宜仰卧，不可侧睡，脊骨正而病除，服接骨紫金丹。"此段记载，不但简要叙述脊柱损伤后的症状，如损伤处有瘀血、肿胀，或有棘上、棘间韧带撕裂、两棘突分离、椎间隙加宽，或似有骨缝等。而且，采取利用自身体重进行牵引的原理，以整复屈曲性压缩骨折是完全合理的。

此外，有一种木制的外固定器材，称为"通木"，即是治疗脊柱骨折时所采用的夹板。以上文献记载说明，前人对外伤性截瘫急性期治疗的态度是积极的，其措施妥当而且有效。

（二）外伤性截瘫的诊断

1. 病史询问的要点

（1）受伤时间与损伤部位

① 受伤后的病程分四个阶段，即受伤后 10 天以内为急性期、伤后 10 天至 1 个月为早期、伤后 1 个月至 6 个月为中期、6 个月以上统称为恢复期。

② 脊柱骨折或椎间脱位，使椎管内的脊髓或马尾神经受到不同程度的损伤，这种损伤程度从脊柱 X 光照片上只能反映出部分情况，不能完全证实脊髓损伤的轻重程度，截瘫病人原始 X 光照片非常重要，始终有参考价值。诊断时，必须参考和重视手术记录，不能轻易确定脊髓完全横断。从我们所观察的资料看出，脊髓严重损伤多属完全性截瘫，而脊髓部分损伤或马尾神经损伤多属于不完全性截瘫。

（2）暴力性质与受伤体位

① 间接暴力多造成脊柱屈曲型损伤：患者自高处跌下，由于人体自卫性保护机制，多呈屈曲位臀部或两足着地；当弯腰工作时，忽有重物由高处坠下击于背部或肩部，力量传达到容易损伤的胸腰段部位；或当站立或行走时，突然有快速车辆

撞击背部或腰部，使脊柱向前过度屈曲而发生骨折或骨折脱位。总之，间接暴力多发生压缩性骨折、粉碎性骨折，应以伸展法治疗。

② 直接暴力多造成脊柱伸展型损伤：患者自高处仰面落下，脊柱落于横梁或石块上，因物体的反作用力，直接伤及脊柱，造成脊柱伸展型损伤。此外，枪伤、火器伤均为贯通伤，这种复合伤给损伤部位带来相当程度的烧灼，给医疗造成困难。

（3）急救搬运与手术

① 急救搬运：脊柱骨折或骨折脱位患者的急救搬运非常重要，如果处理不当，可造成难以补偿的严重后果。其搬运方法对预后至关重要：宜用硬担架或木板运送，不宜用软担架或毯子，绝对禁用人背或 2~3 人抬着运送。否则会增加畸形，加重脊髓的损伤程度。

② 手术：手术与否必须严格掌握其适应证。一般通常采取的方法，有椎板减压术、植骨融合术、钢丝内固定、钢板内固定。切开硬膜以观察脊髓或马尾神经的损伤情况是手术的必要步骤。此外，颈椎损伤的颅骨牵引也是常规治疗措施。

手术是脊柱损伤合并截瘫的重要治疗方法，其目的是解除脊髓压迫，给神经恢复创造有利条件，加强脊柱的稳定性。所以要认真对照手术前后之 X 光照片，比较临床体征，判断手术的价值。

手术记录很重要，应重点注意脊髓的颜色、搏动、粗细、损伤、粘连和椎管是否畅通，椎体是否复位及当时手术的处理措施。

（4）二便功能与截瘫合并症

① 膀胱功能改善对截瘫病人很重要。早期患者由于膀胱肌无力，出现尿潴留，经反复多次导尿而易造成泌尿系感染，因此应留置导尿管持续导尿，定时开放排尿，使膀胱有舒有缩。但也有个别病人不适应尿道异物的留置，易致刺激性感染，引起高热不退，故此时只能行膀胱造瘘术以缓解异物感染

之弊。

②尿失禁和自律性膀胱是比较难管理的，病人颇感苦恼。而反射性膀胱和近随意性膀胱时，病人的排尿则既方便，自己又可控制，有时也有尿意急的现象。随意性膀胱是正常人的膀胱功能。

③若能出现肛门反射时，即肛门有不同程度的感觉，病人就能定时排便。

④截瘫的三大合并症是指高位截瘫的堆积性肺炎、泌尿系感染、褥疮，易对病人构成生命危害，应积极防治，千万不可疏忽。若合并症严重，则先治合并症，后治截瘫。

2. 必要的检查

（1）以感觉障碍平面判断神经损伤的位置

①临床常用的体表节段感觉定位标志

后头部	颈髓 2
颈项部	颈髓 3 ~ 4
上肢外侧	颈髓 5 ~ 7
上肢内侧	颈髓 8 ~ 胸髓 3
胸骨角平面	胸髓 2
乳头平面	胸髓 4
剑突平面	胸髓 6
肋下平面	胸髓 8
脐平面	胸髓 10
腹股沟	腰髓 1
下肢前面	腰髓 1 ~ 5
下肢后面	骶髓 1 ~ 3
会阴、肛门、生殖器	骶髓 4 ~ 5

②查痛觉：用大头针或注射针头点刺皮肤，由上到下，根据病人的感觉区域定位，确定其减退、消失或过敏区域。再由下向上反复测试，以获得正确的神经感觉障碍平面，分别描画记录。

③查触觉：用棉花轻触患者的皮肤，询问其有无感觉。

（2）以肌力判断运动功能

① 肌力分级：

0级　肌肉无任何收缩现象。

1级　肌肉有轻微的收缩，但无肢体运动。

2级　略见肢体运动，但不能对抗地心引力，只能在光滑平面上作水平移动。

3级　能对抗地心引力，做自主运动，但不能抵抗外加阻力而运动。

4级　能对抗外加阻力而自主运动。

5级　肌力正常

根据肌力可以判定疗效，展望预后情况。

② 常检查的肌肉和动作

上肢：

　三角肌——上臂外展

　肱二头肌——前臂屈曲

　肱三头肌——前臂伸直

　伸腕肌——腕背伸

　屈腕肌——腕掌屈

躯干：

　腰方肌——提骨盆

　腹直肌——仰卧起坐

下肢：

　髂腰肌——屈髋

　内收肌——大腿内收

　臀中、小肌——大腿外展

　臀大肌——大腿后伸

　股四头肌——伸膝

　腘绳肌——屈膝

　胫前肌——踝背伸

　腓肠肌——足跖屈

3. 截瘫分型

脊髓损伤后的急性期和早期，往往处于脊髓休克状态，使损伤平面以下感觉消失、肌肉松弛瘫痪、出现尿潴留及肢体营养性紊乱。进入中期后，脊髓状态逐渐恢复（个别病人延缓恢复），而恢复期则根据损伤部位与性质分为痉挛型和弛缓型两种类型（表4－6）。

表4－6　　　　　　　　证型与临床表现的关系

痉 挛 型 瘫 痪	弛 缓 型 瘫 痪
瘫痪肌群无明显萎缩	瘫痪肌群明显萎缩
肌张力增强	肌张力减低或消失
腱反射亢进	腱反射减弱或消失
出现病理反射	无病理反射
属中枢性神经损伤	属周围性神经损害

（1）痉挛型瘫痪（硬瘫）

① 四肢痉挛型瘫痪：属上颈段损伤（颈髓1～4），为颈椎1～4骨折或骨折脱位或挥鞭式损伤。临床称高位截瘫，损伤平面以下感觉全部丧失，有严重的呼吸困难、中枢性排尿障碍等症。若发生膈肌麻痹或刺激症状的呃逆或呛逆时，则病势严重。

② 上肢弛缓、下肢痉挛型瘫痪：属颈膨大损伤（颈髓5～胸髓2），为颈椎5～胸1骨折或骨折脱位或挥鞭式损伤。临床亦称高位截瘫，横贯性损伤预后较差，若属不全损伤则疗效较好。

③ 下肢痉挛型瘫痪：属胸髓横贯性损伤（胸髓3～12），为胸椎2～10骨折或骨折脱位。上肢不受影响，损伤平面以下感觉障碍，膀胱控制能力差。一般预后多不理想。

（2）弛缓型瘫痪（软瘫）

① 下肢弛缓型瘫痪：属腰膨大和圆锥部损伤（腰髓1～骶髓5），为胸椎11～腰椎2骨折或骨折脱位，损伤平面以下感觉消失，肌肉萎缩，直肠括约肌松弛，膀胱功能较差，性机能障碍，有轻度肢体疼痛（高位腰髓损伤也可出现痉挛，称为混合型）。此类病例为临床多见，占我们所观察资料总数的

67%。

② 下肢弛缓型瘫痪：尚有马尾神经横贯性损伤，呈不对称性瘫痪，有明显的肢体疼痛，多为腰椎 3～5 骨折或骨折脱位，一般预后较好。

（三）外伤性截瘫的针灸治疗

1. "治瘫十一法"的配方

外伤性截瘫的针灸治疗，起初只拟六法，后发展为七法，至二十世纪 70 年代则发展为十一法，故定名为治瘫十一法，现分别介绍之。

1 组：督脉十三针。

取穴：百会、风府、大椎、陶道、身柱、神道、至阳、筋缩、脊中、悬枢、命门、阳关、长强。

加减：颈髓损伤，加哑门、腰俞。

功效：疏通督脉，补脑健髓。

穴解：督脉为手足三阳经七脉之会，为阳脉之海，用补法以兴奋督脉，通调经络。

百会为头气之衔，配脑海之风府以促进督脉经气畅通。大椎为手足三阳督脉之会，陶道、身柱为气俞，能补益虚损，调理气血，充益督脉。神道能补五脏。至阳为肺海，促使脊中气血上下通行，补督脉亏损。筋缩、悬枢能强腰脊。命门、腰阳关能补肾气、调二便。长强能补脊髓，并有促进二便功能的恢复。因督脉受伤，气血不畅，带脉不行，下肢不能自履，故深刺脊中以补督脉虚损，强髓兴阳，疏通气血，荣养四末。

2 组：华佗夹脊穴。

取穴：由第二胸椎下缘两侧旁开 3～5 分开始向下，每隔一椎两侧各扎 1 针，直至第四腰椎下缘，左右共 16 针。

加减：颈椎损伤：加刺颈夹脊。

功效：疏导阳气，调节脏腑。

穴解：华佗夹脊穴能兴奋督脉，调补督脉的损伤及调和脏腑整体功能。

文献称华佗夹脊穴为经外奇穴，也有学者将脊穴分二经，上肢膈俞经，下肢八俞经。膈俞经统帅手之阳经，八俞经统帅足之阴经。

（1）膈俞经：起于中指尖端外侧，与三焦经平行上至肩关节，行于胸椎第一椎入里，贯脊两侧下行，至第七椎下缘止。

（2）八俞经：起于第三足趾外侧尖端，与肾经平行，上行绕过阴部，从尾骨处贯脊上行，止于第八胸椎上缘。

二经功能主要是调理上下肢阴阳平衡，疏通脏腑气血，补督脉之阳。

颈夹脊之取法：颈椎受伤部位向上二椎督脉旁开3分，左右各一针，可畅导气血下行，调理颈椎部位的瘀滞。

3组：五脏俞加膈俞。

取穴：肺俞、心俞、膈俞、肝俞、脾俞、肾俞。

加减：颈椎损伤，加极泉、大杼；大便不通，加大肠俞（泻）；大便失禁，加大肠俞（补）。

功效：调补五脏，益气和营。

穴解：膀胱经之背俞穴与督脉有着密切联系。太阳为诸阳主气，手足三阳经皆与督脉相会，尤其是足太阳膀胱经背部俞穴，都在督脉两侧，与督脉的联系更为密切，故选用膀胱经的俞穴，可以疏导阳气，促进脏腑的精气转输于外，充养筋骨肌肉，通调二便。

心主血而藏神，心俞可养血安神。肺主气，肺俞能补益肺气。膈俞为血之会，可活血化瘀。肝藏血而主筋，肝俞能养血充筋。肺俞、心俞、膈俞、肝俞诸俞穴并用，可以调气行血，荣养筋脉，缓解痉挛。脾统血而主肌肉，脾俞可健脾，充养肌肉。肾藏精而主骨，肾俞可补肾益精强骨；肾开窍于二阴，肾俞又能通调二便。总的来讲：五脏俞加膈俞，有调整五脏的功能，补五脏的虚损。

此外，极泉为心经穴，针感能传到手指，是治疗上肢症状的常用穴。

4组：足太阳膀胱经配肾经。

取穴：八髎、环跳（胆）、承扶、殷门、委中、承山、昆仑、涌泉（肾）。

加减：颈椎损伤：加极泉、上曲池；大便不通：加会阳、支沟。

功效：调节州都，强筋健步。

穴解：本组穴主治二便失调，肢体瘫痪。疏通膀胱经、肾经的经气。八髎主治泌尿、生殖系统疾患，可以促进二便功能的恢复。环跳能治臀胯无力，疏通下肢经络，有健步之功。殷门可治腰胯痿弱无力。委中善治腰膝痿软。承山、昆仑能解筋急。涌泉是肾经的井穴，能补肾阴，填精壮骨。

5组：任脉配肝、胃二经。

取穴：巨阙、中脘、下脘、气海、关元、中极、梁门（胃）、天枢（胃）、水道（胃）、章门（肝）。

功效：固肾培本，和胃疏肝。

穴解：任脉为手足三阴经七脉之会，统摄一身之阴，为诸阴经脉之海。心募、胃募、小肠募、膀胱募等募穴均在任脉。取任脉诸募穴，配以胃经腧穴，能助脾胃化生气血，以充养脏腑经脉。巨阙为心募，能引心火下温脾胃。中脘为胃募及腑之会，能助脾胃运化。下脘为任脉与脾经的交会穴，能疏导体内水湿之气。气海能补气。关元为小肠募，小肠主化物，滋生阴液，通调水道，能治小便。中极为膀胱募，主气化以利小便。天枢为大肠募，大肠主传导糟粕，能调节大便功能，有通便或止泻作用。水道能利水消肿、止痛。章门是肝经腧穴，为脾之募，肝主筋，脾主肌肉，能疏肝健脾，充养肌肉。

6组：足阳明胃经配脾经。

取穴：气冲、髀关、伏兔、犊鼻、足三里、上巨虚、下巨虚、解溪、陷谷、内庭、三阴交（脾）。

加减：小便失禁，加阴陵泉；下肢痉挛，加阳关透曲泉。

功效：调胃健脾，养血荣筋。

穴解：足阳明胃经为五脏六腑之海，运化精微，润养宗筋，以利关节，《内经》中有"治痿独取阳明"之说，对治疗瘫痪是有重要意义的。

气冲是阳明之正脉，冲脉所起，为阳明总宗筋之会。髀关补腰胯，能治腿不能抬举和屈伸。伏兔、犊鼻能壮筋骨，增补膝力。足三里为阳明胃经枢纽，有运行气血，通经络，润宗筋，强筋骨的作用。上巨虚管大肠、下巨虚管小肠，都能充实气血。解溪能调节脚踝不能伸屈。陷谷为阳明腧穴，内庭是阳明荥穴，都有治痿作用。配脾经三阴交具有气血双补之功。

7组：足少阳胆经配肝经。

取穴：带脉、居髎、风市、阳陵泉、阳交、光明、悬钟、足临泣、丘墟、侠溪、太冲（肝）。

加减：痉挛严重者，加阴廉、曲泉，横刺带脉。

功效：强筋壮骨，束利关节。

穴解：疏导少阳胆经之经气，肝胆相表里，肝主筋，胆主节，人体运动主要靠筋骨强劲，关节滑利，故有强筋健骨、利关节的作用。

带脉是足少阳胆经穴，管束诸经，引气血下行养宗筋而利关节。若三寸横刺之，名曰刺筋，有泻胆缓痉之功。居髎为足少阳与阳跷之会，主治腰胯麻木无力、不能起坐、转侧不利。风市有强健之功，善治瘫痪。阳陵泉为筋之会，有强健步履作用。阳交为足少阳与阳维脉之会，能维护气血下行。光明为胆经之络脉，别走肝经，有强筋之功。悬钟又名绝骨，为髓会，补髓壮骨，兴阳健步。丘墟治瘫又能纠正脚内翻。足临泣为胆经腧穴，通带脉，调引气血，能治拘挛。侠溪为胆经荥穴，能治瘫消肿。太冲为肝经腧穴，又代原穴，补能养肝血，泻能平肝息风、缓挛急。

8组：足三阴经配胃经。

取穴：气冲（胃）、阴廉（肝）、箕门（脾）、阴陵泉（脾）、三阴交（脾）、照海（肾）、太冲（肝）。

功效：滋阴养血，缓痉息风。

穴解：临床见有下肢拘挛不能舒展症，多因阴血虚亏，筋脉失养而致。

气冲能补养宗筋，强健关节；阴廉能益肝阴，柔筋活络；箕门为脾经穴，功能为益气通脉；阴陵泉为脾之合穴，功能为通调水道以利三焦；照海为肾经穴，功能为补肾壮水益精；太冲能平肝潜阳息风。即所谓"调三阴肝脾肾，养血缓痉"。

9组：手三阳经配心包经。

取穴：肩髃（大肠）、肩贞（小肠）、曲池（大肠）、三阳络（三焦）、郄门（心包）、合谷（大肠）、阳池（三焦）、中渚（三焦）。

功效：疏导阳气，通调血脉。

穴解：对于高位截瘫，出现上肢瘫痪，特别是弛缓型者，需要取手三阳经穴配合心包经穴，旨在疏通经络，调和荣卫、活血化瘀，强健肘臂腕指关节肌力。

上肢废用不举，取手三阳经。肩髃为手阳明大肠经穴，有通经活络，调和气血，通利肩臂关节；曲池、合谷能行气活血；三阳络、阳池、中渚为手少阳三焦经穴，功能为疏导气机、活血通络；郄门为心包经穴，功能为调和血脉。即所谓"手三阳配心包，通达上肢"。

10组：手三阴经配大肠、三焦二经。

取穴：巨骨（大肠）、腋缝（奇）、侠白（肺）、尺泽（肺）、支沟（三焦）、神门（心）、大陵（心包）。

功效：养血柔筋，息风通络。

穴解：对于高位截瘫出现上肢瘫痪，特别是上肢痉挛型者，实属伤位偏高，阴血耗伤所致上肢痿废拘挛，心神失养。取手三阴经穴配合三焦经、大肠经穴，功能为养血安神、调气活血、强筋壮骨和濡润上肢筋肉骨节。

心主血脉，肺主气，气血充沛，流通舒畅，则心神安宁、筋脉疏通、肌肉丰满、关节滑利。方中巨骨为大肠经穴，善补肺气利大肠；腋缝通利肺气，滑利肩节；神门为心经穴，能清心泄热、镇惊安神；大陵为心包经穴，能安神宁志、理气和胃；侠白为肺经穴，功能为通利肺经气血；尺泽为肺经穴，善疏筋利节；支沟为三焦经穴，功能为通利三焦气化。即所谓"手三阴配大肠，养血柔筋"。

11组："手足十二针"调理阴阳法。

取穴：曲池（大肠）、内关（心包）、合谷（大肠）、阳陵泉（胆）、足三里（胃）、三阴交（脾）。

功效：疏通经络，调和营卫。

穴解：由于督脉损伤影响脏腑、气血、阴阳的功能，以致整体机能衰退，所以在以上十种法则和专用方组的基础上，或是在各疗程的间歇期配合使用手足十二针，调理人体的阴阳是很有必要的，对于促进督脉功能的恢复也是极为有利的。曲池为手阳明大肠经合穴，能行气活血而祛风；合谷为手阳明大肠经原穴，有开关通窍之功；内关为心包络穴，主行三气，可治气血壅滞，运行不畅之疾；阳陵泉为胆之合穴，筋之会，主治筋脉不利，亦有祛风之效；足三里为胃之合穴，胃乃后天之本，五脏六腑之海，可壮一身之元，补诸虚百损；三阴交为肝、脾、肾三经之交会穴，既能补脾，又能益肝肾，脾主中焦，肝肾主下焦，中下焦之气一穴主之。因此，本组穴善能调理阴阳。

2. 手法

（1）手法的强弱

① 对于外伤性截瘫的病人，一般以强刺为主，因为手法轻、刺激量小则达不到应有的传导感应。

② 凡体质较瘦弱且感应较好的患者，应采取轻手法浅刺为适宜。

③ 一般截瘫患者，在感觉障碍平面以上的穴位应取中等刺激，在感觉障碍平面附近的穴位应强刺激，在无感觉的区域应深刺。

（2）针刺深度：针刺深度应根据人体的胖瘦和选穴部位而定，原则上能深则深、能透则透，但胸背部一定不能过深，以免造成气胸。

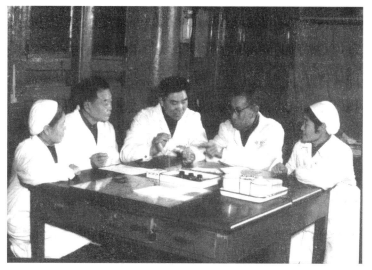

图4-8　钮韵铎领导的截瘫治疗小组研究骶骨的针刺方法

（3）留针时间：针刺后，一般留针在30分钟为宜，有时也要强刺不留针。例如：腰背部与腹部结合配穴时，腹部穴位先强刺，得气后出针，再刺腰背部留针。

（4）捻转补泻：根据各条经脉的循行，进行捻转补泻。

督脉、任脉 —— 大指向前为补

手三阳 { 左——大指向后为补
右——大指向前为补 }

手三阴 { 左——大指向前为补
右——大指向后为补 }　与前方向相反则为泻法

足三阳 { 左——大指向前为补
右——大指向后为补 }

足三阴 { 左——大指向后为补
右——大指向前为补 }

3. 针的选择

（1）为了达到强刺激的感应，选用20、22、26号不锈钢制成的毫针最为适宜。针的长短，最短者1寸，最长者1尺2寸，其中以1寸半和4寸为主。

（2）使用时，应检查针体有无生锈、弯曲，针尖是否锐利，针柄是否松动等情况。若有损坏，应弃之不用。

消毒针具可用高压消毒或用75%酒精浸泡消毒。针前将穴位应用75%酒精消毒。

4. 分型选穴

（1）四肢痉挛型：1组、2组、5组、10组、11组。

（2）上肢弛缓、下肢痉挛型

完全瘫：1组、2组、5组、9组、11组。

不全瘫：1组、2组、4组、9组、6组。

（3）下肢痉挛型：1~8组。

（4）下肢弛缓型：1~7组。

按以上方法治疗1~2个疗程后，再根据具体情况选择配方。

（四）外伤性截瘫的中药治疗

1. 急性期、早期的治疗

主症：脊柱损伤后，肌肉开始萎缩，二便功能障碍，损伤部位明显压痛、不能转侧、动则加重。舌质紫而晦暗，苔薄白，脉沉弦或沉涩。

治法：活血化瘀。

方药：活血止痛散加味：鹿角片、金狗脊、自然铜、土鳖虫、净桃仁、全当归、紫丹参、骨碎补、制乳没、草红花、苏地龙、三七粉。

方解：本方是治疗跌打损伤的常用方。用善走督脉的鹿角片行血化瘀为主，佐以桃仁、红花、当归、丹参、地龙、乳香、没药、三七面等药，加强活血化瘀、通络消肿作用；土鳖虫、自然铜、骨碎补能续筋接骨，医治跌打损伤；狗脊是利督脉、强腰膝之品，配以鹿角片同入脊柱而行督脉，二者一行一补，相辅相成，为本方之主药。

加减法：

气阴不足，加人参、麦冬、五味子；颈椎损伤，加葛根；疼痛剧烈，加元胡；食欲不振，加砂仁；大便秘结，加郁李仁、火麻仁。

2. 中期、恢复期的治疗

外伤性截瘫病人经过脊髓休克期之后，局部瘀血水肿基本消失，在病情恢复阶段多表现为迟缓型瘫痪和痉挛型瘫痪两大类型。

（1）弛缓型瘫痪

① 脾肾阳虚型

主症：瘫痪日久，腰膝发凉，皮肤粗糙，无汗，严重肌肉萎缩且浮肿，食欲不振，二便失禁，夜间尿多，面色㿠白，舌质淡，苔薄白，脉沉细无力。

治法：温肾健脾。

方药：通脉四逆汤加味：黑附片、淡干姜、炙甘草、台党参、生黄芪、炒白术、穿山甲、仙茅、仙灵脾、肉桂面。

方解：本方治阳虚阴盛，络脉阻滞之证。方用附片、肉桂温补肾阳；干姜温助脾阳；二仙补肾；参、芪、术、草健脾益气；穿山甲通经活络，以助温通。

② 阳虚寒凝型

主症：瘫痪日久，阳气大伤，寒邪客于经络，以致皮肤发黑，甚则触之脱屑、肌肉萎缩、两腿发冷无汗、二便失禁、面色青白、舌质淡、苔白厚、脉沉细或沉紧。

治法：助阳通络。

方药：阳和汤加减：鹿角胶、生麻黄、白芥子、上官桂、炮姜、补骨脂、菟丝子、穿山甲、大熟地、怀牛膝。

方解：本方熟地、补骨脂、菟丝子、牛膝益肝肾而强腰脊；鹿角胶入督脉，补阳益精；生麻黄、白芥子辛阳发散，温通经络；炮姜、肉桂温补脾阳；穿山甲通行经络以达病所，畅通气血。

③ 营卫失调型

主症：外伤经络，气血不调，腰酸膝软，肌肉萎缩，肢体一侧发凉、局部无汗，两腿有麻胀热痛感，尿意频急，便秘，面色黄润，舌质淡红，苔白或薄黄，脉沉缓。

治法：调和营卫。

方药：桂枝汤、青娥丸加减：嫩桂枝、炒白芍、炒杜仲、净地龙、补骨脂、台乌药、全当归、穿山甲、胡桃肉、九分散。

方解：本方取调和营卫的桂枝汤，配合补肾强督的青娥丸加减。补骨脂、杜仲、核桃肉补肾强督；地龙、山甲通畅经络；桂枝、白芍调和气血；乌药顺气行血，当归活血养血；九分散强腰膝，壮筋骨，活血通络。

（2）痉挛型瘫痪

① 筋脉失养型

主症：外伤后阴分损耗，两腿伸直型痉挛，每逢急怒后痉挛加重，舌质红，苔白或黄，脉弦细。

治法：育阴柔肝。

方药：芍药甘草汤加味：伸筋草、醋柴胡、赤白芍、炒山楂、全当归、代赭石、黑元参、乌梅、净地龙、生甘草。

方解：本方是"酸甘化阴"法，取二芍、乌梅、炒山楂之酸合甘草之甘，配合元参滋养阴液的方法来柔缓筋脉之急。用代赭石镇逆平肝；佐以地龙通经活络，柴胡疏肝，伸筋草缓筋，当归养血柔肝以达育阴液、缓筋急、通经络之功用。

② 血虚风动型

主症：外伤后血分亏损，两腿屈曲型痉挛，气短，动则汗出，面色㿠白，脉沉细无力，舌质淡、苔薄白。

治法：养血息风。

方药：四物汤加味：鹿角片、全当归、大熟地、酒川芎、台党参、净地龙、大蜈蚣、盐全蝎、伸筋草、穿山甲、赤白芍。

方解：本方以四物汤配合息风药以"养血息风"。方中以归、芍、熟地、川芎、鹿角片养血活血；党参补气健脾；伸筋草缓筋活络、穿山甲、地龙通经活络；全蝎、蜈蚣息风解痉。群药配合，以作养血益督、通络息风之用。

③ 阳虚寒闭型

主症：外伤日久，肾阳衰微，寒邪客于经络，两腿屈曲内收，肌肉挛缩僵硬，身体怕冷，下肢发凉，皮色无泽，每逢寒冷则痉挛加重，二便功能失禁，舌质淡红，苔白，脉紧。

治法：温补肾阳。

方药：参附汤加味：台党参、黑附片、上官桂、补骨脂、淡吴萸、金狗脊、鹿角片、全当归、穿山甲、净地龙、王不留行。

方解：本方以桂、附、吴萸、补骨脂温阳补肾，散寒通络；鹿角片、狗脊疏通督脉；当归养血，党参补气；穿山甲、王不留行、地龙行血脉，通经络以达病所。

（五）外伤性截瘫的合并症治疗

1. 尿潴留

脊髓损伤后，小便功能受到严重影响，开始多出现尿潴留。由于尿潴留后多次重复导尿，容易感染及留置导尿管持续放尿和膀胱造瘘皆使膀胱长期处于缩小的状态，不利于膀胱功能的恢复。

主症：尿液不能流出，必须依靠导尿者。

辨证：肾阳虚，膀胱气化失调。

治法：温肾助阳，益气利水。

方药：石韦散加减：石韦、建泽泻、党参、冬葵子、车前子、生黄芪、大熟地、萹蓄草、菟丝子、肉桂面。

方解：本方是温通益气利水法，采取《证治准绳》治癃闭淋漓的石韦散加减。用石韦、冬葵子、车前子通利膀胱；肉桂、萹蓄一温一通，温化通利；参、芪益气健脾；肉桂、车前子一升一降，气化得行，小便自通；熟地、菟丝子补肾以利膀胱。

加减法：肺气虚者，加冬虫夏草；老年肾衰，加附片。

2. 尿浊

外伤性截瘫病人，由于膀胱功能差，长时间留有残余尿，以致尿混浊，经化验除外尿路感染。

主症：随尿排出多量的白浊物，甚则黏稠秽浊，排出少时即见沉淀，腥臭难闻，尿频数。

辨证：肾虚，膀胱湿热。

治法：清热利湿化浊。

方药：萆薢分清饮加味：川萆薢、节菖蒲、台乌药、益智仁、冬葵子、石韦、滑石块、川通草、分心木、车前子、甘草梢。

方解：本方以萆薢泄湿清热，驱浊分清；乌药调气，逐寒温肾；益智仁固肾气，菖蒲通心窍；甘草梢入茎中，驱除淋浊败精；冬葵子、石韦、滑石、通草、分心木、车前草等一派清热利湿通淋之剂，以助主方化浊之功。

3. 便秘

截瘫患者经数日或十几日不解大便而引起大便秘结。

主症：大便不解，腹部按之有粪块，纳少呕逆，脘腹胀满，苔黄厚，脉沉滑。

辨证：阴虚气亏，肠胃积滞。

治法：滋阴润肠，益气通滞。

方药：苁蓉润肠丸加减：淡苁蓉、火麻仁、台乌药、甜瓜蒌、台党参、焦四仙、全当归、元明粉。

方解：本方用《医学入门》之苁蓉润肠丸加减。以肉苁蓉益精补阳，党参补中益气；焦四仙通腑气，助消化；乌药顺气行滞；元明粉润燥软坚；当归、麻仁、瓜蒌增液润肠通便。

成药：

麻仁滋脾丸：每服1~2丸，每日2次。

蜂蜜：晨起以冷开水冲服300mL。

清肺抑火化痰丸：每服10g，6小时不排便时，可再服

10g。

4. 泌尿系感染

截瘫病人由于排尿障碍或持续导尿，最易引起尿路逆行感染。如果反复发作，甚而可导致肾实质损害，造成严重后果。根据中医学的观点，此多属"淋病"范畴。泌尿系感染的治疗原则是急则治标，缓则治本。急性期以控制症状、去除病邪以、消灭感染为主，慢性期以加强机体防御恢复能力、避免感染诱因为主。在治疗中，既要消灭侵入尿路之细菌，又要调动病人内在的抵抗力，避免复发。

（1）证型一

主症：头疼头晕，恶寒发热或不发热，全身关节疼痛，口干不渴，呕逆，不欲饮食，尿频、尿急、尿道痛，小腹胀痛，舌质红，舌苔薄白，脉弦大数或浮数（尿检有白细胞、红细胞、脓细胞或少量蛋白）。

辨证：热毒内蕴，湿热下注。

治法：清热，利湿，解毒。

方药：当归连翘赤小豆汤加味：全当归、青连翘、赤小豆、金银花、川草薢、台乌药、萹蓄草、益智仁、车前子。

方解：本方用银花、连翘清热解毒；赤小豆、草薢、车前子、萹蓄利水化湿清热；当归辛润和荣，益智仁固肾气，乌药顺气善调小便频数。

加减法：血尿多者，加白茅根、贯众炭、小蓟炭；慢性炎症，加熟地、炒知柏、肉桂面；急性发作高热者，加芥穗、薄荷、防风、柴胡。

（2）证型二

主症：发热恶寒，头痛，身痛，呕吐不止，不能饮食，脉滑，苔白厚（尿检有白细胞、多量脓细胞及少量蛋白）。

辨证：痰饮内阻，胃失和降。

治法：温化痰饮，和中降逆。

方药：小半夏加茯苓汤加味：云茯苓、法半复、鲜生姜、陈皮丝、伏龙肝（煮水煎药）。

方解：本方以小半夏加茯苓汤，加陈皮取二陈汤之意。方用姜、夏、陈皮化湿祛痰；茯苓调胃、和中、渗湿；伏龙肝温中降逆。此为温化痰饮，和中降逆之剂，使脾得运湿，胃得顺降，故能达到止呕的目的，方药平稳而有效。此方的服法是少量多次频服。

5. 肢体疼痛

腰椎损伤截瘫，兼见肢体疼痛者较多。有的系因损伤部位有骨片压迫神经根引起，宜手术探查、取出为宜。有的在损伤平面以下发生一种弥漫性针刺烧灼样疼痛，有时甚为严重，常使患者坐卧不安，多发生于马尾神经损伤的患者，其发生理论尚不明确。根据中医学的观点，认为"不通则痛"，经络由于瘀血闭阻而致肢体疼痛。

主症：下肢疼痛难忍，静则痛甚，活动后稍缓解，严重者夜间疼痛不能入睡。

辨证：瘀血阻滞，经络不通。

治法：活血化瘀，通络定痛。

方药：没药乳香散加减：制乳没、全当归、桂枝木、香白芷、穿山甲、威灵仙、净地龙、怀牛膝、川续断、泽兰叶、五灵脂、酒元胡。

方解：本方以《御药院方》没药乳香散加减。方用乳没、元胡、五灵脂、泽兰、当归活血止疼；穿山甲、地龙、威灵仙、桂枝通经活络；牛膝、川断补肝肾，强腰膝；白芷散风通络。群药协力，活血化瘀，通经活络，以达到治疗疼痛的目的。

6. 锻炼所致下肢浮肿

截瘫患者由于长期卧床而使下肢血液循环及体循环较差，故下地锻炼后，下肢易浮肿。轻者，当抬高患肢、减少运动量时，或休息后，即可好转；重者，长期不消。中医认为多因久卧气虚，脾失健运，湿邪下注而致下肢浮肿。

主症：锻炼后下肢浮肿，按之有凹陷，尿少，甚则皮下出血，苔白或厚腻，脉缓。

辨证：脾虚气弱，湿邪下注。

治法：健脾益气，利湿消肿。

方药：防己茯苓汤加味：汉防己、茯苓皮、生黄芪、桂枝木、苍白术、生苡仁、冬瓜皮、干姜块、台党参、建泽泻、炙甘草。

加减法：皮下出血，加紫地丁、茜草，减干姜块、桂枝；肿重且凉，加黑附片。

方解：本方以张仲景之防己茯苓汤加味。方用参、芪、二术、苡仁、甘草健脾补气；苓皮、冬瓜皮、泽泻利水消肿；防己利水，专消下肢浮肿；姜、桂温通化气，以助健脾消肿。

（六）典型病例

例1：胸髓4挫伤，伴髓内出血

王某，女，31岁，煤矿工人，初诊日期：1970年10月20日。

主诉：胸部外伤，瘫痪近1年。

现病史：患者于1969年11月24日被运煤大卡车撞伤上背部后，当即俯地，胸以下失去知觉，呈瘫痪状况，立即用担架送矿区医院急诊，拍片后，经骨科、神经科会诊，不考虑进行手术治疗，决定进一步住院观察，采取保守治疗。

现症：两下肢瘫痪，可以翻身、坐起、扶站，但不能行走。小便尿潴留，大便不能控制，泌尿系有慢性炎症。无褥疮，两下肢呈伸直型中度痉挛。血压正常。

既往史：平素身体健康，月经正常。

舌象：舌质红，舌苔白厚。

脉象：弦滑。

检查：感觉障碍平面的痛觉位于胸髓4，触觉位于骶髓5。腰方肌3级，腹直肌、髂腰肌各2级，内收肌、臀中肌各1级，其余下肢肌力皆为0级。

诊断：①脊髓胸4、5挥鞭式损伤；②脊髓胸4髓内出血；③外伤性截瘫（痉挛型）。

辨证：督伤络阻，瘀血内停。

立法：疏通督脉，化瘀行气。

取穴：① 督脉十三针；② 华佗夹脊穴；③ 足太阳膀胱经配肾经；④ 足阳明胃经配脾经，加中脘、气海、关元。

方药：① 活血止痛散加味（第一阶段内服药）；② 芍药甘草汤加味（第二阶段内服药）。

治疗经过：每周针治 3 次，每次取穴一组，四组穴位轮流交替使用，均取补法，留针 30 分钟。每周服中药 5 剂，每剂药煎 2 次，分2 次服用。上述针治与内服药相结合，再进行适当的功能锻炼（包括床上运动、站立与行走的功能训练），坚持综合治疗，每半年为一个疗程。实际治疗 5 个月，停诊 1个月休息，在此期间为病人详细复查，进行对照，并制定下一疗程的新治疗方案。

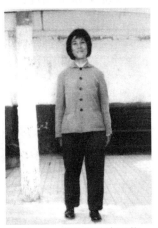

图 4-9　患者经治疗后能自行站立行走

该患者连续治疗 6 个疗程，经过 3 年半的综合治疗之后，患者可以自行站立（不借用辅助工具），自由行走 200 米。膀胱功能恢复正常，可以随意排尿，大便基本自理。病人精神状态显著改善。（图 4-9）

1973 年 8 月 20 日复查记录：感觉障碍平面的痛觉位于胸髓 4，触觉位于骶髓 5；腰方肌、腹直肌、髂腰肌皆为 5 级，内收肌左 4 级、右 3 级，臀中肌左 5 级、右 3 级，臀大肌左、右各 2 级，股四头肌左、右 5 级，腘绳肌左、右各 4 级，腓肠肌、胫前肌左 3 级、右 2 级。

在整个治疗过程中，一直没有出现合并症。疗效判定为临床基本痊愈。（图 4-9）

远期随访：1976 年唐山大地震之后，病人来信说一切都好，现已办理病退，在家中以养鸡为生。

例 2 脊髓圆锥部损伤

王某，男，23 岁，工人，初诊日期：1971 年 2 月 20 日。

主诉：腰部被砸伤，下肢瘫痪两个月。

现病史：患者于 1970 年 12 月 21 日挖防空洞时被土方砸伤，当即两下肢失去知觉，且不能活动，经用门板抬至骨科医院，立即拍片后急诊行减压手术。

术中见第一腰椎压缩性骨折，行椎板减压，详查脊髓，见脊髓圆锥部不完全性损伤。伤后两个月来门诊治疗。

现症：两下肢呈弛缓型瘫痪，不能翻身、站立、行走；小便失禁，大便失控，泌尿系有轻度感染，有褥疮，面积为 1cm ×1.5cm；血压正常。

既往史：平素身体健康。

舌象：舌质淡红，舌苔白滑。

脉象：沉弦。

检查：感觉障碍平面的痛觉位于腰髓 1，触觉位于腰髓 4；腰方肌、腹直肌各 3 级，髂腰肌 2 级，内收肌左 2 级、右 3 级，其余下肢肌力皆 0 级。

诊断：① 脊柱：第一腰椎压缩性骨折；② 脊髓圆锥部不完全损伤；③ 外伤性截瘫（迟缓型）。

辨证：督脉损伤，经气阻滞。

立法：疏通督脉，化瘀行气。

取穴：①督脉十三针；②足太阳膀胱经配肾经；③足阳明胃经配脾经。

方药：①活血止痛散加味（第一阶段内服药）；②阳和汤加减（第二阶段内服药）。

治疗经过：每周治疗 3 次，每次取穴一组，三组穴位轮流交替任用，均取补法，留针 30 分钟。每周服中药 5 剂，每剂药煎 2 次，混匀后分 2 次服用。上述针治与内服药相配合，再进行适当的功能锻炼（包括床上运动、站立与行走的功能训练），坚持治疗，每半年为一个疗程。实际治疗 5 个月，停诊 1 个月。在此期间为病人详细复查，进行对照，并制定下一疗程的治疗方案。

　　该患者连续治疗 7 个疗程，经过 3 年半的综合治疗后，患者已能自己行走（不使用拐杖）2000 米以上，建立了随意性膀胱、大便可以自理，每日自排 1～2 次。感觉障碍平面明显下降，下肢肌力大部分恢复正常，病人精神状态良好，最可喜的是性功能得到恢复，并在伤后 2 年半时，得一女婴（图 4－10）。

　　1974 年 9 月 27 日复查记录：感觉障碍平面的痛觉位于左腰髓 4、右骶髓 5，触觉左、右皆为骶髓 5；腰方肌、腹直肌、髂腰肌、内收肌、臀中肌、臀大肌、股四头肌皆为 5 级，腘绳肌左、右各 4 级，腓肠肌及胫前肌左 4 级、右 0 级；褥疮痊愈，泌尿系无感染，血压正常。可以独立行走，不需他人护理，唯右足下垂明显。

　　疗效判定为临床基本痊愈。

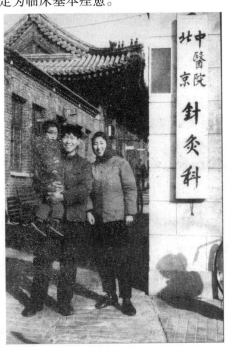

图 4－10　第一腰椎压缩性骨折的截瘫病人王某
基本痊愈后喜得爱女，前来看望医生时的留影

（七）讨论与体会

1. 两例患者通过 3 年的针刺治疗后，各自都取得了较好的临床效果，其重点为取补脑通髓的督脉十三针。督脉者循行贯脊，统帅全身阳气，手足三阳经与之交会，脊髓损伤后，其气血、经气运行不畅，甚至阻滞不通，疏通督脉可以畅通气血，调理经络，使阳气上行、下达，沟通"阳脉之海"，荣养四肢百脉。针刺取穴除以督脉为重点（例1）外，还配合刺华佗夹脊穴以帮助督脉的阳络畅通。这些取穴思路，完全符合"治瘫首取督脉"的论点。

2.《素问·痿论》说："治痿者，独取阳明，何也？岐伯曰：阳明者，五脏六腑之海，主润宗筋，宗筋主束骨而利机关也。"经文重点提示，治疗瘫痿病证应重视治疗"阳明经"。在两例患者的针刺配方中，皆有"足阳明胃经配脾经"的组穴，因为胃纳水谷，为气血之源，胃气充则气血足，周身肌肉、筋骨、脉络均能得到滋养，从而促进下肢的恢复；再配合"足太阳膀胱经配肾经"的组合，对调理二便，疏通筋脉均有积极作用。以上诸经，共同达到疏通督脉、调理膀胱、补肾健脾、养血荣筋之功，使胸腰段损伤的截瘫病人取得可喜的疗效，使瘫痿的肢体得到基本康复。

3. 千万不能忽略综合治疗中的内服中药，特别是第一阶段的内服中药，一般都采取大剂量活血化瘀的"活血止痛散加味"。其主要作用是清除脊柱手术后及修复过程中产生的局部瘀血与水肿，防止出现新的对脊髓通路的挤压。这种方法被称为"椎管内药物减压法"，对外伤引起的脊髓损伤具有积极治疗意义。

4. 在综合治疗中，功能锻炼也是很重要的一项措施，应调动病人的主观能动性。医生要有因人制宜的科学方法，辅导每个截瘫病人进行床上体操，练习不同方法的站立，借助不同的辅助工具或运动器材进行安全、有致的行走训练，并有护理员的密切配合，使医、护、患三者形成共同"战截瘫"的巨大力量。

（八）综合疗法的疗效统计

笔者系统观察 500 例外伤性截瘫患者，经过 2～10 个疗程（1～5 年）的综合治疗后，基本痊愈 76 例，显著进步 152 例，有效 189 例，无效 83 例，总的有效率为 83.4%（表 4-7）

表 4-7　　　　500 例外伤性截瘫的疗效统计

损伤部位 / 别级疗效	颈1~4				颈5~胸1				胸2~9				胸10~腰2				腰3~5				疗效	
	一	二	三	四	一	二	三	四	一	二	三	四	一	二	三	四	一	二	三	四	合计	百分比
基本痊愈			1	2		1	9				5				3	31			1	23	76	15.2%
显著进步		2			3	2	1			1	1	72	5	19	26		1		4	15	152	30.4%
有效	1			11				29	138	3	3			2					1	1	189	37.8%
无效	9							25				11	37						1		83	16.6%
合计	10	3	2	36	4	11	41		1	6	247	8	25	57	4		6	39			500	100%

二十二、针刺能否促进脊髓再生

——两例截瘫病人的远期疗效观察

在 21 世纪的今天，由于工业和交通的高度发展，外伤事故发生率不断增长，脊髓损伤的病例也不断增多。多年来医学界一直认为人的脊髓损伤后是不能再生的，特别是脊髓严重损伤的患者，很少能有恢复功能的希望，虽然由于医疗、护理技术的不断提高及康复的功能锻炼，但仍然不能从根本上解决问题。

笔者从 1969 年开始投入外伤性截瘫的治疗与研究，系统观察了外伤性截瘫 500 例，取得了一定的疗效。通过分析不难看出，对于不完全损伤病例的疗效略显乐观，而脊髓严重损伤的病例则很难令人满意。

笔者在 500 例资料中选择两例脊髓圆锥部横断损伤的典型

病例，经过相当时间的以针刺为主的综合性治疗，其截瘫情况有明显改变。让我们以"透过现象看实质"的观察方法来分析、判断针刺对脊髓再生有无促进作用。

兹介绍两例外伤性截瘫病人的治疗全过程，包括诊断依据、手术记录、X线照片、针刺治疗方案、讨论与体会、远期疗效观察和随访情况。

（一）典型病例

例1：张某，女，受伤时年龄18岁，中学生。初诊日期：1975年11月8日。

病程：2个月。

受伤史：1975年9月7日上午9时左右，在田间劳动时被自动步枪击中右侧肋下，当即不能站立，双下肢失去知觉，不能活动，以致双下肢截瘫。

致伤暴力：直接暴力。

受伤时的体位：蹲位。

骨损伤程度及部位：第1腰椎椎管内有子弹头嵌入（图4-11、12）。第1、2腰椎棘突和椎弓有粉碎骨折。

伤后处理情况：在大港油田医院急救处理。

搬运情况：合理。

手术日期：1975年9月7日在大港油田医院手术。

手术名称：减压取弹头。

手术所见：脊髓横断有约1cm之缺损、硬膜亦有缺损、无法缝合。

曾经治疗和效果：伤后3小时手术，术后对症西药、抗感染治疗，卧硬板床（图4-13、14），治疗2个月后未见明显恢复。

体检：体质虚弱，心（-）、肺（-）、肝（-）、脾（-），有尿路感染。

一般检查：面色青黄，营养状况差；患肢皮肤色泽粗暗、下肢浮肿、双足发凉、两下肢无汗，血压134/82mmHg；神经系统：颅神经未发现异常。

舌脉：舌质淡红，苔白；脉沉细。

诊断：①脊柱损伤：第 1 腰椎火器伤、外伤性截瘫。②脊髓损伤：脊髓火器贯通伤，脊髓圆锥部完全横断。③外伤性截瘫四等一级，截瘫指数为 6。

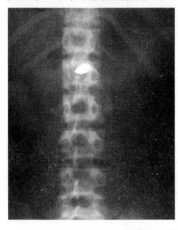

图 4-11　手术前 X 光照片，腰 1（正位）弹头嵌入腰 1 椎管内

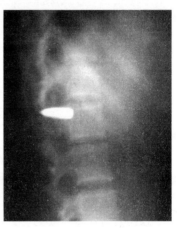

图 4-12　手术前 X 光照片，腰 1（侧位），弹头嵌入腰 1 椎管内

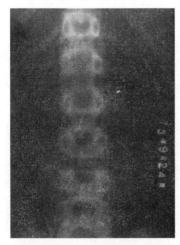

图 4-13　手术后 X 光照片，腰 1（正位）

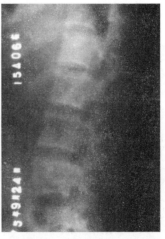

图 4-14　手术后 X 光照片，腰 1（侧位）

伤后 2 个月来截瘫组治疗，术后感觉障碍平面略有下降，双下肢肌肉萎缩，呈弛缓型瘫痪。

检查感觉障碍平面：痛觉 T11；触觉（左）T12（右）L1；腹直肌、腰方肌各 2 级；髂腰肌、股四头肌等下肢肌力皆为 0 级。大便不能控制，出现尿潴留并留置导尿管排尿，不能站立、行走。

经过 2 年半的综合治疗，能扶双拐自行站立，使用双拐 65 分钟可以行走 500 米以上（图 4 - 15、16），反射性膀胱建立，大便每日自排一次，感觉障碍平面明显下降。痛觉左 L1、右 L3；触觉左 L2、右 L4；腹直肌、腰方肌皆 5 级；髂腰肌左 3、右 4 级；内收肌左 2、右 3 级；臀中小肌左 2、右 3 级；股四头肌左 2、右 4 级；腘绳肌左 1、右 3 级。在整个治疗过程中一直未出现合并症。

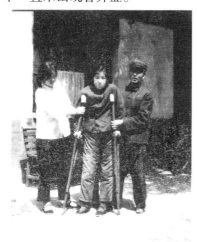

图 4 - 15　治疗 7 个月后开始锻炼

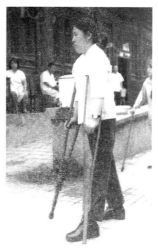

图 4 - 16　治疗 2 年半时，练习行走，65 分钟可以走 500 米以上

随访：1990 年 3 月 25 日（实际年龄 33 岁，受伤年限为 14 年 6 个月）。病人伤后 2 个月开始综合治疗。1978 年 12 月，因左膝关节外伤性滑膜炎而中断治疗，5 个月之后又继续治疗

至 1984 年 12 月，先后共治 8 年半。

（1）神经系统检查：腹壁反射，如腹横肌、腹斜肌、腹直肌反射皆（＋＋）；浅反射，痛觉左 L2、右 L4；触觉左 L2、右 L4；膝腱、跟腱反射、肛门反射皆消失；病理反射皆未引出。

（2）运动系统检查：腹直肌、腰方肌、髂腰肌等肌力各 5 级；内收肌肌力左 4、右 5 级；臀中小肌肌力左 3、右 5 级；股四头肌肌力左 3、右 5 级；腘绳肌肌力左 2、右 3 级；臀大肌、胫前肌、腓肠肌肌力皆为 0 级。

（3）随意性膀胱，肛门无感觉、有便意、定时排便或随意排便，月经正常，无褥疮，无泌尿系感染。

（4）能翻身、自坐，并做完整的床上运动，能扶双拐站立，使用双拐可以练习行走 1000 米。

（5）1986 年 2 月结婚，1987 年 1 月生一女孩。

（6）核磁共振扫描报告（1988 年 12 月 20 日在北京神经外科研究所检查）：

图像显示：T12、L1 平面见脊髓中断，上下失去连续性，代之以比脊髓信号低的异常信号。邻近蛛网膜下腔信号亦不均匀，其上脊髓变细，余未见异常改变。

印象：T12 - L1 段（椎体计数）脊髓截断、软化并有蛛网膜下腔粘连，系外伤后改变。

远期随访：2005 年 6 月 25 日（实际年龄 48 岁，受伤年限 29 年 9 个月）。

经过 8 年半的以针刺为主的综合治疗后，下肢的感觉与运动功能得到了明显恢复。

（1）复查：神经系统、运动系统检查皆与 1990 年情况大致持平，无明显改变。

（2）膀胱功能：可以随意排尿，尿意急；排便能随意控制，但肛门仍无感觉。月经提前、量少，性生活平淡，无褥疮，近几年有泌尿系感染并经常发作。

（3）2004 年 4 月，发生双肩肩周炎，左侧重，右侧轻，因肩痛而影响扶拐行走练习。

2004 年 6 月，左小腿腓骨骨折，所以一年来没有下地进行功能锻炼。

（4）MR 检查报告（2005 年 6 月 21 日在天津市大港油田职工总医院检查）：

图像显示：腰椎生理曲度消失，T12 - L3 椎间盘 T2W1 上信号减低；L1 - 2 椎间盘后凸，压迫蛛网膜下腔前缘，右侧椎间孔区受压变窄，横轴位显示 L1 - 2 椎间盘偏右后凸出，右侧神经根受压变窄，L1 椎体水平可见脊髓圆锥不连续，蛛网膜下腔连续通畅。

印象：① 腰 1 椎体水平脊髓圆锥不完全横断；② 腰 1 - 2 椎间盘后突出。

（5）双下肢活动情况尚好，扶双拐可以练习行走 1000 米。（图 4 - 17）。

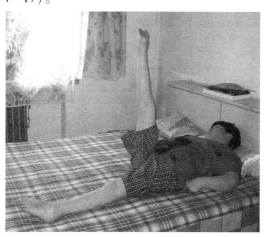

图 4 - 17　右腿能直立

提示与思考：

（1）手术所见脊髓已横断有约 1cm 之缺损，况且火器伤之弹头嵌入第一腰椎管内。据军方介绍，弹头射入人体时可以产生 300℃高温，使弹道和局部造成重度灼伤，从而增加了局部创伤的严重程度。

（2）1988年核磁共振扫描示：T12、L1平面见脊髓中断，上下失去连续性，代之以比脊髓信号低的异常信号。试想，这种低的异常信号是什么？

（3）2005年MR检查报告示"腰1椎体水平脊髓圆锥不完全横断"。经治疗，伤后30年能转化为不完全性横断，显然脊髓已经得到部分修复，能否理解为脊髓再生。

例2：齐某，男，受伤时年龄29岁，机关干部。初诊日期：1975年6月29日。

病程：3年10个月。

受伤史：1971年8月8日上午10时多，因汽车高速行驶，轮胎爆破，汽车失去平衡翻了两个跟头，加力挡顶到左侧腰部而致双下肢瘫痪。

致伤暴力：直接暴力。

受伤时的体位：坐位。

骨损伤程度及部位：腰1、2完全侧方脱位，腰2左侧错位，腰2棘突骨折。

伤后处理情况：在内蒙古锡盟医院急救处理。

搬运情况：不合理。

手术日期：1971年8月10日在北京军区总院手术。

手术名称：切开复位、椎板减压、钢板内固定。

手术所见：脊髓圆锥部完全断裂；马尾神经如"拔毛"样撕脱；脊椎管内空虚；脊髓断裂上端之硬膜未见；脊髓神经无法吻合修复。

曾经治疗和效果：伤后46小时手术，住院1年半对症治疗。术后10个月开始床上活动右下肢，并进行针灸治疗、穴位注射。

体检：情况良好，心（－）、肺（－）、肝（－）、脾（－），左肾因结石巨大而行切除术。

一般检查：面色黄；营养状况良好；患肢皮肤色泽粗糙、

下肢温度发凉且无汗，血压118/74mmHg。

神经系统：颅神经检查未发现异常。

X线摄片：腰1、2骨折脱位。（图4-18、19）

舌脉：舌质淡红、舌苔薄白，脉弦滑。

诊断：①脊柱损伤：腰1、2骨折脱位合并完全截瘫；②脊髓损伤：脊髓圆锥部完全断裂，脊管内无脊髓连续性；③外伤性截瘫四等一级，截瘫指数为6。

手术3个月后，感觉障碍平面稍有改变，为双下肢弛缓型瘫痪。

（1）神经系统检查：感觉障碍平面的痛觉左T11、右T12；触觉左T12、右L1；腹壁反射上、中皆（＋＋）、下（－）；膝腱、跟腱、肛门、提睾等反射皆消失；病理反射皆未引出。

（2）运动系统检查：腹直肌肌力2级，腰方肌肌力1级，其余下肢肌力皆0级。

（3）膀胱功能：尿潴留，插导尿管定时排尿，肛门无感觉，不能自行排便，需要灌油或用手掏便；泌尿系统经常感染，无褥疮。

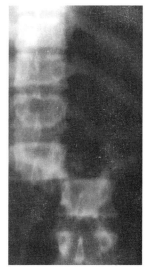 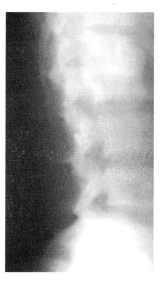

图4-18　术前X光片正位　　　图4-19　术前X光片侧位

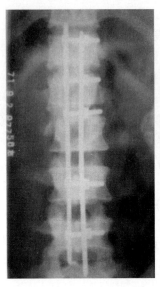 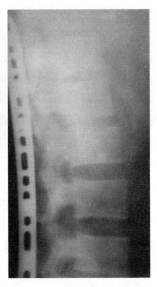

图4-20　术后 X 光片正位　　　图4-21　术后 X 光片侧位

（4）X 线摄片：有复位椎板减压内固定钢板。（图4-20、21）

医生要求病人严格卧床，所以不能翻身、不能坐，没有进行任何功能训练。

手术5个月后开始床上活动，10个月后右腿能活动，1年后能下地锻炼。1974年因左肾结石巨大而进行左肾摘除术，故针灸治疗不规范。虽然已经练习扶站，使用双拐可以行走20米，但为了能系统治疗，故转截瘫组接受综合治疗。

治疗小结：1978年5月10日

经过3年以针刺为主，配合活血化瘀通络的中药及刻苦的功能锻炼的综合治疗，使大部分肌力都有明显恢复（图4-22、23）。

（1）神经系统检查：感觉障碍平面的痛觉左 L2、右 L3，触觉左 L4、右 L5；腹壁反射上、中、下皆（＋＋），膝腱、跟腱反射皆消失，提睾反射、肛门反射皆（＋），病理反射未引出；位置觉（＋）。

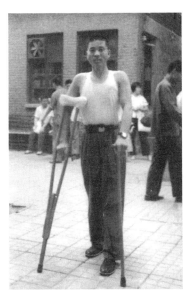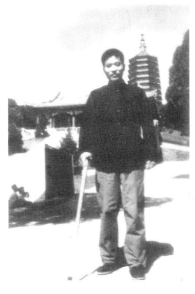

图4-22 综合治疗后锻炼照片（一）　图4-23 综合治疗后锻炼照片（二）

（2）运动系统检查：下肢肌肉萎缩（＋）；腹直肌、腰方肌、髂腰肌、内收肌、臀中小肌、股四头肌肌力皆5级；臀大肌肌力左3、右4级；腘绳肌肌力左1、右2级；胫前肌、腓肠肌肌力皆0级。

（3）随意性膀胱，肛门有感觉，随意排便，性功能恢复、可以自主勃起、并能排精；没有泌尿系感染，无褥疮合并症。

（4）能翻身、自坐、扶单棍站立，可做床上运动，可使用双拐50分钟行走800米。

随访：1990年6月14日（实际年龄48岁，受伤年限18年10个月）。

（1）经截瘫组系统进行综合治疗（1975年6日—1979年11日）共计4年半后，神经系统、运动系统检查均与1979年5月10日的治疗小结记录相同。

（2）病人以功能锻炼为主，可以使用双拐连续行走2公里。

（3）肌肉萎缩（＋），未发生褥疮，但有泌尿系统感染发生。性功能尚好，随意性膀胱，肛门有知觉，可以随意排便。

远期随访：2005 年 6 月 23 日（实际年龄 63 岁，受伤年限 33 年 10 个月）。

（1）病人伤后 46 小时切开复位，椎板减压，钢板内固定。经过 4 年半以针刺为主的综合治疗，两下肢的感觉与运动功能得到了明显的恢复。特别是病人的刻苦功能锻炼和坚持不懈的精神，是对治疗工作最好的支持。

（2）复查神经系统、运动系统，基本维持 1990 年 6 月 14 日状况，无明显改变。膀胱随意，排便自理，无褥疮，有泌尿系统感染，一般情况良好。

（3）2001 年 5 月 31 日 X 光照片复查，骨科情况良好，唯有钢板略有倾斜。

（4）2003 年 5 月 5 日（"非典"期间）右腓骨两处骨折，严重影响功能锻炼，现在骨折愈合，只在室内双拐练习行走，进行功能锻炼。

因脊柱有钢板固定，故不做 MR 检查。

（5）随访时，双下肢能抬高近 90°（图 4 - 24、25）。

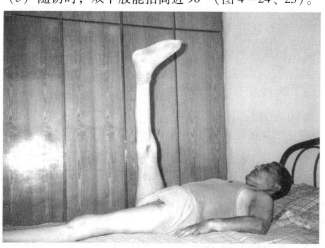

图 4 - 24　2005 年 6 月 23 日随访，右腿能直腿抬高

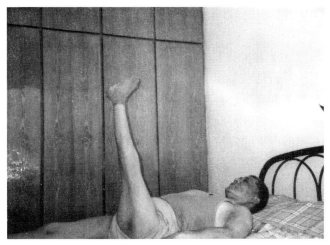

图 4 - 25 2005 年 6 月 23 日随访，左腿能直腿抬高

（二）针刺方案

1. 针刺配方

（1）组：督脉方

取穴：百会、风府、大椎、陶道、身柱、神道、至阳、筋缩、脊中、悬枢、命门、腰阳关、长强。

功效：疏通督脉，补脑健髓。

（2）组：足太阳膀胱经配肾经

取穴：八髎、环跳（胆）、承扶、殷门、委中、承山、昆仑、涌泉（肾）。

功效：调节州都，强筋健步。

（3）组：足阳明胃经配脾经

取穴：气冲、髀关、伏兔、犊鼻、足三里、上巨虚、下巨虚、解溪、陷谷、内庭、三阴交（脾）。

功效：调胃健脾，养血荣筋。

2. 疗程安排

一般隔日针刺 1 次，每周治疗 3 次，每次应用一组，轮流交替使用，留针 30 分钟，每半年为 1 个疗程。治疗 5 个月，停诊 1 个月，期间给病人复查、会诊后，再制定下一疗程的治疗方案。

3. 手法刺激的强弱

对于外伤性截瘫病人，一般以粗针强刺为主，因为手法轻，针较细则刺激量小，达不到应有的传导感应。凡体质较瘦弱且感应较好的患者，应采取轻手法为宜。一般截瘫患者在感觉障碍平面以上的穴位，应施中等刺激手法，针刺不宜过深，手法不宜过强；在感觉障碍平面附近的穴位应强刺激，而在无感觉的区域应深刺、强刺。

（三）讨论与体会

1. 关于脊髓能否再生的文献综述

（1）关于人的脊髓再生问题的研究，最早的资料报道是1890 年。文章认为，脊髓轴索再生从不同的脊髓部位都可以有神经纤维的生长，但由于脊髓损伤后所产生的神经胶质形成了瘢痕组织，从而阻断了脊髓断裂后近端与远端的相互沟通，使再生的神经纤维消失在致密的神经胶质瘢痕之中，也就是损伤部位以上的脊髓下行纤维和损伤部位以下的脊髓上行纤维均被神经胶质膜所阻断，形成瘢痕组织。脊髓严重损伤后，由于临床疗效差，无功能恢复，所以被否定了脊髓再生的可能性，使多数学者都接受了脊髓不能再生的见解，因而几十年来放弃了对这个问题的研究。

（2）100 多年以来，各国学者做过大量的动物试验，试验对象包括幼鼠、成年猫、兔、狗、小牛等。大部分试验结果表明，哺乳类动物的脊髓在损伤后，可以有再生能力。笔者在上世纪 70 年代曾经对六条狗进行脊柱损伤试验，也观察到脊髓可以再生的现象。

（3）近几十年来，治疗脊髓损伤的指导思想是以不能再生为出发点，因此，只是采取消极的态度。即使有一些人主张损伤后早期做手术，但由于未能充分创造脊髓再生的条件，故效果不佳。

2. 创造"脊髓再生"的必要条件

（1）脊髓损伤后，若有手术指征者，应尽早手术，彻底解除椎管内的游离骨片和损伤的软组织对脊髓的压迫，以清除神经通路的障碍。

（2）将不稳定的椎体进行内固定，为脊髓的日后恢复创造良好的环境。

（3）清除和防止脊髓损伤后及修复过程中的局部瘀血与水肿。

（4）采取积极有效的治疗措施，防止神经胶质膜的形成，促进脊髓的修复与畅通。

3. 典型病例取得疗效的重要因素

（1）两例患者受伤后，分别在 3 小时和 46 小时内进行脊髓探查减压和减压内固定手术，其手术措施合理、方法得当，并赢得了最佳手术时间，为脊髓的修复和畅通创造了良好的条件，为日后的综合治疗奠定了有利的基础。

（2）术后两例患者都曾在不同的阶段，在较长的时间内，服用大剂量的活血化瘀药（鹿角片、自然铜、土鳖虫、红花、骨碎补、三七等），从而促进了脊髓损伤处瘀血和水肿的充分内消和吸收，达到了椎管内再次减压的目的。及时应用活血化瘀药物，可以抑制神经胶质膜所形成的、阻断脊髓沟通的瘢痕组织生长，这种方法叫做"药物对椎管内减压"。

（3）经过 2～3 年的针刺治疗，重点取补脑通髓的督脉十三针。督脉循行贯脊，统帅全身阳气，与手足三阳经交会。脊髓损伤后，其气血、经气运行不畅，甚至阻滞不通，故疏通督脉可以畅通气血、调理经络，使阳气上行、下达，沟通"阳脉之海"，荣养四肢百脉。针刺取穴，除以督脉为重点外，再配合足太阳膀胱经和足阳明胃经等穴，这是治疗胸腰段损伤的基本法则。《内经》有"治痿独取阳明"的说法，因为阳明者，五脏六腑之海，主润宗筋，胃受纳水谷，为气血之源，胃气充则气血足，周身肌肉、筋骨均能得到滋养。以上三条经脉为一主二辅，共同达到疏通督脉，调理膀胱，补肾和胃健脾，养血荣筋功用，从而使脊髓圆锥部横断性损伤的截瘫病人经长期治疗而取得可喜疗效。

4. 通过病例的疗效，看脊髓是否有再生的实质

（1）感觉障碍平面的下降：感觉的检查对于脊髓损伤的定位关系甚为密切，因为每一个脊髓的节段和它发出的脊神经都分别支配着机体一定区域的肌肉运动和皮肤感觉。当节段性损伤时，其机能障碍可见于受损节段范围内，因而根据病人感觉障碍的区域，同样可以推测出脊髓损伤的部位。感觉障碍平面的下降，是脊髓损伤后逐渐得到修复和畅通的过程与标志。

（2）肌力的恢复与产生随意的自主运动：随意运动是大脑皮质运动的冲动传导到肌肉，引起骨骼肌收缩的结果。随意运动的神经通路由两个神经元构成，中枢神经元从中央前回皮层细胞发出的纤维，终止于脊髓前角细胞；周围神经元即脊髓前角细胞，它们发出的纤维，经周围神经而到达肌肉。如果从皮质到肌肉通路的任何部位被中断，则随意运动的冲动就不可能传导到肌肉，相应的肌肉也就瘫痪。换句话说，瘫痪的肌肉恢复了肌力，产生了运动，也说明了曾一度被中断的脊髓通路重新产生了上下沟通的功能。

（3）感觉和运动是验证脊髓修复的重要依据：以上两例脊髓圆锥部横断的患者，在感觉和运动方面都取得了可喜的变化，似乎能说明脊髓有所修复、有所再生的现象。

（4）以上两个病例等待将来从解剖角度来证实其脊髓再生的真实情况，当然现在是不可能做出最后明确的结论。

（5）以上两例脊髓完全横断的病例总结，似能反映针刺对脊髓的再生起到了促进作用。

5. 对外伤性截瘫治疗方案的新启发

（1）早期的合理手术为脊髓再生与修复创造出必要的通路。

（2）术后及时使用"药物对椎管内减压"的方法是防止产生神经胶质对脊髓再生的阻断和避免椎管内粘连，以及控制瘢痕组织的形成所采取的积极措施。

（3）以针刺为主的综合治疗对脊髓损伤之截瘫病人的康复有积极的促进作用。

二十三、王乐亭捻转补泻法

先师王乐亭根据《针灸大成》和周伯勤之《中国科学针灸》所介绍的捻转补泻手法之论述，经过自己几十年的临床反复实践，最后形成自己的独特手法。先师最后将捻转补泻之手法归纳为"随济迎夺、进插退提"八个字，即按各条经的循行方向而行补泻手法。正如先师在著者所整理临床资料的批语中有一段自叙曰："我选用捻转补泻手法，因它对深浅刺的穴位都能用，如头面、胸胁、腰背、手足指等处，皆是浅刺的部位。其他如提插、青龙摆尾、白虎摇头、凤凰展翅、苍龟深穴等手法都不能用，故选定捻转手法深浅皆宜，全身可用矣。"

（一）捻转补泻手法

1. 十二经补泻法

手足十二经由于左右侧经络循行的方向不同，所以补泻的方法也不相同。例如：低血压病人应补手阳明经的曲池。对于左侧曲池穴，医生的大拇指应向后捻针，其针体向右旋转（逆时针）；若刺右侧曲池穴，医生的大拇指应向前捻针，其针体向左旋转（顺时针）。如果是高血压患者，则曲池应取泻法，其左、右曲池穴之捻转手法应与上述捻转方向完全相反。所以对于上、下肢，左、右侧，以及用补、泻的手法皆各不相同。为了便于记忆，增设表格，兹录于后说明之（表4-8）。

表4-8 手足十二经补泻手法分析表

经络		手阳明大肠	手少阳三焦	手太阳小肠	足太阴脾	足厥阴肝	足少阴肾	手太阴肺	手少阴心	手厥阴心包	足阳明胃	足太阳膀胱	足少阳胆	任督脉
经络循行方向		由手走头（自下而上）			由足走腹（自下而上）			由胸走手（自上而下）			由头走足（自上而下）			环行
补法	左侧	术者大指向后，食指向前捻转，针体向右转动（逆时针）						术者大指向前，食指向后捻转，针体向左转动（顺时针）						大指向前，食指向后，捻转针体向左转动（顺时针）
	右侧	术者大指向前，食指向后捻转，针体向左转动（顺时针）						术者大指向后，食指向前的捻转，针体向右转动（逆时针）						
泻法	左侧	术者大指向前，食指向后捻转，针体向左转动（顺时针）						术者大指向后，食指向前捻转，针体向右转动（逆时针）						术者大指向后，食指向前，针体向右转动（逆时针）
	右侧	术者大指向后，食指向前捻转，针体向右转动（逆时针）						术者大指向前，食指向后捻转，针体向左转动（顺时针）						

2. 督任二脉补泻法

督脉、任脉皆起于会阴部，均由下向上循行，所以督任二脉之补泻捻转方向是相同的，都以医生的大拇指向前捻针为补，大拇指向后捻转为泻。

3. 十二经、任督脉与五输穴的关系

综合所述，手足十二经之中，手三阳与足三阴的补泻手法是一致的，手三阴与足三阳的补泻手法是一致的，任脉、督脉的补泻手法是相同的。总之，顺经捻转，旋针为补；逆经捻转，旋针为泻。先师严格按照十四经的起止和循行方向进行补泻，再配合轻、中、重度之刺激量的补充，形成一整套简单易行，且卓有疗效的虚实补泻手法。

（二）留针时间

1. 留针时间的理论依据

《灵枢·营卫生会》说："营在脉中，卫在脉外，营周不休，五十而复大会，阴阳相贯，如环无端。"指出营卫一昼夜各在人体内运行 50 周次，也就是说一天 24 小时，经气在经络中循环运行 50 周次。

《灵枢·五十营》说："人经络上下左右前后二十八脉，周身十六丈二尺……漏水下百刻，以分昼夜……气行十六丈二尺，气行交通于中，一周于身：下水二刻。"指出气血运行一周于身，需时二刻。

2. 留针时间应该是 28 分 48 秒

留针时间的长与短对临床疗效有直接关系，是针治过程中较为重要的环节之一。临床上的留针时间多不一致，有 15 分钟、20 分钟、30 分钟、40 分钟、60 分钟，甚至数小时等。那么留针时间究竟以多长时间为适当呢？

著者在随诊时，曾请教先师。师曰："针刺入经穴，通过经络疏导经气，使脏腑气血得到畅通或补益，从而促进虚实平衡，但必须要经过运行一个周次的时间，方能取效。"进而言之，每昼夜 24 小时，总共运行 50 周。

每运行 1 周，需要 0.48 小时。

每小时 60 分钟，则 60 分 × 0.48 = 28.8 分。

每分钟 60 秒钟，则 0.8 分 = 60 秒 × 0.8 = 48 秒。

所以每运行 1 周，需要 28 分 48 秒。

因为留针时间必须要待经气在经络中运行达到 1 周的全过程

标准的留针时间应该是 28 分 48 秒。所以说，留针时间一般采取 30 分钟为宜。

二十四、针刺手法综述

古人说："必欲治病，莫如用针。"（《针灸大成·通玄指要》）杨继洲注解此话时说："夫治病之法，有针灸、有药饵。然药饵或出于幽远之方，有时缺少，而又有新旧之不等、真伪之不同，其何以奏肤之功，起沉疴也？惟精于针，可以随身带用，以备缓急。"这足以说明针刺疗法应用之广泛、方便，但针刺疗法要在临床上取得良好的疗效，就必须抓住三个关键问题：

1. 辨证

针刺疗法是中医学的重要组成部分，中医学最重要的特点是辨证施治，也就是将患者现症中（参考既往病史）诸多不同的症状，通过四诊去伪存真，再以中医基础理论为指导做一个总的证候概括。在针灸科的辨证中，除准确应用八纲辨证外，还应结合辨经、辨病才能对证候认识更清楚。

2. 取穴

辨证反映在取穴，辨证是为了取穴治疗，取穴是在正确的判断、分析后，根据立法而采取的治疗方法。

3. 手法

手法是根据立法而完成治疗方案的手段。因此，在临床治疗上，只有三者配合恰当，才能取得满意的疗效。

针刺手法最初奠基于《内经》，在《内经》中，对手法的临床意义和运用进行了探讨和研究。《灵枢·九针十二原》提出："刺之而气不至，无问其数；刺之而气至，乃去之，勿复针……刺之要，气至而有效，效之信，若风之吹云，明乎若见苍天。"说明古人已经认识到针刺时，只有产生了针感（气至），才能产生治疗效果。而针刺手法是产生针感的重要因素，故在刺法方面提出"九刺""十二刺"和"五刺"；在补泻方面，《灵枢》已提到疾徐补泻和迎随补泻，《素问》提出呼吸补泻和开合补泻，《难经》则提出子母补泻、提插补泻和捻转补泻。晋唐至宋的有关著作均是阐述《内经》和《难经》所述。到金元时代，窦汉卿《针经指南》提出"下针十四法"。以后又创造了一些复式手法，如明初陈会的《神应经》创造了提插、捻动与动摇三者结合的催气手法；1439 年徐凤

《针灸大全》中的《金针赋》提出了一整套复式补泻手法，并对烧山火及透天凉作了系统论述，此赋成为以后各针灸专著对针法进行发挥的蓝本。因此，从古到今，经过长期的临床实践，各医家留给我们许多手法，在针刺治疗上起着重要的作用。本文就是对针刺手法做一个初步的探讨。

（一）基本操作手法

针刺手法（指毫针针刺法）系指在针刺过程中的操作手法。针刺手法包括基本操作手法和补泻手法。

应该注意的是：刺法与手法不同，刺法的范围比较庞杂。既有配穴的内容，如输刺、偶刺、巨刺；又有不同疾病采用不同针刺深度的原则，如毛刺、浮刺；也有放血疗法，如络刺、豹刺等。

根据《针灸聚英》《针灸大成》《针灸问对》《针灸学简编》的记载，针刺手法有下列种数：①揣；②切；③爪；④进；⑤退；⑥捻；⑦搓；⑧弹；⑨循；⑩摄；⑪摇；⑫刮；⑬弩（按）；⑭扪。上述诸法，包括押手的动作，用于进针前取穴、进针、行针、出针的全过程。

古人总结的十四种基本操作法，大部分有实用价值，但有些临床用得很少，绝大部分经过长期临床实践被发展提高，形成目前我们临床上常用的手法。下面就试论几种常用手法。

1. 进针法

一般以右手持针，施术的手称"刺手"；左手按压皮肤，协助施术的手称"押手"。《灵枢·小针解》载："'右主推之，左持而御之者'，言持针而出入也。"指出针刺操作时，必须双手协作。

《难经·七十八难》提出："知为针者信其左，不知为针者信其右。"这是在《内经》的基础上强调了押手的重要性。押手除了协助进针外，下针手法的按、爪、切等法都有赖于左手。《标幽赋》更有具体记载："左手重而多按，欲令气散；右手轻而徐入，不痛之因。"总之，归纳起来，押手可分为五个方面的作用：①确定穴位，不使进针时移位；②协助进针，防止针体弯曲；③减少疼痛，或者不痛；④宣散气血，避免刺伤血管；⑤加强针感，提高疗效。

（1）押手法

① 指切法：用左手拇指甲切押于穴位上。指切法有宣散局部气血，避免疼痛，固定穴位和协助持针的右手躲避肌腱、血管的作用。

② 分拨法：定穴遇到肌腱血管时，用手指向前向后、或左右推拨，使其分开并按住穴位。如针内关穴，左手拇指紧按其穴，将两肌腱和血管拨开。同时要找到患者酸麻感觉的部位，以便进针。

③ 旋转法：定穴遇到骨骼肌腱、血管覆盖的穴位时，令患者将有关部位旋转，使其被覆盖的穴位充分显露，以指按穴。定养老穴就需按此法。

④ 升降法：如遇伸屈关节才能较好显露穴位时，应采用升降法。如取解溪穴，以左手固定肢体，用拇指紧掐其穴；右手握住足尖，上下摇动，以松动踝关节，便可定穴。

（2）进针手法

押手固然重要，但如果没有熟练的刺手，也不能完成针刺操作。常用的进针手法有：

① 指切进针法：左手拇指端切按在穴位旁边，右手持针，紧靠指甲面将针刺入。此法主要适用于短针的进针。

② 夹持进针法：左手拇食两指夹捏棉球，裹住针尖，右手捻动针柄，将针刺入。此法主要用于长针的进针。

③ 提捏进针法：左手拇食两指将针刺部位的皮肤捏起，右手持针从捏起的上端刺入。此法主要适用于皮肉浅表部位的进针。

④ 舒张进针法：左手拇食两指将针刺部位的皮肤向两侧撑开，使之绷紧，右手将针刺入。此法主要适用于皮肤松弛或有皱纹部位的进针。

2. 行针法

进针后，为了使患者产生针刺感应而行使一定的手法，称为行针。针刺部位产生了经气的感应，称为"得气"。针刺必须引起得气后才能收到效果，这是古今医者所公认的。《灵枢·九针十二原》说："刺之要，气至而有效。"明确说明得气与治疗效果的关系。

得气的标志有二：①针刺时，施针者手下所得到的感觉。《棕幽赋》中记载："轻滑慢而未来，沉涩紧而已至。"又说："气之至之，如鱼吞钓饵之沉浮，气未至也，如闲处幽堂之深邃。"这就说明针刺得气时，施针者手下有沉紧或被某物吸引的感觉。未得气时，针下空松如无物。②受针者的针刺部位有酸麻重胀等感觉。因此，得气的概念应包括医者手下的沉紧感觉和患者针下的酸麻重胀等感觉。此外，患者针刺时局部肌肉的跳动和肢体的抽动等也是得气现象的反应。

总之，只有得气才能施行补泻手法。由于手法、性质、刺激量大小等不同，对经气的功能产生促进或抑制，从而达到补虚泻实、扶正祛邪的治疗作用。

（1）行针的基本手法

① 提插法：将针从浅层插向深层，再由深层提到浅层，如此反复地上提下插，其幅度大、频率快，则刺激量就大。反之，则刺激量就小。

② 捻转法：将针左右来回旋转捻动。捻转角度大，频率快，刺激量就大；反之则小。

③ 针向（芒）法：如果要经气和针刺感应向上，进针后针尖须向上斜刺。如果要经气和感应向下，针尖斜向下刺。

④ 按压法：操作时，如要感应向上，可用手指紧压针刺穴位的下方；如要感应向下，可用手指压迫穴位的上方。

如采取上述措施仍不得气，针下仍"如闲处幽堂之深邃"，就要施行"行针辅助手法"来催气、行气。有的书称此为"催气术"。

（2）行针辅助手法

① 弹法：本法是留针过程中的一种摧气手法。操作时，用手指轻弹针尾，使针体微微震动，以加强得气的感应。适用于针刺得气迟缓的患者。

② 刮法：左手拇指扶住针体下端，右手拇指抵压针柄顶端，用右手食指或中指指甲由下向上刮动针柄，可以加强针感的扩散。

③ 摇法：对直刺的针体，摇动针柄时可以加强针感；对斜刺的针体，摇动其针柄时，可使针感向一定方向传导。《针灸问对》中记载"摇以针气"，说明摇法的作用在于行气。

④ 飞法：《医学入门》中记载："以大指、次指捻针连搓三下，如手颤之状，谓之飞。"操作时，以捻转为主，连续捻转 3 次，然后拇食指立即张开，如飞鸟展翼之状，反复数次，可以使针感增强。

⑤ 颤法：右手持针柄，作小幅度、较快速的提插，状如震颤，可以增强针感。

3. 出针法

出针的方法，刘宗厚曾具体地指出："出针不可猛，必须做 3~4 次，徐徐转而出之，则无血；若猛出，必见血也。"明代针灸家在"出针贵缓，急则多伤"的基础下，对出针的方法有了新的发挥。如《金针赋》载："出针之法，病势既退，针气微松；病未退者，针气始根，推之不动，转之不够，此为邪气吸拔其针，乃至气真至，不可出之。出之者，其病即复，再须补泻，停以待之，直候微松，方可出针，豆汗……出针贵缓，太急伤气。"杨继洲认为："凡持针欲出之时，待针下气缓，不沉紧，便觉轻滑，用指捻针，如拔虎尾之状也。"文献所载的出针法极为丰富，可分为轻捻、平稳、迅速等拔针法，以适应不同病情的需要。

（1）轻捻提出法：这是指用较长的毫针刺入深部以后的起针法。它不用押手，只需要执针的手指轻微地捻动针柄，边捻边提，慢慢地分段把针起出。

（2）平稳拔出法：这也是用较长毫针刺入深部以下的起针法。起针时，它可以用押手，就是用一手的中食两指夹着针体压在皮肤上，用一执针的手轻巧敏捷地拔出。主要用于针治某些疾病，为了提高疗效，起针前要提插数次，有意识地给患者的局部造成沉重感觉，然后适时将针平稳拔出，让它保持一种持续性沉重感觉。

（3）迅速抖出法：这是适用于短针速刺、浅刺的起针法。起针时，操作动作要轻巧敏捷，在针刺入 0.4 ~ 0.6cm 后，随即迅速地进行提插，趁着提插将针拔出，给局部以强刺激。

（二）针刺补泻手法

针刺补泻的意义就是补虚泻实。"补"就是补正气之不足。"泻"就是泻邪气之有余。

虚证、寒证则用补法，实证、热证则用泻法。热盛用刺血法；不虚不实用平补平泻法。

补，有扶助正气的作用，能促使人体内各种机能的旺盛和恢复；泻，有祛除邪气的作用，能疏导病邪，使其恢复正常生理状态；平补平泻，有调和气血，促使阴阳平衡的作用。

补法和泻法虽然具有调节正虚邪实的作用，但必须依靠经络气化的功能，才能达到补虚泻实的目的。《素问·气穴论》中说："肉分之间，溪谷之会，以行荣卫，以会大气。"说明通过针刺补泻手法，可以调和营卫气血，使阴阳平衡，促使脏腑功能得到恢复，从而达到治疗疾病的目的。因此，针刺疗法能消除疾病，首先是结合四诊八纲，辨证立法，拟定出针刺处方并要求取穴准确，然后施以恰当的补泻手法而获得的。

针刺补泻效果的产生，主要取决于以下两个方面的因素：

一是机体状态：在不同的病理状态下，针刺可以产生不同的调节作用，即补泻效果。如机体处于虚脱状态，针刺可以起到回阳固脱的作用。当机体处于实热闭证的情况下，针刺又可起到泄热启闭的作用。由此可见，针刺时机体的状态是产生补泻效果的主要因素。当然，针刺对机体的这种调节作用也和机体正气的盛衰有着密切的关系。如机体的正气旺盛，经气易于激发，针刺的调节作用就显著；如机体的正气不足，经气不易激发，则针刺的调节作用就较差。

二是针刺手法：针刺手法是促使人体内在因素转化的条件，是实现补虚泻实的重要环节，为了达到补泻的目的，进针以后往往需要配合一定的手法。针刺补泻手法是由针刺手法的某几种基本动作构成的。补泻手法的演变由简到繁，内容繁多。

下面就将针刺补泻手法简要概述如下：

1. 基本补泻手法

（1）迎随补泻法：顺着十四经的循行方向进针，得气后将针推进半分左右为补；逆着十四经的循行方向进针，得气后将针提退半分左右为泻。正如《灵枢·终始》说："泻者迎之，补者随之。"如《难经·七十八难》说："得气，推而内之是谓补，动而伸之是谓泻。"这种方法是以经脉流注的方向为依据，顺经而刺，可以推动气血的运行而起补的作用；逆经而刺，可牵制气血的运行而产生泻的作用。

（2）呼吸补泻法：在呼气时进针，得气后在吸气时出针为补；在吸气时进针，呼气时出针为泻。吸气时气入胸部，此时进针则针与气逆；呼气时气出于胸，则腹壁虚而下陷，此时出针，则气随针出，损其有余，令病邪随针外散，故为泻法。呼气时进针，气出时腹空气虚，此时进针则扶正补虚；吸气时出针，腹满气足，针随气行，可使真气留存不泻而为补法。

（3）捻转补泻法：在行针时捻转较重，角度较大为泻法；捻转较轻，角度较小为补法。还有一种说法，是向左捻转时角度较大，用力较重为补；向右捻转时角度较大，用力较重为泻法。关于此法，在《标幽赋》《针经指南》《针灸大成》《神应经》等古籍中多有记载，但说法不一，在此不一一引述，需要临床上进一步证实。

（4）徐疾补泻法：进针时慢慢地刺入，略作捻转；出针时将针退至皮下一二分时，较快出针为补。其目的在于扶助正气，由浅入深，由表及里，起到补虚的作用。进针时迅速刺入，多加捻动；出针时较缓慢地退出为泻。其目的在于祛除病邪，使其由深至浅，由里达表而散邪。

（5）开合补泻法：出针较快，针退出体表时立即以手按揉针孔，勿使气泻为补；出针较慢，渐出针、渐摇针柄，使之开大针孔，针退出体表时不按针孔，任气外泄为泻。

（6）提插补泻法：进针得气后，将针上下提插，先浅后深，反复重插轻提为补。反之，先深后浅，反复轻插重提为泻。据报道，反复提插可以找到准确的穴位感受器，以增强针刺感应，特别是用力向下重插时易获得针感，而且针感反应强，则易产生热感，对疼痛、麻痹、瘫痪等症取效甚捷；反之，轻微向下插入，则刺激作用较弱，适用于一般体弱、年老、幼儿和初针、畏针的患者。

（7）九六补泻法：此法是以提插或捻转的次数来分补泻。奇数为阳，偶数为阴。凡行补法时须从九数，提插或捻转九次，或十八次，或三十六次等；凡行泻法须从六数，捻动针次为六次、十二次或十八次等。

2. 综合补泻手法

（1）分层（部）补泻法

① 烧山火：操作时，分天、人、地三部进针，《金针赋》说："初针刺至皮内，乃曰天才；少停进针，刺入肉内，是曰人才；又停进针，刺至筋骨之间，名曰地才。针刺入皮下后，先在天部施行重插轻提法，反复九下；再将针刺入人部，继续做重插轻提九下；最后将针刺入地部，做重插轻提九下，此为一度，即谓"三进一退"。出针时，紧按慢提，急速揉按针孔，勿使气泄。

② 透天凉：在操作程序上与烧山火正好相反，进针时直入地部，开始行轻插重提的手法六下；次退到人部，亦如前法提插六下；最后退至天部，再如上提插六下，此为一度，即谓"一进三退"。出针时，紧提不按其孔，任邪外出。

以上这两种手法的具体操作是以徐疾补泻（三进一退或一进三退）、提插补泻、九六补泻、呼吸补泻、开合补泻组成。前者纯用补法，后者纯用泻法。认为通过这样的操作可以使"阳气"向下或使"阴气"向上。由于"阳生热"，用烧山火手法时，病人可有温热的感觉；"阴生寒"用透天凉手法时，病人可有寒凉的感觉。前者适用于寒证，后者适用于热证。

（2）补泻结合法

① 阳中隐阴法：先浅进针，按穴位的深浅，刺入应刺深度的一半，施提插补泻法的补法，反复行九阳数；待针下有热感时，再将针深入到应刺的深度，行提插补泻法的泻法，反复行六阴数，至针下有清凉感觉后出针。

② 阴中隐阳法：先深进针，直刺入应刺的深度，施提插补泻法的泻法，反复行六阴数；待针下有清凉感觉后，将针退出一半，施提插补法，反复行九阳数，至针下有温热感后出针。

以上两种是由徐疾、提插、九六等法组成的补泻兼施法。前者先浅后深，先补后泻，以补为主，可治疗先寒后热、虚中夹实的疾患；后者先深后浅，先泻后补，以泻为主，可治疗先热后寒、实中有虚的疾患。

（3）捻转补泻法——龙虎交战：施术时，在手三阳、足三阴、任脉这七条经脉上取穴，捻针向左转九下行补法，称为龙；继之捻针向右转六下行泻法，称为虎。在手三阴、足三阳、督脉这七条经脉上取穴时，先右捻六下行泻法后，再左捻九下行补法，如此一补一泻，一龙一虎地交替施针，故名"龙虎交战"。本法是由捻转、九六两个单式补泻手法组成，并以顺经捻转和逆经捻转来推运或牵制经气的运行。本法可疏通经气以止痛，适用于一切疼痛之症。

（4）捻转提插补泻法——子午捣臼：进针后，先紧按、慢提，左转九阳数，后紧提、慢按右转六阴数，反复操作。这种手法综合了提插和捻转等法，认为有调和阴阳、疏通经脉的作用。它与以捻转为主的"龙虎交战"的不同之处，在于增加了提插动作（捣臼），所以其刺激量比龙虎交战更强。本法能调和阴阳，疏通经气，适用于水蛊胀病。

（5）捻转升降行气法——龙虎升降：先在天部左盘一圈（盘法：在肚腹肉软处施针，如循环之状360°环形盘转针尾），紧按至人部，慢提至天部，右盘一圈，提按如前九次，然后插针至地部，先右盘紧提慢按，再左盘提插同前六次。最后施用弩法，以中指按住针身，如拔弩机状按之在前，使气在后；按之在后，使气在前。本法先在天部盘旋，目的是使阳气向下；再在地部盘旋，目的是使阴气向上。这样，可以和调阴阳疏通经气，适用于阴阳失调、营卫不和证。

（6）行气四法

① 青龙摆尾法：进针得气后，斜刺向病所，不进不退，执二之不转，一左一右摆动针尾，九数或三九二十七数。本法针尖指向病所和摇摆针尾以控制和加强感应的传导。本法由摇法和九六法组成。

② 白虎摇头法：本法是由摇法、摄法和九六法所组成。在进针得气后，以右手拇食指捏住针柄，轻轻左右摇动，速度较青龙摆尾法稍快，摇动六次、十二次或十八次，如针感向上传导，即用左手指压住针穴之下方，使经气继续向上传导；如针感向下传导时，左手食指即压住针穴之上方，使经气继续下行。留针片刻后，出针时可继续摇动针柄。

③ 苍龟探穴：是以三进一退的徐疾法和针向行气法综合组成，目的是使感应向四周扩散，在针刺未出现感应时于不同深浅部位向不同方向进行探索，使针刺易于得气。

④ 赤凤迎源：是以呼吸捻转提插行气法组成。这一方法是在进针后先插至地部，后提至天部，再进入到人部，并大幅度插提捻转。

以上四法，都具有通关过节，运行气血的作用。青龙摆尾重在行气，白虎摇头重在行血，苍龟探穴重在行经脉，而赤凤迎源重在行络脉。四种手法可用于经络气血壅滞不通之病。

（7）利气四法

① 流气法：先在穴位内刺入七分深处，施行提插补法九数；得气后，深入一寸深处，施行提插泻法六数，反复进行。能破气消癥，主治气块癥瘕。

② 提气法：先紧提慢按六数，目的在于泻邪，待气至针头沉紧时，再用指捻法并轻提其针，使针下气聚。能疏通营卫，主治冷麻顽痹。

③ 运气法：先紧提慢按六数，以泻邪，得气后将针斜刺病所；令病人吸气，以使气运行，并控制感应扩散。针刺时，病人让加深呼吸，对放松肌肉、缓解疼痛有一定作用，可治一切疼痛。

④ 纳气法：以运气法为基础，用九数或六数，得气后斜刺向病所，再立起针向下按捺。这样可以不使经气回流，有行气除积的作用，主治痿痹积聚。

（三）平补平泻法

关于针刺"平补平泻法"的记载，虽见于明代陈会《神应经》和杨继洲的《针灸大成》等书，但他们所叙述的并非独立的针刺补泻方法，而是泻法与补法在针刺时交替应用的一种操作方法。

现今平补平泻的概念是：针刺入穴得气后，做均匀的提插捻针。此法适用于虚实不太显著或虚实兼有的病证。

这种方法是以《灵枢·五乱》篇中"徐入徐出，谓之导气。补泻无形，谓之同精，是非有余不足也，乱气之相逆也"的记载为立法依据的。"徐入"是指针由浅部徐缓地微捻纳入深部；"徐出"是由深部徐缓退至浅部，在《内经》中称之为导气法。这种徐入徐出就是不快不慢、均匀的提插捻针，也就是现今的平补平泻。这种方法可以诱导邪气外出和导引正气恢复，同样有泻邪补正的作用，都是以保护精气为最终目的，所以称为同精。它不适用于有余或不足所产生的疾病，而是平复由乱气之相逆而发生的疾病。所谓"乱气之相逆"，亦即是机体一时气血紊乱所表现的疾病。

从感应强度来讲，这种手法要求在运针时不快不慢，均匀提插捻针，使针下感应介乎轻重之间的中等度刺激量的手法。适用于虚实不太显著或虚实兼有的病证，此即上述所谓"是非有余不足也"之意。

总之，现今的平补平泻是以《灵枢·五乱》篇中的导气法为立法依据，用以平复"乱气之相逆"而发生的病变，从其针刺强度来说，又是介乎于轻重之间的中等刺激量。

（四）下针十四法

1. 动

操作：进针之后，如气不行时，应将针动摇而升提。

临床价值：以后发展为青龙摆尾法，对控制针感亦有作用。

功用：行气。

2. 搓

操作：进针之后，将针或向内或向外转，如搓线之状，勿旋转太紧，左转插针为热，右转提针为寒。

临床价值：此法以左转、右转，插针、提针而分寒热，无临床价值，但大幅度捻针对加强刺激有效。

功用：寒热。

3. 退

操作：凡欲出针，先退针九分，在皮下留片刻，然后按补泻法的操作原则出针。

临床价值：这种出针必须缓慢，一般可以减少出血。

功用：清气。

4. 进

操作：下针后气不至，男外（左）女内（右），边捻边进。

临床价值：此法男外女内之说不切实用，但边捻边进对催气有一定的帮助。

功用：助气。

5. 盘

操作：在肚腹肉软处施针如循环之状（360°环形盘转针尾），每盘各 5 次，左盘插针为补，右盘提针为泻。

临床价值：此法能加强刺激。

功用：补泻。

6. 摇

操作：凡泻法，在出针时必须边摇边退针。

临床价值：能加强刺激。

功用：泻气。

7. 弹

操作：凡补时，用大指甲轻弹针尾，使气疾行。

临床价值：属于轻中等刺激。

功用：补气。

8. 捻

操作：左转为补，右转为泻。

临床价值：临床有一定实用价值。

功用：补泻。

9. 循

操作：对针刺穴位的经络循行路线用手指上下循之。

临床价值：在不得气时参考应用。

功用：调和气血。

10. 扪

操作：凡补时，用手扪闭其穴。

临床价值：出针扪穴可防止出血。

功用：补法。

11. 摄

操作：进针后气或涩滞时，用大指、食指、中指指甲在所针经络处来回按切。

临床价值：在滞针时参考应用。

功用：宣气。

12. 按（弩）

操作：以捻转为主不进不退，可以用手指按压针身如发弩之状。

临床价值：属强刺激。

功用：添气。

13. 爪

操作：凡进针时，用手指揣摸穴位，以指甲切掐其处，针方能准。

临床价值：为取穴的一种方法，可见仍在应用。

功用：取穴。

14. 切

操作：凡欲进针，必先用大拇指指甲于穴左右切之。

临床价值：这是一种进针法，能够减轻疼痛。

功用：宣散气血。

以上是对针刺手法的介绍，究竟如何认识针刺手法呢？我们知道：针刺是对穴位的一种刺激，通过经络的反应达到调整气血而合阴阳的目的，正如《灵枢·根结》云："调阴与阳，精气乃充，合形与气，使神内藏。"说明针灸的作用在于调整人体的盛衰、阴阳，平衡脏腑和调，从而达到治愈疾病的目的，针刺手法及操作技术与疗效有密切关系。对针刺疗法，我们不但要掌握经络脏腑辨证的治疗法则，取穴正确，配穴恰当，而且要灵活运用手法，这是对疾病奏效的关键。因此，针是治病的条件，经穴是治病的根据，而只有针刺手法才能达到治病的目的。

二十五、王乐亭临床教学方法

先师行医数十年，不仅对医术精益求精，而且形成了"王氏金针"独特的针灸组方和治疗经验，在临床中培养了多位弟子。先师治学严谨，对于弟子的要求也很严格。他临床教学方法形式多样，通过"课徒"，使弟子打下了扎实的基本功。先师的临床教学方法灵活、多样、有趣，其中对人体腧穴的名称和有关数字的记忆方法非常独特。一些常用腧穴的名称，可从字面上区分类别，便于临床记忆，其内容相当丰富，如对名称中含有"天、地、门、中、内、外、气、血、阴、阳"十个字的穴位，进行了分类归纳。下面列举几种教学形式，以供参考。

（一）游戏记忆

试问人体腧穴的名称，有哪些穴位在字面上分别含有"天、地、门、中、内、外、气、血、阴、阳"，请分别论述，并说出其穴的归经与取法？

1. 十四经脉中含"天"字腧穴共有 16 个（表 4－9）

表 4－9　　　　　　　　"天"字腧穴汇总

穴 位	归 经	取 穴 方 法
天 府	肺 经	在臂内侧，肱二头肌桡侧缘，腋前纹头下 3 寸处
天 鼎	大肠经	在颈侧部、扶突下 1 寸，当胸锁乳突肌后缘处
天 枢	胃 经	在腹中部，平脐中，距脐中 2 寸处
天 溪	脾 经	在胸外侧部，当第 4 肋间隙，距前正中线 6 寸处
天 宗	小肠经	在肩胛部，当岗下窝中央凹陷处，与第 4 胸椎相平
天 窗	小肠经	在颈外侧部，胸锁乳突肌的后缘、扶突后，与喉结相平处
天 容	小肠经	在颈外侧部，当下颌角的后方、胸锁乳突肌的前缘凹陷中
通 天	膀胱经	在头部，当前发际正中直上 4 寸，旁开 1.5 寸处
天 柱	膀胱经	在项部大筋（斜方肌）外缘之后发际凹陷中，约当后发际正中旁开 1.3 寸处
天 池	心包经	在胸部，当第 4 肋间隙，乳头外 1 寸，前正中线旁开 5 寸处
天 泉	心包经	在臂内侧，当腋前纹头下 2 寸，肱二头肌的长、短头之间
天 井	三焦经	在臂外侧，屈肘时，当肘尖直上 1 寸凹陷处
天 髎	三焦经	在肩胛部，肩井与曲垣的中间，当肩胛骨上角处
天 牖	三焦经	在颈侧部，当乳突的后下方，平下颌角、胸锁乳突肌的后缘处
天 冲	胆 经	在头部，当耳根后缘直上、入发际 2 寸，率谷后 0.5 寸处
天 突	任 脉	在颈部，当前正中线上、胸骨上窝中央处

2. 十四经脉中含"地"字腧穴共有 3 个（表 4 – 10）

表 4 – 10　　　　　　　"地"字腧穴汇总

穴 位	归 经	取 穴 方 法
地 仓	胃 经	在面部，口角外侧，上直对瞳孔处
地 机	脾 经	在小腿内侧，当内踝尖与阴陵泉的连线上、阴陵泉下 3 寸处
地五会	胆 经	在足背外侧，当足 4 趾本节（第 4 趾关节）的后方，第 4、5 趾骨之间，小趾伸肌腱的内侧缘处

3. 十四经脉中含"门"字腧穴共有 22 个（表 4 – 11）

表 4 – 11　　　　　　　"门"字腧穴汇总

穴 位	归 经	取 穴 方 法
云 门	肺 经	胸前壁外上部，当肩胛骨喙突上方、锁骨下窝凹陷处，距前正中线 6 寸
梁 门	胃 经	在上腹部，当脐上 4 寸、距前正中线 2 寸处
关 门	胃 经	在上腹部，当脐上 3 寸、距前正中线 2 寸处
滑肉门	胃 经	在上腹部，当脐上 1 寸、距前正中线 2 寸处
箕 门	脾 经	在大腿内侧，当血海与冲门连线上、血海上 6 寸处
冲 门	脾 经	在腹股沟外侧，距耻骨联合上缘中点 3.5 寸，当髂外动脉搏动处的外侧
神 门	心 经	腕横纹尺侧端，尺侧腕屈肌腱的桡侧凹陷中
风 门	膀胱经	在背部，当第 2 胸椎棘突下、旁开 1.5 寸处
殷 门	膀胱经	在大腿后面，当承扶与委中的连线上、承扶下 6 寸处
魂 门	膀胱经	在背部，当第 9 胸椎棘突下、旁开 3 寸处
肓 门	膀胱经	在腰部，当第 1 腰椎棘突下、旁开 3 寸处
金 门	膀胱经	在足外侧部，当外踝前缘直下、骰骨下缘处
幽 门	肾 经	在上腹部，当脐上 6 寸，前正中线旁开 0.5 寸处
郄 门	肾 经	在前臂掌侧，当曲泽与大陵的连线上、腕横纹上 5 寸处
液 门	三焦经	在手背部，当第 4、5 指间，指蹼缘后方赤白肉际处
耳 门	三焦经	在面部，当耳屏上切迹的前方、下颌骨髁状突后缘，张口有凹陷处
京 门	胆 经	在侧腰部，章门后 1.8 寸，当十二肋骨游离端的下方
章 门	肝 经	在侧腹部，当第 11 肋游离端的下方
期 门	肝 经	在胸部，当乳头直下、第 6 肋间隙、前正中线旁开 4 寸处
命 门	督 脉	在腰部，当后正中线上、第 2 腰椎棘突下凹陷中

穴　位	归　经	取穴方法
哑　门	督　脉	在项部，当后发际正中直上0.5寸、第1颈椎下
石　门	任　脉	在下腹部前正中线上，当脐下2寸处

4. 十四经脉中含"中"字腧穴共有20个（表4－12）

表4－12　　　　　　　　"中"字腧穴汇总

穴　位	归　经	取穴方法
中　府	肺　经	胸前壁外上部，当云门下1寸、平第1肋间隙处，距前正中线6寸
乳　中	胃　经	在胸部，当第4肋间隙、乳头中央，距前正中线4寸处
肩中俞	小肠经	在背部，当第7颈椎棘突下、旁开2寸处
中膂俞	膀胱经	在骶部，当骶正中嵴旁1.5寸、平第3骶后孔处
中　髎	膀胱经	在骶部，当次髎下内方、适对第4骶后孔处
委　中	膀胱经	在腘横纹中点，当股二头肌腱与半腱肌肌腱的中间处
中　注	肾　经	在下腹部，当脐中下1寸、前正中线旁开0.5寸处
彧　中	肾　经	在胸部，当第1肋间隙、前正中线旁开2寸处
中　冲	心包经	在手中指末节尖端中央处
中　渚	三焦经	在手背部，当环指本节（掌指关节）的后方，第4、5掌骨间凹陷处
中　渎	胆　经	在大腿外侧，当风市下2寸或腘横纹上5寸、股外肌与股二头肌之间
中　封	肝　经	在足背侧，当足内踝前、商丘与解溪连线之间、胫骨前肌腱的内侧凹陷处
中　都	肝　经	在小腿内侧，当足内踝尖上7寸、胫骨内侧中央处
脊　中	督　脉	在背部，当后正中线上、第11胸椎棘突下凹陷处
中　枢	督　脉	在背部，当后正中线上、第10胸椎棘突下凹陷处
人　中	督　脉	人中沟中近鼻孔处
中　极	任　脉	在下腹部前正中线上，当脐下4寸处
中　脘	任　脉	在上腹部前正中线上，当脐上4寸处
中　庭	任　脉	在胸部，当前正中线上、平第5肋间，即胸剑结合部处
膻　中	任　脉	在胸部，当前正中线上、平第4肋间，即两乳头连线的中点处

5. 十四经脉中含"内"字腧穴共有2个（表4-13）

表4-13　　　　　　"内"字腧穴汇总

穴　位　归　经		取　穴　方　法
内　庭	胃　经	在足背，当第2、3跖骨结合部前方凹陷处
内　关	心包经	在前臂掌侧，当曲泽与大陵的连线上、腕横纹上2寸、掌长肌腱与桡侧腕屈肌腱之间处

6. 十四经脉中含"外"字腧穴共有4个（表4-14）

表4-14　　　　　　"外"字腧穴汇总

穴　位　归　经		取　穴　方　法
外　陵	胃　经	在下腹部，当脐下1寸、距前正中线2寸处
肩外俞	小肠经	第1胸椎棘突下，陶道旁开3寸处
外　关	三焦经	在前臂背侧，当阳池与肘尖的连线上、腕背横纹上2寸、尺骨与桡骨之间处
外　丘	胆　经	在小腿外侧，当外踝尖上7寸、腓骨前缘、平阳交穴处

7. 十四经脉中含"气"字腧穴共有6个（表4-15）

表4-15　　　　　　"气"字腧穴汇总

穴　位　归　经		取　穴　方　法
气　舍	胃　经	锁骨内侧端之上缘，当胸锁乳突肌的胸骨头与锁骨头之间处
气　户	胃　经	在锁骨中点之下缘，任脉旁开4寸处
气　冲	胃　经	在腹股沟稍上方，当脐下5寸、距前正中线2寸处
气海俞	膀胱经	在腰部，当第3腰椎棘突下、旁开1.5寸处
气　穴	肾　经	在下腹部，当脐下3寸、前正中线旁开0.5寸处
气　海	任　脉	在下腹部，前正中线上，当脐下1.5寸处

8. 十四经脉中含"血"字腧穴共有1个（表4-16）

表4-16　　　　　　"血"字腧穴汇总

穴　位　归　经		取　穴　方　法
血　海	脾　经	屈膝，在大腿内侧，髌骨底部内侧端上2寸，当股四头肌内侧端的隆起处

9. 十四经脉中含"阴"字腧穴共有 14 个（表 4 – 17）

表 4 – 17 "阴"字腧穴汇总

穴 位	归 经	取 穴 方 法
阴 市	胃 经	在大腿前面，当髂前上棘与髌底外侧端的连线上、髌底上 3 寸处
三阴交	脾 经	在小腿内侧，当足内踝尖上 3 寸、胫骨内侧缘后方处
阴陵泉	脾 经	在小腿内侧，当胫骨内侧踝后下方凹陷处
阴 郄	心 经	在前臂掌侧，当尺侧腕屈肌腱的桡侧缘、腕横纹上 0.5 寸处
厥阴俞	膀胱经	第 4 胸椎棘突下，督脉旁开 1.5 寸处
至 阴	膀胱经	在足小趾末节外侧，距趾甲角 0.1 寸处
阴 谷	肾 经	在腘窝内侧，屈膝时，当半腱肌肌腱与半膜肌肌腱之间
阴 都	肾 经	在上腹部，当脐中上 4 寸，前正中线旁开 0.5 寸处
头窍阴	胆 经	在乳突后上方，当浮白与完骨的连线上
足窍阴	胆 经	在第 4 趾末节外侧，距趾甲角 0.1 寸处
阴 包	肝 经	在大腿内侧，当股骨上髁上 4 寸，股内肌与缝匠肌之间处
阴 廉	肝 经	在大腿内侧，当气冲直下 2 寸、大腿根部、耻骨结节的下方，长收肌的外缘处
会 阴	任 脉	在会阴部，男性当阴囊根部与肛门连线的中点，女性当大阴唇后联合与肛门连线的中点处
阴 交	任 脉	在下腹部，前正中线上，当脐下 1 寸处

10. 十四经脉中含"阳"字腧穴共有 18 个（表 4 – 18）

表 4 – 18 "阳"字腧穴汇总

穴 位	归 经	取 穴 方 法
商 阳	大肠经	在手食指末节桡侧，距指甲角 0.1 寸得
阳 溪	大肠经	在腕背横纹桡侧，手拇指向上翘时，当拇短伸肌腱与拇长伸肌腱之间的凹陷中
冲 阳	胃 经	足背最高处，当拇长伸肌腱和趾长伸肌腱之间、足背动脉搏动处
阳 谷	小肠经	在手腕尺侧，当尺骨茎突与三角骨之间的凹陷处
会 阳	膀胱经	在骶部，尾骨端旁开 0.5 寸处
委 阳	膀胱经	在腘横纹外侧端，当股二头肌腱的内侧处
阳 纲	膀胱经	在背部，当第 10 胸椎棘突下、旁开 3 寸处
合 阳	膀胱经	在小腿后面，当委中与承山的连线上、委中下 2 寸处

穴　位　归　经	取 穴 方 法
跗　阳　膀胱经	在小腿外踝后，昆仑穴直上 3 寸处
阳　池　三焦经	在腕背横纹中，当指总伸肌腱的尺侧缘凹陷处
三阳络　三焦经	在前臂背侧，当腕背横纹上 4 寸、尺骨与桡骨之间处
阳　白　胆　经	在前额部，当瞳孔直上、眉上 1 寸处
膝阳关　胆　经	在膝外侧，当股骨外上髁上方的凹陷处
阳陵泉　胆　经	在小腿外侧，当腓骨小头前方凹陷处
阳　交　胆　经	在小腿外侧，当外踝尖上 7 寸、腓骨后缘处
阳　辅　胆　经	在小腿外侧，当外踝尖上 4 寸、腓骨前缘稍前方处
腰阳关　督　脉	在腰部，当后正中线上、第 4 腰椎棘突下凹陷处
至　阳　督　脉	在背部，当后正中线上、第 7 胸椎棘突下凹陷处

（二）数字记忆

请准确说出十四经脉的腧穴数字（包括其中阴经与阳经各有多少腧穴），并按每条经脉腧穴的数量由多到少排出先后顺序，并按照经络循行顺序介绍各经脉的起止穴？

1. 十四经脉共有腧穴 361 个

其中阳经 246 个，阴经 115 个。

2. 十四经脉腧穴数量由多到少排列顺序（表 4 - 19）

表 4 - 19　　十四经脉腧穴数量排列顺序（多→少）

排名	经络名称	穴位数量
1	足太阳膀胱经	67
2	足阳明胃经	45
3	足少阳胆经	44
4	督　脉	28
5	足少阴肾经	27
6	任　脉	24
7	手少阳三焦经	23
8	足太阴脾经	21
9	手阳明大肠经	20
10	手太阳小肠经	19
11	足厥阴肝经	14

排名	经络名称	穴位数量
12	手太阴肺经	11
13	手少阴心经	9
14	手厥阴心包经	9

3. 十四经脉循行顺序及起止穴汇总（表 4 - 20）：

表 4 - 20　　　　十四经脉循行顺序及起止穴汇总

经络名称	起　穴	止　穴
手太阴肺经	中　府	少　商
手阳明大肠经	商　阳	迎　香
足阳明胃经	承　泣	厉　兑
足太阴脾经	隐　白	大　包
手少阴心经	极　泉	少　冲
手太阳小肠经	少　泽	听　宫
足太阳膀胱经	睛　明	至　阴
足少阴肾经	涌　泉	俞　府
手厥阴心包经	天　池	中　冲
手少阳三焦经	关　冲	丝竹空
足少阳胆经	瞳子髎	足窍阴
足厥阴肝经	大　敦	期　门
任　脉	会　阴	承　浆
督　脉	长　强	龈　交

附录　针灸治疗分类摘要

本篇录自徐瑞廷著《针灸集成》，其内容包括三部分，即内景篇、外景篇、杂病篇。文中所列病证取穴皆为金、元、明、清时代著名针灸专家经验总结而成。徐氏博采众方，取其精华，内容丰富，近代针灸医家从中受益者甚多。笔者在临床实践中随时选用，多感方便，常能取效。兹将针灸治疗分类摘要附录于此，仅供同道临床参考。

（一）内景篇

1. 精

梦遗泄精：心俞、白环俞、膏肓俞、肾俞、中极、关元、三阴交或针或灸。

无梦泄精：肾俞、关元、中极灸之。

精溢失精：中极、大赫、然谷、太冲针之。

精浊自流：中极、关元、三阴交、肾俞灸之。

虚劳失精：大赫、中封灸之。

2. 气

一切证候：必取气海，或针或灸之。

气逆：尺泽、商丘、太白、三阴交针之。

噫气上逆：太渊、神门针之。

短气：大陵、尺泽针之（属气实者）；大椎、肺俞、神阙、肝俞、鱼际灸之（属气虚者）。

少气：间使、神门、大陵、少冲、足三里、下廉、行间、然谷、至阴、肝俞、气海或针或灸之。

上气：太冲灸之。

欠气：通里、内庭针之。

气急食不消：太仓灸之。

冷气脐下痛：关元灸百壮。

3. 神

精神萎靡：关元、膏肓灸之。

善恐心惕惕：然谷、内关、阴陵泉、侠溪、行间针灸之。

心澹澹大动：大陵、足三里针之。

健忘：列缺、心俞、神门、中脘、足三里、少海、百会，或针或灸。

失志痴呆：神门、中冲、鬼眼、鸠尾、百会、后溪、大钟灸之。

妄言妄笑：神门、内关、鸠尾、丰隆针之。

4. 血

衄血、吐血、下血：隐白、大陵、神门、太溪针之。

衄血不止：囟门、上星、大椎、哑门俱灸之；或以三棱针于气冲出血之，再针合谷、内庭、足三里、照海。

吐血：针风府、大椎、膻中、上脘、中脘、气海、关元、足三里；或灸大陵。

呕血：上脘、大陵、曲泽、神门、鱼际针之。

大便血：关脉芤、大便出血数斗、膈俞伤者灸膈俞。

咳血：列缺、手三里、肺俞、百劳、乳根、风门、肺俞针之。

虚劳吐血：中脘、肺俞、足三里灸之。

口鼻出血不止：上星灸之。

下血不止：脐心对过脊骨上灸七壮。

5. 梦

惊悸不眠：阴交针之。

烦不得卧：浮郄针之。

沉困睡多：无名指第三节尖，屈指取之，灸一壮。

胆寒不得睡：窍阴针灸之。

多梦善惊：神门、心俞、内庭针之。

6. 声音

卒然无音：天突针之。

厥气走喉不能言：照海针之。

喉痹卒喑：丰隆针之。

暴喑：合谷针之；天鼎、间使亦针之。

7. 言语

喑不能言：合谷、涌泉、阳交、通谷、大椎、支沟针之。

舌强难言：通里针之。

舌缓不能言：哑门针之。

舌下肿难言：廉泉刺之。

8. 津液

多汗：先泻合谷，次补复溜。

少汗：先补合谷，次泻复溜。

盗汗：阴郄、五里、间使、中极、气海针之。

盗汗不止：阴郄泻之。

虚损盗汗：百劳、肺俞灸之。

伤寒汗不出：合谷、复溜俱针泻之。

9. 痰饮

痰饮：诸凡痰饮，必取丰隆、中脘。

胸中痰饮不食：巨阙、足三里灸之。

溢饮：中脘灸之。

痰饮久患不愈：膏肓穴灸之，愈多愈妙。

10. 胞宫

月经不调：中极、三阴交、肾俞针之。

月经断绝：中极、三阴交、肾俞、合谷、四满、足三里针灸之。

崩漏不止：血海、阴谷、三阴交、行间、太冲、中极针灸之。

赤白带下：中极、肾俞、三阴交、章门、行间针灸之。

白带：中极、气海、委中针之，或曲骨、承灵、中极针灸之。

11. 虫

劳瘵：膏肓、鬼眼、四花穴灸之。

12. 小便

癃闭：照海、大敦、委阳、大钟、行间、委中、阴陵泉、石门针之。

小便淋闭：关元、三阴交、阴谷、阴陵泉、气海、太溪针之。

石淋：关元、气海、大敦针之。

气淋：气海、关元针之。

血淋：阴陵泉、关元、气冲针之。

小便滑数：中极灸，肾俞、阴陵泉、气海、阴谷、三阴交针之。

遗尿不禁：阴陵泉、阳陵泉、大敦、曲骨针灸之。

茎中痛：行间灸之，中极、太溪、三阴交、复溜针之。

白浊：肾俞，灸之；章门、曲泉、关元、三阴交针之。

妇人阴中痛：阴陵泉针灸之。

妇人脬不得尿：曲骨、关元针灸之。

13. 大便

渴饮泄泻：大椎灸三五壮。

泄泻久年不愈：百会灸五七壮。

久泄痢：天枢、气海灸之。

泄痢不止：神阙灸七壮，关元灸三十壮。

溏泄：脐中、三阴交灸之，以多为妙。

飧泄：阴陵泉、巨虚、上廉、太冲灸之。

泄泻如水，肢冷脉绝，腹痛短气：气海灸百壮。

下痢血脓腹痛：丹田、复溜、小肠俞、天枢、腹哀灸之。

冷痢：关元灸五十壮。

里急后重：合谷、外关针之。

痢不止：合谷、足三里、阴陵泉、中脘、关元、天枢、神阙、中极针灸之。

一切下痢：凡诸下痢，皆可灸大都五壮，商丘、阴陵泉各三壮。

　　大便闭塞：照海、支沟、太白针之。

　　大便不通：二间、承山、太白、大钟、足三里、涌泉、昆仑、照海、章门、气海针之。

　　妇人产后二便不通：气海、足三里、关元、三阴交、阴谷针之。

（二）外景篇

1. 头

　　眩晕：神庭、上星、囟会、前顶、后顶、脑空、风池、阳谷、大都、至阴、金门、申脉、足三里，随宜针灸之。

　　眩晕怕寒：春夏常著棉帽。百会、上星、风池、丰隆针灸之。

　　偏正头痛：丝竹空、风池、合谷、中脘、解溪、足三里针之。

　　正头痛：百会、上星、神庭、太阳、合谷针之。

　　肾厥头痛：关元灸百壮。

　　厥逆头痛、齿亦痛：曲鬓灸七壮。

　　痰厥头痛：丰隆针之。

　　头风头痛：百会针之；囟会、前顶、上星、百会灸之。

　　头风：上星、前顶、百会、阳谷、合谷、关冲、昆仑针灸之。

　　头痛项强脊反折：承浆先泻后补，风府针之。

　　头风面目赤：通里、前溪针之。

　　头风眩晕：合谷、丰隆、解溪、风池针之。

　　头项强直：风府针灸之。

　　头顶俱痛：百会、后顶、合谷针之。

　　眉棱骨痛：攒竹、合谷、神庭、头维、解溪针之。

　　脑痛脑冷脑旋：囟会针之。

2. 面

　　面肿：水分灸之。

面痒肿：迎香、合谷针之。

颊肿：颊车、合谷针之。

面目臃肿：肘内血络及陷谷多刺出血。

3. 目

眼睛痛：风府、风池、通里、合谷、申脉、照海、大敦、窍阴、至阴针之。

目赤肿翳、羞明隐涩：上星、百会、攒竹、丝竹空、睛明、瞳子髎、太阳、合谷针之，内迎香刺出血（即鼻孔以草茎刺出血）。

目暴赤肿痛：睛明、合谷、太阳（出血）、上星、光明、地五会针之。

诸障翳：睛明、四白、太阳、百会、商阳、厉兑、光明各针出血，合谷、足三里、光明、肝俞各灸之。

胬肉攀睛：睛明、风池、期门、太阳针出血。

烂弦风：大小骨空各灸七壮，以口吹火灭，于弦框刺出血。

迎风冷泪：临泣、合谷针之，大小骨空各灸七壮，口吹火灭。

青盲：巨髎灸之；肝俞、命门、商阳针之。

目昏暗：足三里灸之；承泣、肝俞、瞳子髎针之。

雀目：神庭、上星、前顶、百会针之。

睛明出血：灸肝俞、照海。

睛盲不见物：攒竹、太阳、前顶、上星、内迎香俱针出血。

睛肿痛、睛欲出：八邪（即十指间歧缝处）各刺出血。

视戴目：第二椎骨、第五椎骨上各灸七壮，一齐着火。

眼痒痛：光明、五会针之。

眼毛倒睫：丝竹空针之。

白翳：临泣、肝俞灸之，或肝俞灸七壮，第九椎节上灸七壮；合谷、外关、睛明针之。

目赤肿翳：太渊、侠溪、攒竹、风池针之。

赤翳：攒竹、后溪、液门针之。

目眦急痛：三间针之。

目框上下黑：尺泽针三分。

4. 耳

耳鸣：百会、听宫、耳门、络却、液门、中渚、阳谷、商阳、肾俞、前谷、完骨、临泣、偏历、合谷、大陵、太溪、金门针灸之。

耳聋：中渚、外关、禾髎、听会、听宫、合谷、商阳、中冲针之。

聍耳流脓水：耳门、翳风、合谷针之。

暴聋：天牖、四渎针之。灸暴聋法：用苍术长七分者，一头切平，一头削尖，塞耳内，于平头处灸七壮，耳内觉甚热，即效。

重听：耳门、风池、侠溪、翳风、听会、听宫针之。

5. 鼻

鼻流清涕：上星灸二七壮，又针人中、风府，不愈再针百会、风池、风门、大椎。

鼻塞不闻香臭：迎香、上星、合谷针之，不愈灸人中、百劳、风府、前谷。

鼻流臭秽：上星、曲差、合谷、迎香、人中针灸之。

鼻涕多：囟会、前顶、迎香灸之。

鼻中息肉：风池、风府、禾髎、迎香、人中针灸之。

久病流涕不禁：百会灸之。

鼻衄：参见内景篇血部。

6. 口

口干：尺泽、曲泽、大陵、三间、少商针之。

消渴：水沟、承浆、金津、玉液、曲池、劳宫、太冲、行间、商丘、然谷、隐白针灸之。

唇干有涎：下廉针之。

唇干咽不下：三间、少商针之。

唇动如虫行：水沟针灸之。

唇肿：迎香针之。

口噤不开：颊车针之，支沟、外关、列缺、厉兑针灸之。

7. 舌

舌肿难言：廉泉、金津、玉液合以三棱针出血，天突、少商、然谷、风府针之。

舌卷：液门、二间针之。

舌纵涎下：阴谷针灸之。

舌急：哑门针之，少商、鱼际、中冲、阴谷、然谷针之。

舌缓：风府针之；太渊、内庭、合谷、冲阳、三阴交针之。

舌肿如猪胞：舌下两旁针出血，以蒲黄末满掺舌上。

8. 齿

齿痛：合谷针之。

上齿痛：人中、太渊、吕细、足三里、内庭针之。

下齿痛：承浆、合谷、颊车针之。

9. 咽喉

喉闭：少商、合谷、尺泽针之；关冲、窍阴亦针之。

咽痹：内有恶血者，砭出恶血自愈。

缠喉风：少商、合谷、风府、上星针之。

喉痹：神门、尺泽、大陵、前谷针之；丰隆、涌泉、关冲、少商、隐白针之。

喉咽闭塞：照海、曲池、合谷针之。

乳蛾：少商、合谷、玉液、金津针刺出血。

喉痛：风府针之。

累年喉痹：男左女右大指甲第一节灸二三壮。

咽食不下：膻中灸之。

咽外肿：液门针之。

喉中如梗：间使、三间针之。

咽肿：中渚、太溪针之。

10. 颈项

项强：承浆、风府针之。

颈项强痛：通天、百会、风池、完骨、哑门、大杼针之。

颈项痛：后溪针之。

颊肿：合谷、曲池针之。

项强反折：合谷、承浆、风府针之。

11. 背

脊膂强痛：人中针之。

肩背疼：手三里针之，肩髃、天井、曲池、阳谷针之。

背痛连肩：五枢、昆仑、悬钟、肩井、胛缝针之。

脊强浑身痛：哑门针之。

背疼：膏肓、肩井针之。

背肩酸疼：风门、肩井、中渚、支沟、后溪、腕骨、委中针之。

背强直：人中、风府、肺俞针灸之。

背拘急：经渠针之。

背肩相引：二间、商阳、委中、昆仑针灸之。

胁与脊引痛：肝俞针灸之。

12. 胸

九种心痛：间使、灵道、公孙、太冲、足三里、阴陵泉针灸之。

卒心痛：然谷、上脘、气海、涌泉、间使、支沟、足三里、大敦、独阴针灸之。

胃脘痛：足三里针灸之。

膺酸痛：魂门针灸之。

心中痛：内关针灸之。

心痛引背：京骨、昆仑针之；不已，再针然谷、委阳。

心痹痛：巨阙、上脘、中脘针灸之。

厥心痛：京骨、昆仑针灸之；不已，再针灸然谷、大都、太白、太溪、行间、太冲、鱼际。

虫心痛：上脘、中脘、阴都灸之。

血心痛：期门针灸之。

伤寒结胸：支沟、间使、行间、阿是穴针之。附结胸灸法：用巴豆十粒去皮研细，黄连末一钱，以津涎和成饼，填脐中以艾灸其上，俟腹中有声，其病去矣，不拘壮数。灸后以手帕浸温汤拭之，以免生疮。

胸痞满：涌泉、太溪、中冲、大陵、隐白、太白、少冲、神门针灸之。

缺盆痛：太渊、商阳、足临泣针灸之。

胸满：经渠、阳溪、后溪、三间、间使、阳陵泉、足三里、曲泉、足临泣针灸之。

胸痹：太渊针灸之。

胸胁痛：天井、支沟、间使、大陵、足三里、太白、丘墟、阳辅针灸之。

胸中澹澹：间使针灸之。

胸满支肿：内关针之，膈俞灸之。

肿胁满引腹：下廉、丘墟、侠溪、肾俞针灸之。

胸中寒：膻中灸之。

心胸痛：曲泽、内关、大陵针灸之（一切心腹胁腰背苦痛，川椒为细末，醋和作饼贴痛处，用艾烧之，知痛而止）。

13. 胁

胁痛：悬钟、窍阴、外关、足三里、支沟、章门、中封、阳陵泉、行间、期门、阴陵泉针灸之。

胁引胸痛不可忍：期门、章门、行间、丘墟、涌泉、支沟、胆俞针灸之。

胁胸胀痛：公孙、足三里、太冲、三阴交针灸之。

腰胁痛：环跳、至阴、太白、阳辅针灸之。

胁肋痛：支沟、外关、曲池针之。

两胁痛：窍阴、大敦、行间针灸之。

胁满：章门、阳谷、腕谷、支沟、膈俞、申脉针灸之。

胁与脊引：肝俞针灸之。

14. 乳

妒乳：太渊针之。

乳痛：膺窗、乳根、巨虚、下廉、复溜、太冲针之。

乳痈痛：足三里针之。

无乳：膻中灸之，少泽针之。

乳肿痛：足临泣针之。

15. 腹

腹痛：内关、支沟、照海、巨阙、足三里针之。

脐腹痛：阴陵泉、太冲、足三里、支沟、中脘、关元、天枢、公孙、三阴交、阴谷针灸之。

腹中切痛：公孙针灸之。

脐中痛溏泻：神阙灸之。

积痛：气海、中脘、隐白针灸之。

肠鸣泄泻：水分、天枢、神阙灸之。

小腹痛：阴市、承山、下廉、复溜、中封、大敦、关元、肾俞等穴针灸之。

小腹急痛不可忍：足第二指中节下横纹中灸五壮。凡小肠气、外肾吊疝气、卒心痛皆宜。

16. 腰

腰痛：肾俞灸之。

腰屈不能伸：委中针之出血。

腰痛不得俯仰：人中、环跳、委中针之。

肾虚腰痛：肾俞灸之，肩井、委中针之。

挫闪腰痛：环跳、委中、昆仑、尺泽、阳陵泉、下髎针之。

腰强痛：命门、昆仑、志室、行间、复溜针之。

腰痛如坐水中：阳辅灸之。

腰疼难动：委中、行间、风市针之。

17. 手

五指拘挛：二间、前谷针灸之。

五指痛：阳池、外关、合谷针灸之。

两手拘挛偏枯：大陵灸之。

肘挛筋急：尺泽针刺之。

手臂痛不能举动：曲池、尺泽、肩髃、手三里、少海、太渊、阳溪、阳谷、阳池、前谷、合谷、液门、外关、腕骨针之。

臂寒：尺泽、神门灸之。

臂内廉痛：太渊针之。

臂腕侧痛：阳谷针之。

手腕摇动：曲泽针灸之。

手腕无力：列缺针灸之。

肘臂手指不能屈：曲池、手三里、外关、中渚针灸之。

手臂冷痛：肩井、曲池、下廉灸之。

手臂麻木不仁：天井、曲池、外关、经渠、支沟、阳溪、腕骨、上廉、合谷针灸之。

手指拘急：曲池、阳谷、合谷针灸之。

手热：劳宫、曲池、曲泽、内关、列缺、经渠、太渊、中冲、少冲针之。

手臂红肿：曲池、通里、中渚、合谷、手三里、液门针之。

掌中热：列缺、经渠、太渊、劳宫针之。

肩臂不可举动：曲池、肩髃、巨骨、清冷渊、关冲针灸之。

腋肘肿：尺泽、小海、间使、大陵针之。

腋下肿：阳辅、丘墟、临泣针之。

肩膊烦疼：肩髃、肩井、曲池针之。

臂酸挛：肘髎、尺泽、前谷、后溪针灸之。

两肩胛痛：肩井、支沟针灸之。

腕痛：阳溪、曲池、腕骨针灸之。

肘臂腕痛：前谷、液门、中渚针之。

18. 足

腿膝挛痛：风市、阳陵泉、曲泉、昆仑针灸之。

髀胫急痛：风市、中渎、阳关、悬钟针灸之。

足痿不收：复溜针灸之。

膝痛足厥：环跳、悬钟、居髎、委中针灸之。

髀痛胫酸：阳陵泉、绝骨、中封、临泣、足三里、阳辅针之。

膝内廉痛：膝关、太冲、中封针之。

膝外廉痛：侠溪、阳关、阳陵泉针之。

足腕痛：昆仑、太溪、申脉、丘墟、商丘、照海、太冲、解溪针灸之。

足指尽痛：涌泉、然谷针灸之。

膝中痛：犊鼻针之。

膝肿：足三里以火针刺之，再针行间。

脚弱瘦削：足三里、绝骨针灸之。

两腿如冰：阴市灸之。

腰脚痛：环跳、风市、阴市、委中、承山、昆仑、申脉针灸之。

股膝内痛：委中、足三里、三阴交针之。

腿膝酸痛：环跳、肩井、足三里、阳陵泉、丘墟针之。

脚膝痛：委中、足三里、曲泉、阳陵泉、风市、昆仑、解溪针之。

脚胻麻木：环跳、风市针之。

足麻痹：环跳、阴陵泉、阳辅、太溪、至阴针灸之。

髀枢痛：环跳、阳陵泉、丘墟针之。

足寒热：足三里、委中、阳陵泉、复溜、然谷、行间、中封、大都、隐白针之。

足寒如冰：肾俞灸之。

胻酸：承山、金门灸之。

足胻寒：复溜、申脉、厉兑针灸之。

足挛：肾俞、阳陵泉、阳辅、绝骨针灸之。

脚肿：承山、昆仑，然谷、委中、下廉、风市针灸之。

腿肿：承山、昆仑针灸之。

足缓：阳陵泉、绝骨、太冲、丘墟针灸之。

脚弱：委中、足三里、承山针灸之。

两膝红肿痛：膝关、委中、足三里、阴市针之。

穿跟草鞋风：昆仑、丘墟、照海、商丘针之。

足不能行：足三里、曲泉、委中、阳辅、三阴交、复溜、冲阳、然谷、申脉、行间、脾俞针灸之。

脚踝酸：委中、昆仑针灸之。

足心痛：昆仑针灸之。

脚转筋：承山针灸之。

脚气：风府、伏兔、犊鼻、足三里、上廉、下廉、绝骨依次灸之。

19. 皮

癜风：灸左右手中指节宛宛中灸三五壮。

疬疡：同上。

遍身如虫行：肘尖灸七壮；曲池、神门、合谷、三阴交针之。

20. 肉

赘疣：左右手指节宛宛中灸三五壮；支正亦灸之，于其上亦灸三五壮。

21. 脉

伤寒六脉俱无：复溜、合谷、中极、支沟、巨阙、气冲各灸七壮，又气海多灸之。

干呕不止，四肢厥冷，脉绝：间使灸三十壮。

22. 筋

筋挛骨痛：魂门针灸之。

膝曲筋急不能舒：曲泉针灸之。

筋急不能行：内踝筋急，灸内踝三十壮；外踝筋急，灸外踝三十壮。

膝筋挛急不开：委阳灸二七壮。

筋痿由于肝热：补行间，泻太冲。

筋挛，阴缩痛：中封灸五十壮。

23. 骨

脊膂膝痛：人中针之。

筋挛骨痛：魂门针灸之。

骨软无力：大杼灸之。

24. 前阴

寒疝腹痛：阴市、太溪、肝俞灸之。

疝瘕痛：照海灸三五壮；阴陵泉、太溪、丘墟针灸之。

卒疝：丘墟、大敦、阴市、血海针灸之。

癫疝：曲泉、中封、太冲、商丘针灸之。

疝癖、小腹下痛：太溪、足三里、阴陵泉、曲泉、脾俞、三阴交针灸之。

肠癖癫疝小肠痛：通谷灸五十壮，束骨、大肠俞针灸之。

偏坠木肾：归来、大敦、三阴交灸之。

阴疝：太冲、大敦灸之。

阴入腹：大敦、关元灸之。

小便数：肾俞、关元灸之。

阴肿：曲泉、太溪、大敦、肾俞、三阴交针灸之。

阴茎痛：阴陵泉、曲泉、行间、太冲、阴谷、肾俞、中极、三阴交、大敦、太溪等针灸之。

遗精：肾俞灸之。

转胞不溺或淋漓：关元针灸之。

白浊：肾俞、关元、三阴交针灸之。

寒热气淋：阴陵泉针之。

小便黄赤：三阴交、太溪、肾俞、气海、膀胱俞、关元针之。

小便赤如血：大陵、关元针之。

阴缩痛：中封针之。

膀胱气：委中、委阳针灸之。

肠气上冲欲死：风府、气海、独阴灸之各七壮。

木肾大如升不痛：大敦、三阴交针灸之。

木肾红肿痛：然谷、阑门针之。

诸疝：关元灸三七壮，大敦灸七壮（灸疝法：以草秆量患人口两角长，折如三角形，以一角当脐心，两角在脐之下傍角处是穴。左灸右，右灸左，四十壮）。

25. 后阴

痔疼：承山、长强针灸之。

痔痛：承筋、飞扬、委中、承扶、攒竹、会阴、商丘等针灸之。

脱肛：大肠俞、百会、长强、肩井、合谷、气冲针灸之。

痔漏：以附子末津涶和作饼子如钱大，安漏上以艾火灸令其微热，干则易新饼，日灸数枚，至内肉平始已。

暴泄：隐白针灸之。

洞漏：肾俞、天枢灸之。

溏泻：太冲、三阴交针之；神阙灸之。

泄不止：神阙灸之。

痢疾：曲泉、太溪、太冲、太白、脾俞、小肠俞针之。

便血：承山、复溜、太冲、太白针之。

大便不禁：大肠俞、关元灸之。

大便下重：承山、解溪、太白、带脉针灸之。

肠风：尾闾尽骨处灸百壮。

脱肛不收：百会、尾闾灸七壮，脐中灸随年数。

血痔：承山、复溜灸之。

久痔：二白、承山、长强灸之（灸痔法：除上法治疗外，于对脐脊中七壮，各开一寸再灸七壮）。

（三）杂症篇

1. 风

中风痰盛，声如拽锯：气海、关元灸二三百壮，或能救之。

卒中风喎斜涎塞不省：听会、颊车、地苍、百会、肩髃、曲池、风市、手三里、绝骨、耳前、发际、大椎、风池等灸之。

中风目戴上视：丝竹空灸之，第二椎骨、第五椎骨上各灸七壮，一齐下火。

口眼喎斜：听会、颊车、地苍灸之。向右喎者，于左喎陷中灸之，反者反之。

半身不遂：百会、囟会、风池、肩髃、曲池、合谷、环跳、足三里、风市、绝骨灸之。

口噤不开：人中、合谷、颊车、百会针之，或灸翳风。

失音不语：哑门、人中、天突、涌泉、神门、支沟、风府等针之。

脊反折：哑门、风府针之。

风痫、惊痫：风池、百会、尺泽、少冲针灸之。

中风：宜灸各经之井穴。

中风中腑之预兆：手足或麻或疼，良久乃已，此将中腑之候，宜灸百会、曲鬓、肩髃、曲池、风市、足三里、绝骨。

中风中脏之预兆：凡觉心中慌乱，神思不怡，或手足麻痹，此将中脏之候，宜灸百会、风池、大椎、肩井、曲池、间使、三里。

骨痹：太溪、委中针灸之。

筋痹：太冲、阳陵泉针灸之。

脉痹：大陵、少海针灸之。

肉痹：太白、足三里针灸之。

皮痹：太渊、合谷针灸之。

2. 寒

伤寒头痛寒热：一日针风府；二日针内庭；三日针足临泣；四日针隐白；五日针太溪；六日针中封，在表刺三阳经穴，在里刺三阴经穴；六日过经未汗，刺期门。注意：一日二日等，非一定指日数言，其在太阳经，则刺风府；在阳明经，则刺内庭；在少阳经，则刺临泣。惟将满一周，尚未得汗，则刺期门。治伤寒，不外汗吐下三法。

伤寒大热不止：曲池、绝骨、陷谷针之；又二间、内庭、前谷、通谷、液门、侠溪针之。

伤寒头痛：合谷、攒竹针之。

伤寒汗不出：合谷针之；又风池、鱼际、经渠、二间针之。

伤寒汗多：内庭、复溜针之。

伤寒头痛太阳证：完骨、京骨针之。

伤寒头痛阳明证：合谷、冲阳针之。

伤寒头痛少阳证：阳池、丘墟、风府、风池针之。

伤寒结胸：先使人于心蔽骨下正痛处左畔揉之，以豪针刺左畔，再针左支沟、左间使、左行间。右亦依上法刺之，缓缓呼吸，渐渐停针立愈。

伤寒胸痛：期门、大陵针之。

伤寒胁痛：支沟、阳陵泉针之。

伤寒身热：陷谷、吕细、手三里、复溜、侠溪、公孙、太白、委中、涌泉针之。

伤寒寒热：风池、少海、鱼际、少冲、合谷、复溜、足临泣、太白针之。

伤寒余热不尽：曲池、手三里、合谷、内庭、太冲针之。

伤寒大便秘：照海、章门针之。

伤寒小便不通：阴谷、阴陵泉针之。

伤寒发狂：百劳、间使、合谷、复溜针之。

伤寒不省人事：中渚、手三里针之。

伤寒阴毒危极：脐中灸二三百壮，气海、关元亦灸二三百壮。

伤寒阴证玉茎缩入：令人捉住，于茎口灸三壮。

伤寒六脉俱无：复溜、合谷、中极、支沟、巨阙、气冲灸之。

伤寒手足厥冷：大都针灸之。

伤寒热退后再热：风门、合谷、行间针之。

伤寒悲恐：太冲、内庭、少冲、通里针之。

伤寒项强目眴：风市、委中、太冲、内庭、足三里、三阴交针之。

角弓反张：天突先针，次针膻中、太冲、肝俞、委中、昆仑、大椎、百会。

3. 湿

湿病：用艾灸。惟湿痹及湿热脚气痿证者，宜施针通经络之气为佳。

4. 火

骨蒸劳热：膏肓、足三里灸之。

骨蒸劳热：形象未脱者，四花穴灸之。

体热劳嗽：魄户灸之。

两手大热，如在火中：涌泉灸三五壮。

骨蒸热，板齿干燥：大椎灸之。

身热如火、足冷如冰：阳辅灸之。

心烦：神门、阳溪、鱼际、腕骨、少商、解溪、公孙、太白、至阴针之。

烦渴心热：曲泽针之。

心烦怔忡：鱼际针之。

虚烦口干：肺俞针灸之。

烦闷不卧：太渊、公孙、隐白、肺俞、阴陵泉、三阴交针灸之。

胃热不良：下廉针灸之。

嗜卧不言：膈俞针灸之。

胃热：绝骨针灸之。

5. 内伤

胃弱不思饮食：足三里、三阴交针灸之。

三焦邪热不嗜食：关元灸之。

全不思饮：然谷针出血。

饥不能食，饮食不下：章门、期门针灸之。

饮食不多，心腹膨胀，面色萎黄：中脘灸之。

食多身瘦：先取脾俞，后取章门、太仓针灸之。

饮食不下，膈塞不通，邪在为脘：上脘、下脘针灸之。

胃病饮食不下：足三里针灸之。

呕吐宿汁，吞酸嘈杂：章门、神阙针灸之。

6. 虚劳

五劳羸瘦：足三里针灸之。

体热劳嗽：魄户、阴郄针灸之。

虚劳骨蒸盗汗：阴郄针灸之。

真气不足：气海灸之。

虚劳百证：膏肓、四花、腰俞皆宜灸之，然宜于阳虚证。

7. 咳喘

咳嗽有痰：天突、肺俞、丰隆针灸之。

咳嗽上气，多吐冷痰：肺俞灸五十壮。

咳嗽声破喉嘶：天突针灸之。

久患喘嗽，夜不得卧：膏肓灸之。

久嗽：膏肓、肺俞灸之。

伤寒咳甚：天突灸二七壮。

喘急：肺俞、天突、足三里灸之。

哮喘：肺俞、天突、膻中、璇玑、俞府、乳根、气海灸之。

咳喘不得卧：云门、太渊针之。

喘满痰实：太溪、丰隆针之。

气逆发哕：膻中、中脘、肺俞、足三里、行间针灸之。

呃逆：中脘、膻中、期门、关元灸之；直骨穴灸之。

呃逆不止：乳根二穴灸之，或气海灸之，或灸大椎，如年壮（肺胀痰嗽不得卧、但可一边眠者，左侧灸右足三阴交，右侧灸左足三阴交）。

咳嗽：列缺、经渠、尺泽、手三里、昆仑、肺俞等针灸之。

咳引两胁痛：肝俞针之。

咳引腰尻痛：鱼际针之（附灸哮喘断根法：以细索套颈，量鸠尾骨尖，其两端旋后脊骨上索尽处是穴，灸七壮或三七壮）。

8. 呕吐

善呕有苦水：足三里、阳陵泉针之。

吐食不化：上脘、中脘、下脘针灸之。

反胃：膏肓灸百壮，膻中、足三里灸七壮，又灸肩井五七壮。

朝食暮吐：心俞、膈俞、膻中、巨阙、中脘灸之。

五噎五膈：天突、膻中、心俞、上脘、中脘、下脘、脾俞、胃俞、通关、中魁、大陵、足三里针灸之。

呕吐不纳：曲泽、通里、劳宫、阳陵泉、太溪、照海、太冲、大都、隐白、通谷、胃俞、肺俞等穴针之灸之。

呕逆：大陵针灸之。

呕哕：太渊针之。

干呕无度不止，肢厥脉绝：尺泽、大陵灸三壮，乳下一寸三十壮，间使三壮。

9. 胀满

腹中膨胀：内庭针灸之。

单膨胀：水分针一寸五分，复灸五十壮。三阴交灸之；复溜、中封、公孙、太白针之。

胀满：中脘、足三里针灸之。

心腹胀满：绝骨、内庭针灸之。

胃腹膨胀气鸣：合谷、足三里、期门针之。

腹坚大：足三里、阴陵泉、丘墟、解溪、期门、冲阳、水分、神阙、膀胱俞针灸之。

小腹胀满：中封、然谷、内庭、大敦针之。

10. 浮肿

浑身卒肿，面浮肿大：曲池、合谷、足三里、内庭、行间、三阴交针之；内踝下白肉际灸三壮。

四肢、面目浮肿：照海、人中、合谷、足三里、绝骨、曲池、中脘、腕骨、脾俞、胃俞、三阴交针之。

浮肿膨胀：脾俞、胃俞、大肠俞、膀胱俞、水分、中脘、三里、小肠俞针灸之。

水肿气胀满：复溜、神阙针之。

四肢及面胸腹皆浮肿：水分、气海灸百壮。

11. 积聚

心积伏梁：上脘、足三里针灸之。

肺积息贲：巨阙、期门针灸之。

肾积奔豚：中极、章门针灸之；又气海灸百壮，期门灸三壮，独阴灸五壮，章门灸百壮。

气块冷气：气海灸之。

心下如冰：中脘、百会针灸之。

痰积成块：肺俞灸百壮，期门灸三壮。

小腹积聚：肾俞灸百壮，肺俞、大肠俞、肝俞、太冲各灸七壮。

腹中积聚，气行上下：中极灸百壮，悬枢灸三壮（在第十三椎下）。

痞块：于块之头、中、尾各针一针，各灸二三七壮，再于痞根穴（在十二椎下两旁各开三寸半）多灸之。

12. 黄疸

黄疸：至阳、百劳、足三里、中脘针灸之。

食疸：足三里、神门、间使、列缺针之。

酒疸：公孙、胆俞、至阳、委中、腕骨、中脘、神门、小肠俞针之。

女劳疸：公孙、关元、至阳、肾俞、然谷各灸三壮（三十六种黄疸灸法：先灸肺俞、心俞各三壮，次灸合谷三壮，次灸气海百壮，中脘针之）。

13. 疟疾

久疟不愈：大椎针之，复灸之。

温疟：中脘、大椎针之。

痰疟寒热：后溪、合谷针之。

寒疟：三间针之。

疟热多寒少：间使、足三里针之灸之。

疟寒多热少：复溜、大椎灸之。

久疟不食：公孙、内庭、厉兑针灸之。

足太阳疟：先寒后热，汗出不已，刺金门。

足少阳疟：寒热心惕汗多，刺侠溪。

足阳明疟：寒久乃热，汗出喜见火光刺冲阳。

足太阴疟：寒出善呕，呕已乃衰，刺公孙。

足少阴疟：呕吐甚，欲闭户而居，刺大钟。

足厥阴疟：少腹满，小便不利，须刺太冲。

疟母：章门针而灸之。

14. 瘟疫

虾蟆瘟：少商、合谷、尺泽、委中、太阳等穴针刺出血。

大头瘟：少商、商阳、合谷、曲池、尺泽、委中、厉兑针刺出血。

15. 霍乱

干霍乱：委中针刺出血，十指井穴针刺出血。

霍乱吐泻不止垂死：天枢、气海、中脘灸数十百壮。

霍乱吐泻转筋：中脘、阴陵泉、承山、阳辅、太白、大都、中封、昆仑针之。

霍乱干呕：间使灸七壮；不愈，再灸之。

霍乱闷乱：脐中灸七壮，建里针而灸之，三焦俞、合谷、太冲、关冲、中脘等穴针之。

霍乱暴泻：大都、昆仑、期门、阴陵泉、中脘针之。

霍乱已死尚有暖者：脐中以盐填满，灸二七壮；气海灸百壮，大敦灸七壮。

16. 癫痫

心邪癫狂：攒竹、尺泽、间使、阳溪针灸之。

癫狂：曲池灸七壮，少海、间使、阳溪、阳谷、大敦、合谷、鱼际、腕骨、神门、液门、肺俞、行间、京骨各灸之，冲阳灸百壮。

癫痫：百会、神门各灸七壮，鬼眼灸三壮，阳溪、间使灸三十壮，神门、心俞灸百壮，申脉、尺泽、曲池各灸七壮。

狂言：太渊、阳溪、下廉、昆仑针灸之。

狂言不乐：大陵针灸之。

多言：百会针灸之。

喜笑：水沟、列缺、阳溪、大陵针之。

善哭：百会、水沟针之。

卒狂：间使、合谷、后溪针之。

狂走：风府、阳谷针之。

发狂：少海、间使、神门、合谷、后溪、复溜、丝竹空针之。

呆痴：神门、少商、涌泉、心俞针灸之。

发狂，登高而歌，弃衣而走：神门、后溪、冲阳针之。

羊痫：天井、巨阙、百会、神庭、涌泉、大椎各灸之，又于第九椎下灸三壮。

牛痫：鸠尾、大椎各灸三壮。

马痫：仆参、风府、脐中、金门、百会、神庭各灸之。

犬痫：劳宫、申脉灸三壮。

鸡痫：灵道灸三壮；金门针之；足临泣、内庭各灸三壮。

猪痫：昆仑、仆参、涌泉、劳宫、水沟、百会、率谷、腕骨、内踝尖各灸三壮。

五痫吐沫：后溪、神门、心俞、鬼眼灸百壮；间使灸三壮。

目戴上视不识：囟会、巨阙、行间灸之。

附：癫狂、神志失常针灸十三要穴

①人中穴；②少商穴入三分；③隐白穴入二分；④大陵穴入半寸；⑤申脉穴火针三分；⑥风府穴入二分；⑦颊车穴入五分；⑧承浆穴入三分；⑨劳宫穴入二分；⑩上星穴入二分；⑪会阴穴入三分；⑫曲池穴火针五分；⑬舌下中缝刺出血。

凡男女或歌，或笑，或哭，或吟，或多言，或久默，或朝夕嗔怒，或昼夜妄行、如狂如颠，依上穴次第针之，再针间使、后溪。

17. 妇人

月经不调：气海、中极、带脉、肾俞、三阴交针灸之。

月经过时不止：隐白针之。

下经如水，来无定时：关元灸之。

漏下不止：太冲、三阴交针灸之。

血崩：气海、大敦、阴谷、太冲、然谷、三阴交、中极针之。

无嗣：关元灸三十壮；或灸阴交、石门、关元、中极、商丘、涌泉、筑宾。

滑胎：关元左右各开二寸，灸五十壮；或中极各旁开三寸灸之。

难产催生及下死胎：太冲、合谷补之，三阴交泻之。

横生手先出：足小指尖灸三壮。

胞衣不下：三阴交、中极、照海、内关、昆仑针之。

产后血晕：足三里、三阴交、支沟、神门、关元针之。

赤白带下：曲骨灸七壮；太冲、关元、复溜、天枢灸百壮。

干血痨：曲池、支沟、足三里、三阴交针灸之。

产后痨：百劳、肾俞、风门、中极、气海、三阴交针灸之。

无乳：膻中灸之；少泽补之。

产后血块痛：曲泉、复溜、足三里、气海、关元针之。

18. 小儿

脐风撮口噤：然谷针三分，灸三壮。

惊痫：鬼眼穴灸之，即两手足大拇指相并缚之，于爪甲下灸之；少商、隐白灸之。余参见癫痫门。

惊风：腕骨针之。

脱肛：百会灸七壮；长强灸三壮。

惊风危急难救：两乳头下、黑肉上灸三壮。

泻痢：神阙灸之。

冷痢：脐下二寸灸之。

吐乳：膻中下一寸六分，名中庭，灸五壮。

吐沫尸厥：巨阙灸七壮，中脘灸五十壮。

角弓反张：百会灸七壮，天突灸三壮。

夜啼：百会灸三壮。

脐肿：对脐脊上灸三壮或七壮。

口蚀龈臭秽：劳宫灸一壮。

肾胀偏坠：关元灸三壮，大敦灸七壮。

偏身生疮：曲池、合谷、足三里、绝骨、膝眼针之。

遗尿：气海灸百壮，大敦灸三壮。

赢瘦食不化：胃俞、长谷（脐旁二寸）灸七壮。

19. 疡肿

痈疽、毒肿：初起于肿处灸三七壮；已溃或化毒危急，灸骑竹马穴。

疔肿在面部：合谷、足三里、神门针灸之。

疔肿在手部：曲池灸七壮。

疔肿在背部：肩井、足三里、委中、足临泣、行间、通里、少海、太冲针灸之，并灸骑竹马穴。

痈疽发背，初起不痛者：以蒜片着疮顶处以艾灸之，不痛灸之痛，痛者灸至不痛为止。

附骨疽：于间使后一寸，灸如年壮。

疮疥：肺俞、神门、大陵、曲池针之。

马刀侠瘿：绝骨、神门灸之。

热风瘾疹：曲池、曲泽、合谷、列缺、肺俞、鱼际、神门、内关针之。

皮风痒疮：曲池灸二百壮，神门、合谷灸三七壮。

瘰疬：百劳灸三七壮至百壮，肘尖灸百壮；瘰疬之第一核以针贯核，用雄黄末拌，艾灸之。

［注］本篇内容以承淡安先生编著的《中国针灸学讲义》（新编本）进行核对。